乳房肿瘤美学治疗

Aesthetic Surgery of Breast Oncology

主　编　李海燕

副主编　张远起　陈云辉

北京大学医学出版社

RUFANG ZHONGLIU MEIXUE ZHILIAO

图书在版编目（CIP）数据

乳房肿瘤美学治疗 / 李海燕主编 . —北京：北京大学医学出版社，2023.12
　　ISBN 978-7-5659-2929-8

　　Ⅰ.①乳…　Ⅱ.①李…　Ⅲ.①乳腺肿瘤 - 外科手术 ②乳房 - 整形外科手术　Ⅳ.①R737.9 ②R655.8

中国国家版本馆 CIP 数据核字（2023）第 246086 号

乳房肿瘤美学治疗

主　　编：李海燕

出版发行：北京大学医学出版社

地　　址：（100191）北京市海淀区学院路 38 号　北京大学医学部院内

电　　话：发行部 010-82802230；图书邮购 010-82802495

网　　址：http://www.pumpress.com.cn

E-mail：booksale@bjmu.edu.cn

印　　刷：北京金康利印刷有限公司

经　　销：新华书店

责任编辑：崔玲和　　责任校对：靳新强　　责任印制：李　啸

开　　本：787 mm×1092 mm　1/16　印张：23.75　字数：500 千字

版　　次：2023 年 12 月第 1 版　2023 年 12 月第 1 次印刷

书　　号：ISBN 978-7-5659-2929-8

定　　价：238.00 元

编者名单

主 编 李海燕 中山大学附属第六医院

副主编 张远起 广东医科大学附属医院
　　　　陈云辉 中山大学附属第六医院

编 者 （按姓名汉语拼音排序）
　　　　陈祖晓 中山大学附属第六医院
　　　　付晓燕 中山大学附属第六医院
　　　　郭开华 中山大学中山医学院
　　　　郭永海 中山大学附属第六医院
　　　　黄胜超 广东医科大学附属医院
　　　　黄　泽 中山大学附属第六医院
　　　　孔亚楠 中山大学附属肿瘤医院
　　　　赖声清 中山大学附属第六医院
　　　　李宗晏 中山大学附属第六医院
　　　　林豪雨 汕头大学医学院第一附属医院
　　　　刘绮雯 中山大学附属第六医院
　　　　刘祥厦 中山大学附属第一医院
　　　　刘子腾 中山大学附属第六医院
　　　　邱　璞 广东医科大学附属医院
　　　　唐　炜 广州医科大学附属第一医院
　　　　韦丽娜 中山大学附属第六医院
　　　　吴志杰 中山大学附属第六医院
　　　　杨青宇 中山大学附属第六医院
　　　　张　颖 中山大学附属第六医院
　　　　周家铭 中山大学附属第六医院

序

　　乳房是女性形体美的重要组成部分，也是女性的自信之源。保持形体美与乳腺癌手术治疗及乳腺癌患者的生活质量息息相关，它已经成为乳腺癌诊疗管理的基本目标之一。中国儒家文化强调"先知儒理，方知医理"，中山医传承"医病、医身、医心"的理念，也强调医生不仅要关注患者的身体健康，更要关注患者的心理健康和生活质量。肿瘤的治疗特别是乳腺癌的治疗，已经从"最大可耐受治疗"模式向"最小有效治疗"模式转变。

　　乳房肿瘤美学治疗所包含的理念有：治疗疾病已然不够，如今的治疗目标是让患者得到全身心的改善，尽一切努力使患者保有其术前的完整状态，甚至更好。这就意味着尽量减少并发症和治疗副作用、缩小手术切口、减轻疼痛以及缩短恢复期，在有效治疗乳房肿瘤的同时获得更好的美学效果。

　　乳房的外形是乳房肿瘤治疗中所要考虑的关键因素之一，乳房肿瘤美学治疗模式意味着手术医生要在可能的情况下与每一位乳房肿瘤患者充分沟通，选择腔镜保乳术、腔镜保留乳头或皮肤的乳房切除术、腔镜假体重建、整形保乳技术、大乳房或下垂乳房的缩小整形技术，显微外科辅助的游离组织移植，以及整形术后的二次修复。在乳房肿瘤治疗的同时提供给患者美学选择的最优方案，以便她们能够最大限度保有其美学效果，获得更高的生活质量。本书是作者在乳房肿瘤美学治疗方面所取得的经验汇总，内容全面、通俗易懂，附有大量典型照片和视频，提供可获得满意的美容效果的关键操作技术和可选方法。

　　李海燕教授师从宋尔卫院士，十余年来她勇于创业、敢于创新、精于创优，现已组建了乳腺外科，并在乳腺癌治疗领域收获颇多，尤其是在乳腺癌美学治疗方面用心良多，近1年其在各地开展学术讲座、培训，演示乳腺癌美学治疗的理念与方法，在此基础上编写本书，以求使乳腺外科医生时时将乳房美学理念融入治疗方案中。我见证了李海燕教授的成长轨迹，可谓含辛茹苦。经过不懈努力，她取得了较好的成绩。后辈自有英雄出，作为老院长，愿做此序。

汪建平

中山大学

前　言

乳房肿瘤的治疗经过多年的研究和发展，其理念和方法不断变迁。治疗的目标不仅包括根除肿瘤、延长患者的生存时间，而且还要保留乳房的美学功能，以保持甚至提高患者的生活质量和生活状态。随着乳房肿瘤手术方法的不断发展和细化，各种不同的应用相关问题也随之出现。因此非常有必要让医生和患者都能充分了解乳房肿瘤美学治疗的适应证和现有方法，从而使其发展成为一种安全、有效的治疗手段，这是作者编写此书的初衷。

目前，微创的理念逐步渗入乳房肿瘤的手术治疗中。腔镜作为微创的一种方式，已被证明可以完成肿瘤根治的同时，手术并发症发生率低，美学效果佳。特别是在二氧化碳的气化作用下，术者可以获得清晰、立体的解剖层次，因此腔镜乳房皮下切除被称为"逆发育"的手术。此外，基于腔镜的放大效应以及视角、视距的可变性，促进手术入路的优化，特别是对于一期假体重建患者，可以进一步促进瘢痕隐蔽化，降低假体外露的发生率。视野的优化可提高手术的精细化操作，减少手术创伤，降低患者疼痛发生率，减少患者的住院时间，集肿瘤根治、整形和微创为一体。

但是，一种术式并不能满足所有患者的需要，因此本书对于保乳整形技术、乳房缩小整形技术、乳房皮瓣整形技术以及再次整形技术，也进行了详细的解析和呈现。特别是对乳房缩小整形技术的设计、执行过程以及术后管理进行了详细展示。在乳房皮瓣整形技术章节中，采用视频的形式展现皮瓣设计及手术过程，以便读者获得更直观、深入、有效的理解。随着整形及肿瘤整形手术的开展，术后并发症处理也是许多医生需要面临的问题，如何有效地应用腔镜解决传统手术并发症，也是一个新的问题。

本书为所有对乳房肿瘤美学治疗感兴趣的医生提供了有效的学习方法，书中除了重温相关的手术原则、概念和技术之外，还附有大量案例照片和视频，为帮助读者掌握这些技术给出建议和临床指导。

本书的顺利出版特别要感谢以下人员：首先是撰写各章的作者，他们才智过人，在繁忙的工作之余辛苦写作，为此书付出了大量的时间和精力；其次是负责本书图片拍摄及编辑工作的护理团队和科室秘书李冬苑女士；再次是北京大学医学出版社的编辑，他们为本书的出版付出了很大的努力；最后还要感谢我的家人张大伟医生、张予祥和张予乐，在我编写此书的日日夜夜，给予我莫大的支持、耐心和理解。

李海燕

目 录

第一章　乳房肿瘤美学治疗原则

乳房肿瘤美学治疗是在治疗乳房肿瘤的同时，融合疾病治疗、美学修复的理念，为患者带来更高的生活质量。直接或从照片上观察乳房形态时，需要从形状、体积、皮肤颜色、线条、皱襞、凹陷来产生最醒目和最精妙的视觉感受，这些因素称为视觉美学结构。因乳房是成对的器官，还需关注双侧乳房的大小、丰满程度、乳房实质组织的分布或形态，以及乳头乳晕复合体（nipple-areola complex，NAC）的对称性。尽管绝对的对称是不可能的，但是相对的对称却是乳房重要的美学特征。乳头乳晕复合体是乳房的视觉焦点，乳头的最佳位置是在乳房轮廓的最高点，其对称度、形状、大小、颜色及其与乳房皮肤的对比，对乳房美感产生具有重要的作用。乳房下皱襞（inframammary fold，IMF）是从胸骨旁区域向外侧延续的光滑而明确的曲线，在很大程度上决定患者乳房外形的美观程度。

乳腺外科医师获得乳房的"视觉完形"是非常重要的。医师必须牢记乳房美学的基本原则，并结合自己所固有的艺术和美学修养，根据所看到的乳房以及头脑中所形成的内容来评价乳房的形态和美学。迅速觉察双侧乳房形状、体积、皮肤颜色、线条、皱襞、凹陷的差别，特别是体积和颜色上的差异，使乳房的形态和外观尽可能地与眼睛所观察的以及头脑中所形成的正常乳房外形接近和对称，以创造、恢复最佳的乳房形态和对称性。一般来说，乳房的形态（包括大小和形状两个方面）在美学效果上要比乳房的瘢痕更重要，当瘢痕同时伴有乳房轮廓和形态畸形时，这些不利因素的联合作用会加重乳房畸形。

第一节　乳房的应用美学

乳房的应用美学需要深入研究和学习乳房美学亚单元，将各个美学亚单元很好地应用于乳房手术当中。深入理解乳房的径线、乳房与体型、乳房与皮肤、乳头乳晕复合体、乳房下皱襞，对于乳房美学的应用至关重要。

一、乳房的径线

乳房的径线是指躯体标志性固定点或乳房标志点到乳房标志点的连线，医师常通过这些径线帮助自己定量判断乳房的美学特征。从女性曲线美的角度看，乳房常用的径线有 5 条，这 5 条径线常被称为乳房的黄金曲线。

1. R 线　即乳房基底半径线，是乳房在胸壁最大基底的半径（图 1-1）。

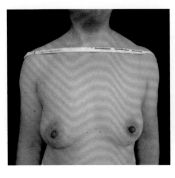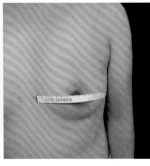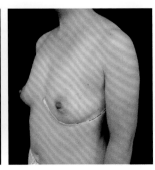

图 1-1　R 线测量

2. H 线　即乳轴线，是乳头到乳房基底面的高度，也称"山峰线"（图 1-2）。

3. L 线　即胸乳间距线，是胸骨上切迹至乳头的距离，也称"挺拔线"。除高度外，乳房挺拔还体现在乳头的位置上。乳头位置偏上，L 线短，乳房就会显得挺拔；乳头位置偏下，L 线长，乳房就会显得下垂（图 1-2）。

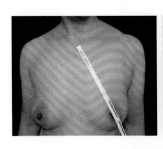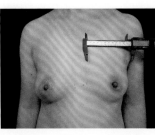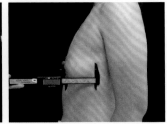

图 1-2　H 线与 L 线测量

4. QQ 线　即乳头间距线，是两侧乳头间的距离。QQ 线决定了乳沟的深浅和形态，是乳房的"性感线"，QQ 线越短，乳沟就越深、越集中。对于年轻女性，完美的比例是双侧 L 线与 QQ 线构成等边三角形，即乳头与胸骨上切迹的距离为 21 cm，两乳头间的距离也为 21 cm（图 1-3）。

5. π 线　即乳房球面侧弧线，根据乳头位置将 π 线分为上 π 线和下 π 线。π 线是乳房的"饱满线"，π 线弧度越大，乳房就越饱满。"优美弧"的上 π 线和下 π 线一般需在 80° 以上。

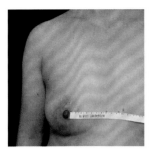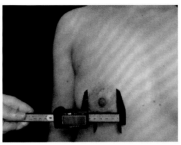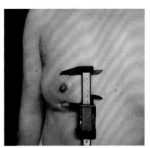

图 1-3　乳头的测量

二、乳房与体型

对患者乳房美学特点的判断始于对其体型、身材以及躯体比例的观察，以便确定理想的乳房外形。胸廓宽的患者，其乳房基底宽度应与乳房外形相协调，即患者所需要的乳房体积会大于胸廓窄的患者。这一点对于应用假体的双侧乳房再造术以及美容性质的隆乳术非常重要。应用假体的乳房重建术时，超力型体型和躯干宽阔的患者选择同样体积但基底直径更宽的假体可以达到更好的手术效果。一般来说，胸廓宽的患者不是应用假体乳房重建的最佳人选。另外，医师还须仔细观察患者胸壁肌肉组织的松紧程度、发育状况以及对称性。为了达到最佳的美学效果，乳房的体积和轮廓必须与患者的胸廓、腹部以及臀部的比例协调一致。

三、乳房与皮肤

皮肤是反映乳房外形不可或缺的内容，皮肤的颜色和弹性可以充分展现和表达乳房美感。年轻人的皮肤紧张、有弹性，随年龄增长，皮肤会变薄、弹性减退。对于肥胖或快速减肥后的患者、妊娠及哺乳后的患者，乳房皮肤的弹力纤维可能出现断裂，导致乳房裂纹，皮肤表面常可见到皮下浅表血管网。减肥或体重反复波动、妊娠或哺乳后乳房萎缩下垂可引起乳房皮肤拉长、松弛、变薄。乳房整形手术中必须避免单靠改变皮肤张力以达到提升乳房的目的，否则术后再次出现乳房下垂的风险将大大增加。需依靠乳腺实质的缝合和塑形来提升效果，这样乳房形态的维持时间更长、效果更显著。

四、乳头乳晕复合体

乳头乳晕复合体是乳房的视觉焦点。青年女性的乳头乳晕复合体通常在锁骨中线上，位于乳房下皱襞的上方，是乳房中心的最高点。乳头乳晕复合体的颜色在乳房美学中也占有重要的地位。随着年龄增长，乳头乳晕复合体颜色变深、位置偏移的可能性越来越大。乳房整形手术中需重新定位乳头，确定乳头的新位置是手术的关键。一般来说，乳头位于乳房下皱襞在皮肤的投影，也位于上臂的中点水平。在乳房整形手术中寻找乳头乳晕复合体的新位置时，可在乳房下皱襞水平向前顶起乳房以确定新乳头的位置。对于经验不足的医师，可在乳房下皱襞放置一条软尺，用水平仪协助确定新乳头的位置。再测量新乳头到胸骨上切迹、锁骨中点等固定点之间的距离来参考纠正，以获得对称的乳头位置。使用水平仪进行定位的方法也应用在术中调整。另外，在设计乳头乳晕复合体新位置时，必须考虑患者体型、身高、体重以及皮肤组织弹性等因素。

五、乳房下皱襞

乳房下皱襞是女性站立位时决定乳房形态、凸度和上极丰满程度的重要结构，是乳房塑形需考虑的重要因素。乳房下皱襞的发育程度、形态、松紧度和对称性是术前美学观测的重点。乳房下皱襞从胸骨旁区域延伸到腋前线，呈凸面向下的光滑弧形。其最低点位于乳房中点的垂线上。中、小乳房的乳头至乳房下皱襞（N-IMF）距离为 4 ~ 6 cm；大乳房的乳头至乳房下皱襞距离为 7 ~ 9 cm。

乳房下皱襞的组织结构由浅筋膜纵向走行的结缔组织聚集而成，这些结缔组织在浅面穿过皮下组织并插入真皮，向深面穿过浅筋膜到达胸大肌。脂肪组织越多，乳房下皱襞的边界越不清晰。皮下脂肪组织越少，结缔组织的密度越大，聚集的结缔组织从浅筋膜到胸大肌筋膜的数量越多，则乳房下皱襞发育得越好，牵拉越紧。乳房下皱襞的松紧程度不仅影响着乳房的形态，而且影响着患者乳房手术方案的选择。对于大多数乳房下皱襞很紧的患者，在假体植入隆乳术中如果降低乳房下皱襞，则容易出现"双泡形"畸形。而在乳房缩小术中，松解和重建乳房下皱襞是必要的。因此，在手术前需要仔细判断并做好计划，充分认识到乳房下皱襞可能存在的松弛、过紧或不对称等问题，再制定手术方案并加以调整。

六、乳房美学亚单元

乳房美学亚单元指的是整形手术的一个特定领域，重点是改善乳房的外观。这个亚单元包括隆乳、乳房悬吊固定术、乳房缩小术、乳房重建、乳房脂肪移植和乳房修复手术等，用于改善乳房的形状、大小、对称性和整体美学效果。隆乳是使用植入物或通过脂肪转移来增加乳房的大小和改善乳房形状。乳房悬吊固定术是提升和重塑下垂的乳房。乳房缩小术是缩小过大的乳房，减轻身体不适，改善乳房的整体比例和外观。乳房重建是在乳房切除术或其他乳房相关手术后进行的乳房重建手术，旨在恢复乳房的形状、大小和对称性。乳房脂肪移植是从身体的一个部位转移脂肪，通过吸脂后注射到乳房中，以增大乳房和改善乳房形状。乳房修复手术是矫正或改善先前乳房手术的结果，如植入物置换、纠正不对称性，或解决并发症。

七、乳房修复手术中需要考虑的美学问题

在乳房修复手术中，需要优先考虑的问题常常是患者的就诊原因。多数患者带着特定的需求而来。主要原因包括：乳房形态发生改变导致的乳房轮廓问题；乳房体积过大或不足；乳头乳晕的位置、体积和倾角不对称；乳房基底的宽度和高度不符合体型；乳房下皱襞的不对称、紧缩或"双泡形"乳房畸形；对乳房皮肤的颜色或瘢痕不满意。

乳房上的瘢痕会影响乳房的外形，但为了改善形态，大多数患者愿意接受乳房上新的瘢痕，即所谓的"瘢痕换形态"。一般情况下，应该在手术前告知患者切口或瘢痕可能出现的位置。乳房某些部位所形成的瘢痕要较其他部位看起来更美观，也更能让人接受。例如乳晕与乳房皮肤交界区域，或者乳房下皱襞、乳房自然曲线处的瘢痕通常能够愈合良好，瘢痕在患者站立位时会被隐藏起来。任何瘢痕都可能会增生和变厚，特别是乳房内侧胸骨旁区域。解决瘢痕最好的方案是时间，其次还有压迫瘢痕、按摩瘢痕、瘢痕内注射类固醇激素或应用硅胶贴片，甚至是应用激光或放疗来改善瘢痕的增生情况。也可到皮肤美容外科进行介入治疗。

第二节　肿瘤美学疗愈环境的设置

一、概述

医院的设计特别是医院病房的设计对患者的体验具有关键作用。医学美容专科的环境设置需融入医学人文和美学理念，并做到以人为本，这里面的"人"包含患者和医护人员。乳腺外科病房以女性患者为主，爱美是女性的天性，乳房是美学的核心。因此，如何考虑患者群体的心理与生理特点，创造舒适、美观的病房环境，以及如何为医护人员营造舒适的工作环境，是医院环境设计的重要内容之一。

病房是患者住院治疗和恢复健康的重要场所。患者对住院环境有陌生、恐惧的感觉，病房的设计不佳容易使患者产生焦躁不安的情绪，影响康复。病房必须具有居住性能，要求舒适、安静、整洁、安全，有适宜的室内温度、湿度和完善的设备，光线充足，具有良好的自然通风；另外，病区的色彩将直接影响患者的心理活动，淡雅、温暖、柔和的色调亲切，有家居感，可以使患者心情开朗、精神振奋。总之，当患者进入候诊区或病房后，看到一个优雅、整洁、安静、舒适、美观的环境，通过感知改善自身的生理功能，从而配合医护人员治疗，增添战胜疾病的信心。

医护人员工作时间长，优美、整洁、安全的工作环境可以使医护人员心情舒畅，进而提高工作效率；可激发人对美的鉴赏能力，提高医护人员对美的追求，有利于把美的理念应用到患者疾病的诊疗过程中。

二、候诊区

候诊区的设置宜融入舒适、整洁、美观的人文理念。提供舒适的沙发供候诊患者就座；窗帘和纱帘可遮挡阳光并保证患者一定的隐私；花盆和绿植可增添温馨、舒畅的感觉；设置空调可保证夏日凉爽、冬日温暖的温度需求，避免患者候诊时过热或过冷。

候诊区宜标识科室及学科名称，展示科室或病房获得的荣誉等。总体原则是让患者有一个舒适、整洁、温馨、美观的候诊空间，展示就诊科室擅长的专业技术，减少患者候诊时的焦虑情绪，增强患者治疗的信心，体现医院和科室注重患者的医学人文关怀（图1-4）。

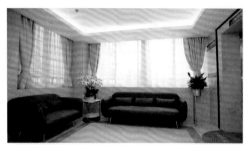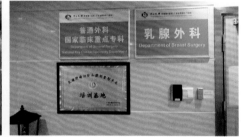

图 1-4　候诊区的布置

三、病房

1. 病房的色调　乳腺外科入住的基本都是女性患者，女性群体感性、爱美，设计以暖色调为主色调，可增加患者与环境的融入氛围，带来较为舒适、干净的感受，契合医院的服务文化，为患者带来温暖和关怀（图1-5）。

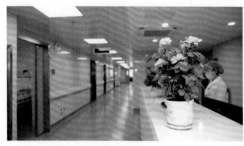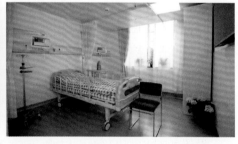

图 1-5　暖色调的病房

2. 图文展示　温馨的环境可以拉近患者与医护人员、患者与患者之间的关系。虽然网络上医学科普知识越来越多，但是内容杂乱且准确性不足，针对性也不强，患者的医学知识仍然严重缺乏，特别是患者对于专科知识的理解程度，将影响其对治疗的配合程度。乳腺癌的治疗是以手术为主的综合治疗，乳腺癌的手术又是集肿瘤切除、微创和整形为一体。许多患者入院后表现为明显焦虑，常呈现"不知该怎么做""不知如何选择"。因此需要以图文并茂的形式增强患者对手术的理解，从而使患者有更好的心理准备和预期，达到治疗效果最大化。

病区走廊以图片的形式展示乳腺外科的多种术式，主要包括腔镜乳房手术发展史、乳腺癌整形保乳手术发展史、乳房缩小术、皮瓣整形手术、再次整形手术的流程及设计（图1-6）。在呈现手术方式的同时展示医疗技术的发展历史，讲解医学不断进步、治疗效果日益显著、快速康复的理念，给患者以信心。使患者达到"见过，才知道自己的追求"的效果，具备更好的心理建设，迎接随之而来的手术，促进患者康复。

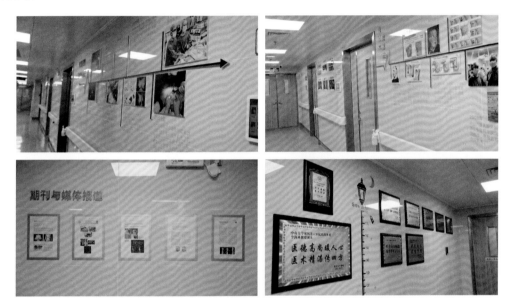

图1-6　医疗技术及手术案例展示

3. 播放音乐　除图文展示外，背景音乐也是文化建设的一种载体。为患者营造舒适的环境，病区公共区域置入吸顶音响，在候诊区、公共走廊、生活区分别安装音响，每日早晨、午餐及晚餐后播放轻音乐。在患者就医的过程中，播放轻音乐能够直接为患者带来感官印象，舒缓心情，减少手术前的焦虑和手术后的不适感。

4. 设置相对独立的空间　相对独立的空间也可称为谈话室。公共区域不利于沟通，一方面是私密性不足，另一方面是环境嘈杂，影响沟通效果。医师与患者、家属的病情谈话应在谈话室内进行，医师可一边向患者展示病情影像资料及结果，一边利用电

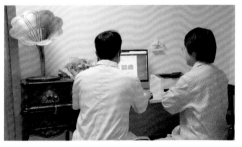

图1-7　谈话室

子屏幕展示即将进行的同类手术过程，增强患者对医师的信任感，提高患者的依从性。在医患谈话告知病情后，患者及家属需要时间和空间对医疗信息进行消化和讨论，特别是当被告知坏消息时，患者及家属需要一个独立的空间进行倾诉，此空间的设置符合患者及家属的需要。

除此之外，该空间宜放置留声机，可连接手机蓝牙，用于播放患者手机收藏的音乐，缓解患者的焦虑情绪。展示手术医师的荣誉，让患者更好地理解手术的美学要求，增强对手术治疗的信心。

四、深入人心的美学理念

在治疗疾病的基础上，医护人员应追求美学的理念，追求科学的真善美，保持工作环境整洁、有序，维护医护人员形象，注重医疗行为的规范性（图1-8），这也是设立医师白大褂服装、护士燕尾帽的其中一个重要的因素。着装代表角色，角色的行为需要规范操作，角色对美学的追求可以更贴近患者和社会需求，甚至将需求置于患者的前面。

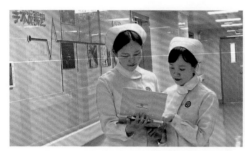 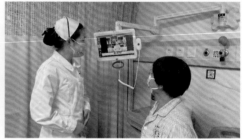

图1-8　服装整洁、行为规范

第三节　乳房美学摄影文件的管理

一、概述

乳房肿瘤美学治疗摄影的标准化和流程化非常关键，保证其科学性、准确性、可比较性是图像作为医疗文书、临床研究资料的基础。临床照片需要高质量的灯光和一个无瑕疵的背景，在相同的摄像机、背景、距离、光度、患者姿势和位置的条件下拍摄。需使用同一台摄像机，保持同样的曝光和光圈设置，背景必须不反光，可以选择黑色、灰色或蓝色，患者距离背景的最佳距离是 30 ~ 60 cm，照相机距离背景的最佳距离是 100 ~ 160 cm，配备45°水平反光伞灯，保证合适的光照条件。患者站立位标记，包含正位、右斜位、左斜位、右侧位和左侧位姿势。使用水平仪保证患者站姿平稳和水平（图 1-9），根据水平仪调整后的体位，拍照时关闭水平仪。使用三脚架保证图像稳定，拍照后即时查看和对比非常重要。强调保护患者的隐私权。在拍摄之前必须征求患者同意，并签署知情同意书。

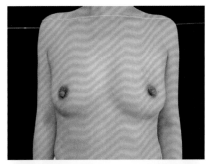

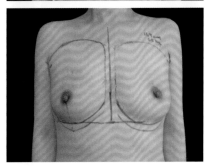

图 1-9　使用水平仪调整水平位示范

二、照片的拍摄流程

（一）拍摄标准

在拍照室（图 1-10）内，为了达到照片的标准化，可以使用地面标志的脚印保证患者的位置和姿势统一，脚印距摄影背景 30 ~ 60 cm，双脚印间距为 30 cm，脚印的姿势包含患者正位、右斜位、左斜位、右侧位和左侧位。照片背景为长 160 cm、宽 140 cm 的黑色（或灰色、蓝色）绒布，120 ~ 180 cm 的距离对于身体和面部是足够的。建议使用 105 mm 镜头距离 150 cm 的条件下拍摄面部，使用 50 mm 镜头或同等长度的镜头拍摄身体。保持眼睛水平，拍摄部位上方到达下颌，下方到达脐。

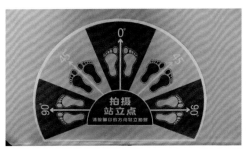
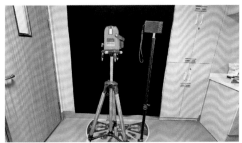

图 1-10　拍照室

（二）拍摄体位

拍摄照片时，患者的体位包含正位、右斜位、左斜位、右侧位和左侧位（图 1-11）。可根据医师的需要相应增加，例如腋窝切口的描述需增加上肢抬高位；身体前倾有助于显示乳房的不对称性；双手叉腰位可收紧乳房；让患者将手放在臀部以清楚地显示侧胸部和腋窝部。光照是保证临床摄影效果和准确性的重要内容：光线过强或照片过曝会掩盖褶皱、皱纹和瘢痕；光线不足或曝光不足会导致阴影加重，突出褶皱或瘢痕。

（三）拍摄时机

拍摄时机包括入院时、设计画线后、术后第 1 天、出院前 1 天、术后 1 个月、术

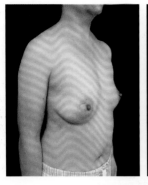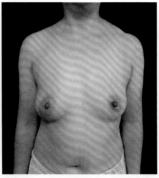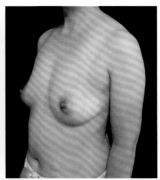

图 1-11　患者体位（正位和斜位）

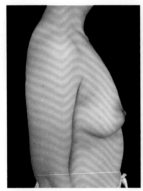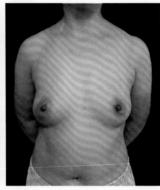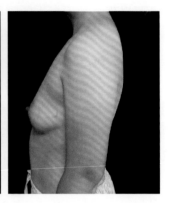

图 1-12　患者体位（正位和侧位）

后 3 个月、术后半年、术后 1 年。如有特殊并发症，应及时拍照记录，记录内容包括乳头血运不良、术后感染、皮瓣缺血、术后切口创面较大等。

（四）照片的储存

照片的储存由相对固定的人员负责。常规病例由护士排班进行拍摄和储存。特殊照片由责任班护士按照名单上的顺序在换药室拍摄自己所管理患者的照片，照片由下午班护士统一导出并保存。每晚将所有的文件做备份，每周做另外备份，确保资料的完整性。需避免网络储存，防止侵犯患者的隐私权。

三、照片的应用

照片和录像资料对医师和患者来说都是有价值的。患者在手术咨询时可以向医师描述她们期待的理想的手术效果。医师允许患者浏览既往案例在手术前后的对比照片和手术过程中的录像，告知她们预期的手术效果，医师还可以利用软件进行手术模拟，给患者一定的心理预期。当然，利用照片和录像资料讨论可能的结果过于简单，实际操作不精确，且患者易受误导，因此需注意避免患者期望值过高。照片和录像资料应用于如下情况。

1. 预期所需求的乳房尺寸 利用患者的术前照片和录像资料指出患者的自身特点，以及手术中估计无法修复或改善的方面。

2. 讨论乳房形状的可能变化 利用照片和录像资料与患者初步讨论乳房的大小和形状。在乳房重建中，医师能保证的是根治性切除乳房肿瘤，乳房重建将在根治之后根据具体的皮肤张力、空间大小来进行决策，它是存在变化风险的。

3. 辅助设计手术 在手术设计中，照片和录像资料是有价值的工具之一。在手术设计和决策方面，照片和录像资料大部分是主观的，而测量是客观的。在测量之后，将患者的数据写在皮肤上并进行拍照记录，医师在浏览照片和录像资料时同时关注测量数据。为了使手术设计更为精确，医师应先依据测量数据、照片和录像资料作为辅助参考，以获得更好的设计。

4. 作为一个客观的参数和系统 与主观的系统相比，客观的参数和系统通常是更加有用、准确和有效的，可以辅助术中决策。医师在手术过程中反复浏览术前照片和录像资料，对乳房手术调整意义重大。但医师必须认识到，在手术台上看到的乳房和在照片和录像资料里看到的乳房之间差异还是很大的。所以，医师需格外小心。

5. 避免部分医疗纠纷 高质量的术前照片、录像资料和完全书面的讨论相结合是非常重要的。记录患者乳房术前及术后一段时间的形态变化可用于澄清问题和避免误解，同时也可以满足医学法律方面的需要。对于乳房随时间的变化，妊娠、哺乳以及后续乳房外形的变化来说，术后不同阶段的照片和录像资料同样是无价的。术后效果对比也可以让患者保持适当的期望值。

四、照相机的选择

医师应该明确获取和储存图片的工作流程，以确保照相机通过有线或者无线方式向计算机数据库连续地传输照片和录像，标注患者的个人信息和手术资料。计算机屏幕或照相机屏幕设置网格与患者的解剖学标志重合在一起，以保证图片同质化。装配水平仪，可以让照相机的镜头在每个视图中都与患者的乳房在同一水平线上。装配三脚架，可以保证照相机最佳的高度和稳定性。

五、知情同意书参考模板

尊敬的患者及家属：

因临床工作研究需要，现需向您拍照留取个人照片和录像以作临床研究及医疗数据保存使用，您的照片和录像可能会被用于学术会议、论文、期刊、书籍和电子出版物等。我们承诺您的个人信息不会出现在发表的资料中。

患者知情选择：如果您同意，请在以下选项前面打√

□ 我的医护人员已经告知我将要进行的拍照操作方式、此次操作及操作后可能发生的后果和风险、可能存在的照片和录像用途，并且解答了我关于此次操作的相关问题。

☐ 我同意在拍照操作过程中医护人员可以根据我的个人情况对我的身体进行相关的动作调整。

☐ 我理解并同意操作可能需要多位医护人员在场共同进行。

☐ 我授权医护人员对我个人身体进行拍照操作。

☐ 我允许本人照片和录像资料被使用于学术会议、论文、期刊、书籍和电子出版物等各种形式，因而，我明白普通大众有可能会看到这些资料。

☐ 我明白这些照片和录像资料不会被用于广告或包装，也不会被断章取义。

☐ 我理解并自愿参加此次拍照操作。

患者签名：　　　　　　　　　　　签名日期：　　　年　　　月　　　日

如果患者无法签署知情同意书，请其授权的亲属在此签名：

患者授权亲属签名：

与患者关系：　　　　　　　　　　签名日期：　　　年　　　月　　　日

医护人员陈述：

　　我已经告知患者将要进行的拍照操作、此次操作产生的照片和录像资料用于何种用途、可能存在的后果，并且解答了患者关于此次拍照操作的相关问题。

医护人员签名：　　　　　　　　　签名日期：　　　年　　　月　　　日

第二章　乳房解剖的再认识

　　人类的乳房是一种改良的皮肤外分泌腺，由皮肤和皮下组织、乳腺实质（导管和小叶）和支持间质组成，包括插入韧带、神经、动脉、静脉和淋巴管复杂网络中的脂肪。乳房的边界通常向上延伸到第 2 肋，向下到第 6 肋，向内侧到胸骨，向外侧到腋中线。

　　乳房由乳腺及被覆在上面的皮肤、皮下脂肪组织构成。乳腺主要由腺体和导管构成。女性单侧乳腺有轮辐状排列的 15 ～ 20 个乳腺叶（lobe of mammary gland），每个乳腺叶由若干个乳腺小叶（lobule of mammary gland）组成，乳腺小叶由许多腺泡（acinus）构成。乳腺小叶内的导管汇集成乳腺导管，每一个乳腺叶有一个主导管（又称为输乳管）开口于乳头。在其近开口处有一个膨大，称为输乳管窦（lactiferous sinus），是导管内乳头状瘤的好发部位。一侧乳房所含的乳腺叶数目是基本固定不变的，而乳腺小叶的数目和大小可以有很大的变化。育龄期妇女乳腺小叶数目多且体积大，绝经后乳腺小叶明显萎缩。乳腺组织位于前胸深、浅筋膜之间，靠乳腺叶与皮肤垂直并连接皮肤及胸肌筋膜的纤维束支撑，此纤维束称为乳房悬韧带（suspensory ligament of breast），其使乳腺在皮下有一定的活动度，在直立时又不致过于下垂。乳房悬韧带因脂肪坏死、炎症、肿瘤侵犯可产生挛缩，临床上可见酒窝征（dimple sign）。

　　乳房血供丰富，有多支动脉分支供血，如胸廓内动脉穿支、腋动脉分支和肋间动脉穿支。乳腺容易发生血行转移的基础是肋间静脉与胸段的椎外静脉丛交通，后者无瓣膜、压力低、血流缓慢，静脉壁薄且与椎骨紧密相贴，易形成椎骨转移。乳房的淋巴网较为丰富，大多数情况下乳腺癌淋巴转移的过程与乳房的淋巴回流途径一致，少数病例可呈跳跃式转移。乳房淋巴主要输出途径：①浅部皮下淋巴管与对侧皮下淋巴管交通。皮下淋巴管因肿瘤细胞阻塞，炎症造成淋巴外渗，可产生局部皮肤淋巴水肿，呈现皮肤橘皮样变（orange skin）。②大部分淋巴经胸大肌外侧的淋巴管至腋淋巴结，然后输出到锁骨下淋巴结。部分乳房上部的淋巴可经胸肌间淋巴结直接到锁骨下淋巴结。③乳房内侧部分的淋巴可通过肋间淋巴管到达胸骨旁淋巴结，继而到达锁骨上淋巴结。④乳房深部的淋巴可经腹直肌鞘和肝镰状韧带内的淋巴管通向肝。

第一节　乳房的血供、神经和淋巴

乳房的血液供应因生理活动（如妊娠期和哺乳期增加）和乳房实质体积而异。与绝经后妇女相比，绝经前妇女的乳房中通常有更多的血容量，乳头中的血管密集度最高。

一、动脉

乳房有多支动脉分支供血，包括胸廓内动脉穿支、腋动脉分支和肋间动脉穿支。

1. 胸廓内动脉穿支　胸廓内动脉（internal mammary artery）起源于锁骨下动脉第一段分支，由其下部椎动脉起点向对侧发出，向下行入胸腔，沿胸骨外侧缘 1 cm（第 1～6 肋软骨后面）下降，至第 6 肋间隙发出两终支：腹壁上动脉和肌膈动脉。该动脉的上四位肋间穿支供应乳房内侧部，它们各自在相应的肋间隙近胸骨缘处穿过肋间肌，沿途发出分支至肋间肌和胸大肌。其终支穿胸大肌胸肋部肌束浅出至皮下组织，分布至乳房内侧份。这些穿支中以第 2 肋间穿支最为粗大，出现率为 58%，其次是第 1 肋间穿支，占 34%。两者紧贴第 2 肋软骨上下缘由第 2 肋间隙和第 1 肋间隙分别穿出。手术时一般可在胸骨侧缘附近第 2 肋软骨上下缘处找到这两条较大的血管。其他肋间穿支位置常不恒定。Manchot 报道穿支常有 6 支或 7 支，第 2 肋间穿支是最主要的，其次是第 3 肋间穿支，最少是第 1 肋间穿支和第 4 肋间穿支。但 Carr 等认为第 2 肋间穿支供应最常见，其次依次为第 1、3 和 4 肋间穿支（图 2-1）。

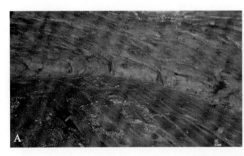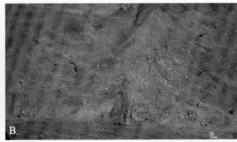

图 2-1　胸廓内动脉

A. 第 1～5 肋间穿支；B. 第 2 肋间穿支

2. 腋动脉分支

（1）胸肩峰动脉：多数起源于腋动脉第 2 段，也有少数起自第 1 段。该动脉常为一粗短主干，穿锁胸筋膜后在胸大肌深面分出数支，可分别分布于胸大肌、胸小肌、三角肌和肩关节等（图 2-2）。其中供应乳房的胸肌支经胸大肌、三角肌间隙或在锁骨下方穿胸大肌锁骨部肌束浅出后垂直下行，分布于乳房外上份，并趋向乳头汇聚。

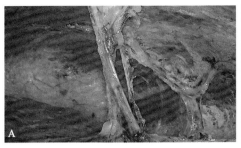
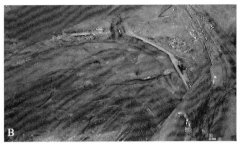

图2-2　胸肩峰动脉粗短主干（A）在胸大肌深面分出数支（B）

（2）胸外侧动脉（external mammary artery）：起自腋动脉的第2段，沿胸小肌下缘紧贴胸壁行向下内，常有胸长神经伴行。沿途发出分支供应胸侧壁肌前锯肌、胸大肌、胸小肌、皮肤和乳房的外侧份。

（3）直接乳房支：供应乳房的动脉也可直接起自腋动脉（15%）或肱动脉（37%）。一般沿腋中线或腋前线行向下内，分布于乳房的外侧份。

（4）胸背动脉：为腋动脉第3段分支的肩胛下动脉的分支。它主要分布至背阔肌、大圆肌、前锯肌及其表面皮肤，偶有直接乳房支发出，在它的分布范围内配布有许多淋巴结（腋淋巴结后群和中央群等）。因此，在腋窝淋巴结清扫时，应注意保护胸背动脉，以免引起严重出血。

3. 肋间动脉穿支　主要来自第2～4肋间前动脉，在胸廓内动脉穿支的外侧2～3 cm，肋间后动脉外侧支也发出乳房支（第3～5肋间穿支），分布于乳房的外下部。肋间前动脉和肋间后动脉都有贯穿胸壁肌肉的分支，以供应深部中央乳腺实质组织（图2-3）。但整体上这部分动脉占乳房供血量很少。

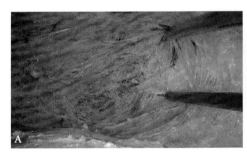
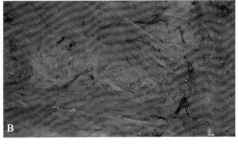

图2-3　肋间后动脉外侧支（A）及胸壁肌肉的分支（B）

从配布来看，上述三组来源的动脉个体间变异较大。由胸廓内动脉和胸外侧动脉供血者占多数，占50%；由胸廓内动脉和肋间动脉供血者占30%；由胸廓内动脉、胸外侧动脉和肋间动脉合并供血者占18%；由胸外侧动脉和肋间动脉供血而胸廓内动脉不参与供血者极罕见。但也有报道称胸外侧动脉供应乳房血液的68%，居首要地位。Lalardrie（1982）认为，乳房的动脉网有皮肤真皮血管网、腺体前血管网和腺体后血管网 3 种，皮肤真皮血管网占主要部分。

二、静脉

由于静脉与淋巴管有紧密的伴行关系，癌细胞常循此途径转移到区域淋巴结，而且癌细胞也有可能直接通过静脉途径播散发生远处转移。因此，了解乳房的静脉对外科医师来说更为重要。乳房静脉可分为浅静脉、深静脉，乳房深静脉与动脉伴行，涉及胸廓内血管、肋间后血管和腋血管；而浅静脉常变化明显，不伴随动脉供应。乳房静脉通常缺乏瓣膜。

1. 浅静脉　乳房具有丰富的皮下静脉网，位于浅筋膜浅层的深面（图 2-4）。乳房浅静脉多呈横向引流至深部胸廓内静脉，部分与对侧吻合，偶见横向和纵向走行，向内上引流至颈前静脉。当浅静脉向中央引流时，它们通常会聚在一个环周静脉网（Haller 静脉环）上，从而以该静脉丛连接胸内侧静脉和胸外侧静脉。由于浅静脉位置表浅，妊娠时可见浅静脉显著扩张。在乳房病变发展迅速时，浅静脉可明显曲张，局部皮温也随之升高，因而有助于诊断。

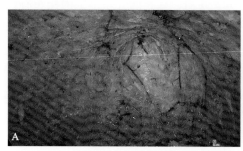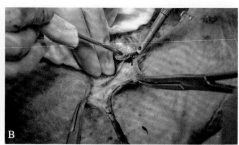

图 2-4　乳房浅静脉网（A）及妊娠期巨乳扩张的浅静脉（B）

2. 深静脉　大致与动脉伴行，胸廓内静脉穿支是乳房最大的静脉。最上位第 2 肋间静脉较其他肋间静脉粗大。胸廓内静脉汇入锁骨下静脉再回流到同侧头臂静脉，然后通过右半心直接进入肺毛细血管，此途径是乳腺癌转移到肺的主要途径。肋间静脉是引流乳房静脉的重要途径，主要引流乳房深部的静脉，这些静脉向后可与椎静脉系交通，最后汇入奇静脉，再注入上腔静脉，最后经右半心直接入肺。椎静脉系是围绕脊柱前后和椎管内外并与腔静脉并行的静脉系统，于椎骨不同平面与相应的肋间后静脉互相吻合。椎静脉内压力低，无瓣膜。因此，乳腺癌累及静脉时，在胸腔内压增加时可驱使乳房静脉血经肋间后静脉进入椎静脉系，癌细胞也随之转移至椎骨、骶骨、骨盆、颅骨等部位。

三、神经支配

乳房可分别接受内脏神经和躯体神经（脊神经）支配。

1. 乳房内脏神经支配　其交感神经低级中枢是在 T2 ~ T6 的脊髓侧角内，节前纤维通过白交通支进入相对应的交感干神经节。交换神经元后，节后纤维通过第 2 ~ 6 肋间神经外侧皮支（乳房外侧支）分布至乳房，管理腺体分泌和平滑肌收缩。

2. 乳房皮肤感觉支配　主要由脊神经完成。其上部的皮肤由第 3、4 颈神经支配。通过颈丛的锁骨上神经分布至胸上部（包括乳房上部）皮肤。乳房外侧部皮肤由上位第 3 ~ 6 肋间神经的外侧皮支支配（图 2-5，图 2-6）。这些皮支在腋前线附近穿过前锯肌的肌齿间浅出至皮下组织。乳房内侧部皮肤则由肋间神经前侧皮支（图 2-7）支配，神经纤维自胸骨旁穿胸大肌肌束间浅出至皮下组织，发出乳房内侧支分布到乳房内侧部皮肤。分布到乳房的脊神经自其上方、外侧和内侧到达乳房，支配乳房的感觉。

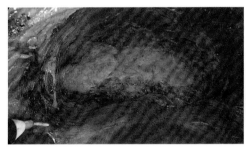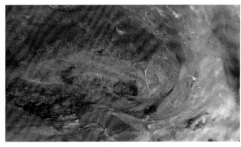

图 2-5　肋间神经外侧皮支

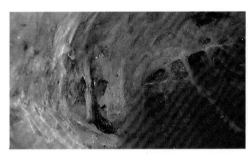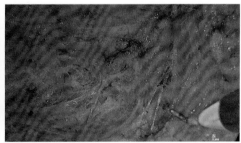

图 2-6　后间隙层面肋间神经外侧皮支

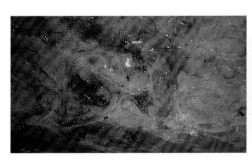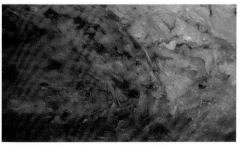

图 2-7　肋间神经前侧皮支

四、淋巴回流

女性乳房的淋巴管十分丰富，互相吻合成网，可分为浅、深两组，即由皮肤和乳腺小叶间的毛细淋巴管网和淋巴丛组成。其丰富的淋巴系统来源于乳腺导管壁和小叶间结缔组织。一般浅组位于皮内和皮下；深组位于乳腺小叶周围和输乳管壁内，两组有广泛的吻合。乳腺癌主要沿淋巴途径扩散和转移，故了解女性乳房的淋巴流向及相应淋巴结的位置，具有重要的临床意义。

1. 乳房皮肤的淋巴管　乳房皮肤与身体其他部位的皮肤一样，真皮内无淋巴管。真皮下有浅、深层淋巴管网（图2-8）。乳头和乳晕处的浅层淋巴管网位于真皮的乳头下层，密集成网状，毛细淋巴管较细，无瓣膜。有小分支向上分布于真皮乳头周围。输乳管口以及汗腺、皮脂腺和乳晕腺口周围都有毛细淋巴管网。浅层淋巴管网注入深层淋巴管网。深层淋巴管网较为稀疏，有瓣膜，毛细淋巴管较粗。由深层淋巴管网发出的淋巴管在皮下组织浅层吻合成丛，称为乳晕下淋巴丛（Sappey淋巴丛）。乳晕周围的皮肤也有浅、深淋巴管网，由淋巴管网发出的淋巴管在皮下组织浅层形成乳晕周围淋巴丛，较乳头和乳晕相应层次的淋巴管网和淋巴丛稀疏。由乳晕下和乳晕周围淋巴丛发出的集合淋巴管注入局部淋巴结。

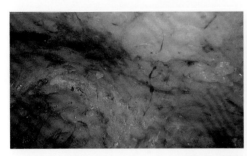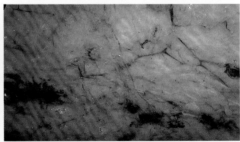

图 2-8　真皮下淋巴管网

2. 乳腺实质的淋巴管　起自乳腺小叶周围结缔组织内的毛细淋巴管网。由该网发出的淋巴管在小叶间结缔组织内血管和输乳管的周围吻合成丛，并沿输乳管向乳头聚集，汇入Sappey淋巴丛。乳腺后面的毛细淋巴管较粗，管网网眼较大，淋巴管的配布也较稀疏，由该网发出的淋巴管向后注入胸大肌筋膜上淋巴丛。一般认为，乳头和乳晕皮肤的淋巴管自深层注入乳晕下胸大肌筋膜上淋巴丛，也可向浅层注入乳晕下Sappey淋巴丛。而乳腺实质的淋巴管则自浅层注入乳晕下Sappey淋巴丛，再经集合淋巴管注入局部淋巴结。

3. 淋巴结　乳房各部的淋巴流向不同，主要引流至腋淋巴结，部分引流至胸骨旁淋巴结，少数引流至锁骨上淋巴结、膈下淋巴结等局部淋巴结。

（1）乳房外侧和上部的淋巴管：多汇集成2~3条大淋巴管走向上外方，首先注入胸小肌下缘的胸肌淋巴结，其输出管注入腋中央淋巴结，然后至腋尖淋巴结。尚有部分乳房上部的淋巴管可直接注入尖淋巴结，这是更为直接的引流途径。

（2）乳房内侧部的淋巴管：可经胸骨旁穿第1~6肋间隙注入沿胸廓内血管排列的胸骨旁淋巴结（第1~3肋间隙的胸骨旁淋巴结较大且恒定存在，两侧的淋巴结总数为7~10个，而第4~6肋间隙的淋巴结通常较少，有的缺如），其输出管可注入锁骨上淋巴结，或在右侧直接注入右淋巴导管，左侧直接注入胸导管。

（3）乳房内下侧部的淋巴管：可与腹前壁上部及膈下淋巴管相吻合，从而可与肝的淋巴管相联系，易引起腹腔内转移。

（4）乳房深淋巴管：可形成2~3条大淋巴管，穿过胸大肌，经过胸肌间淋巴结（Rotter淋巴结）或直接走向胸小肌上缘，伴随胸肩峰血管，穿锁胸筋膜，注入腋淋巴结尖群。乳腺癌经此途径转移时Rotter淋巴结常受累。另外，胸大肌后面部分深淋巴管也可越过中线到达对侧乳房。

（5）乳房浅淋巴网：两侧乳房可借浅淋巴网相互交通。乳房内侧部一部分浅淋巴管可由皮下组织越过中线与对侧乳房的淋巴管相吻合。

第二节　乳房的筋膜

乳房是由一个三维的纤维脂肪筋膜系统包围形成的。这个系统的两层围绕着乳腺体，并在其周围融合在一起，将其固定在胸壁上，称为乳腺周韧带。乳房的筋膜由浅至深依次为浅筋膜浅层、浅筋膜深层、胸大肌筋膜浅层、胸大肌筋膜深层和胸小肌筋膜。由于乳腺发育过程未曾突破浅筋膜浅层和深层，乳腺是被浅筋膜包裹的膜器官。在进行乳房手术时，沿膜间隙进行层面解剖，在充气法腔镜乳腺切除手术中，气体或隧道器可帮助术者寻找膜解剖层面，不丢失层面的解剖，血管和神经较少，可有效地避免出血和不必要的血管离断，保留更多的皮瓣血供。

一、浅筋膜

乳房的浅筋膜有两层，浅层（图2-9）在乳房前方，深层（图2-10）在乳房后方。浅层连接皮肤和乳腺，深层连接乳房和胸壁，在乳房后方形成后间隙，乳房后间隙为乳房提供相对的自由度。乳房周围浅筋膜浅层、浅筋膜深层和胸部深筋膜之间融合形成环乳韧带（图2-11），环乳韧带靠近腹部的连接处则是下皱襞韧带，环乳韧带是乳房切除手术范围的指引，内侧是胸骨旁韧带，外侧是胸外侧韧带，上侧是锁骨下韧带，下方是乳房下皱襞的三角集束韧带。

乳腺的主要筋膜结构是重要的解剖标志，乳房悬韧带（图2-12）在浅筋膜系统的浅层和深层之间形成横向连接，属于悬吊性韧带，也称Cooper's韧带，固定乳房的实质，并将乳房细分为离散的小叶。水平隔是一层薄薄的纤维组织，从胸大肌的深筋膜延伸到真皮层，将乳房分为头段和尾段。乳房的腺内筋膜结构包括水平隔、垂直隔、乳房下皱襞韧带、锁骨韧带和环乳韧带，为乳头乳晕复合体的神经、血管供应提供支撑。

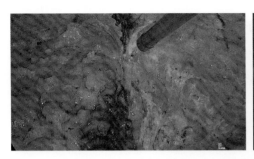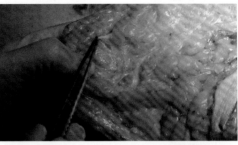

图 2-9　浅筋膜浅层（前间隙）

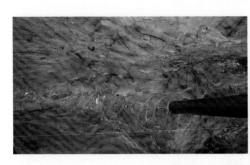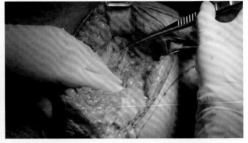

图 2-10　浅筋膜深层（后间隙）

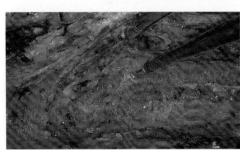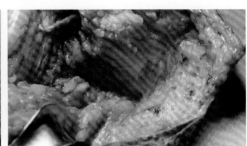

图 2-11　环乳韧带

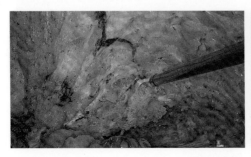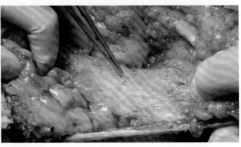

图 2-12　乳房悬韧带

二、胸肌筋膜

胸肌筋膜（图 2-13）属于深筋膜，也称固有筋膜，位于浅筋膜深面，为包裹肌肉组织的纤维组织膜，分为浅层和深层。乳房腺体基底部深面与胸肌筋膜之间为由疏松结缔组织和淋巴管构成的乳房后间隙，允许乳房有一定的活动度（图 2-14）。胸肌筋膜上部分没有神经和血管，但在胸肌筋膜的内侧、外侧和下侧可有神经和血管的穿支从胸肌筋膜伸入乳房，这些血管穿支主要来自胸肩峰动脉、胸廓外侧动脉分支和第 4 ~ 6 肋间动脉。

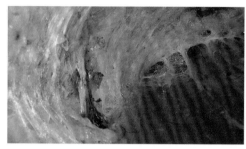
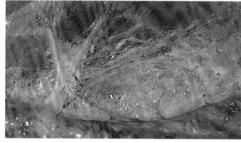

图 2-13 胸肌筋膜浅层、深层

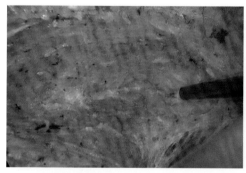
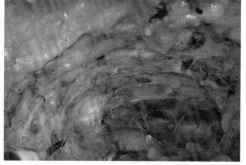

图 2-14 浅筋膜深层和深筋膜浅层各有平行的小血管，中间一层疏松结缔组织为乳房后间隙，为乳房活动提供自由度；胸肌筋膜的纤维束附着在乳房浅筋膜的深层，腺体后方可见明显的疏松纤维束

胸肌筋膜浅层覆盖胸大肌表面，向上附着于锁骨，向下连接腹外斜肌腱膜，向外侧延伸至腋窝浅筋膜，向内附着于胸骨，向后与胸背区深筋膜相连。胸肌筋膜厚 0.2 ~ 1.14 mm，纤维方向与胸大肌纤维方向接近垂直，由内上至外下。

胸肌筋膜深层位于胸大肌深面，向上附着于锁骨，包绕锁骨下肌与胸小肌，在胸小肌下缘与浅层汇合，在胸大肌外侧与腋筋膜相连，胸大肌筋膜、胸小肌筋膜和前锯肌筋膜的汇合处形成了乳房下皱襞的连续曲线（图 2-15）。保留乳头乳晕复合体的乳房切除术中保留完整的胸肌筋膜可使得胸大肌整体结构完整。胸肌筋膜含有丰富的弹性纤维和胶原纤维，具有良好的伸展性和延展性，在胸肌后重建中可协助胸大肌覆盖假

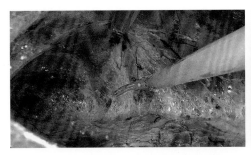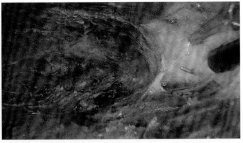

图 2-15　胸肌筋膜深层；胸小肌筋膜和前锯肌筋膜的汇合处

体，加之向外侧和下方延伸的筋膜与乳房下皱襞和前锯肌筋膜的融合，为重建满意的乳房外形提供了有利条件。相比于传统的胸大肌后假体植入及补片的应用，保留胸肌筋膜能够为完整覆盖假体提供有利条件，甚至还能够避免或减少假体外露、包膜挛缩等风险，且避免术中使用补片，节约医疗费用。

三、水平隔

水平隔

第 4 ~ 5 肋水平韧带从胸肌筋膜表面发起，走向乳头和皮肤，这层将血管和神经传输到乳头的韧带结构称为乳房横隔（水平隔）（图 2-16）。水平隔沿着胸大肌的边界延伸为内侧纤维韧带（图 2-17）和外侧纤维韧带（图 2-18），内侧附着在胸骨，外侧附着在腋中线的筋膜。

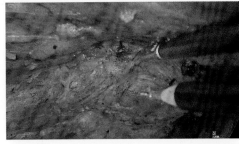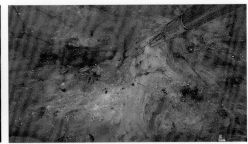

图 2-16　水平隔

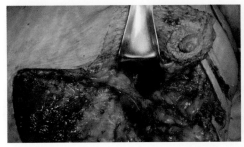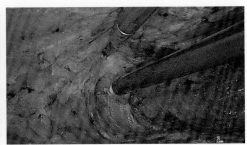

图 2-17　内侧纤维韧带

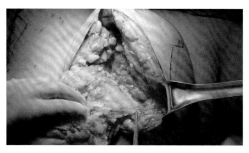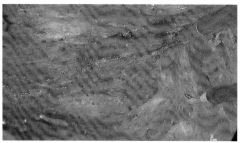

图 2-18　外侧纤维韧带

四、乳房下皱襞

第 5 肋水平的胸肌筋膜下缘连接至乳房下缘的真皮层形成乳房下韧带，该韧带在真皮上形成栓系效应，称为乳房下皱襞（图 2-19）。乳房下皱襞位于胸大肌下端，内侧位于第 5 肋，外侧位于第 6 肋间隙，该韧带内侧起源于第 5 肋骨膜，外侧起源于第 5 ~ 6 肋之间的筋膜，插入真皮深处，固定在乳房的下极与胸壁之间，是乳房手术中重要的解剖标志。双侧乳房下皱襞对称、乳房下皱襞与乳头的距离是美学功能的重要部分。在隆乳术中，乳房下皱襞为切口提供相对隐蔽的位置，并为假体提供支撑，防止假体移位。乳房下皱襞在保留乳头乳房切除术（nipple sparing mastectomy，NSM）和保留皮肤乳房切除术（skin sparing mastectomy，SSM）中对乳房即刻重建至关重要。Carlson 等的研究表明，在乳房再造时，若出现乳房下皱襞（IMF）断裂，必须进行修复，使乳房自然折痕重新形成，以保持正确的假体位置，最终达到最佳的美学效果。浅筋膜的浅层和深层将乳房包裹在一个"口袋"中，沿着周围的乳房足迹凝

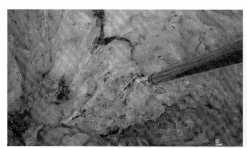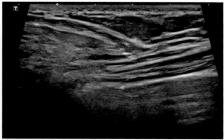

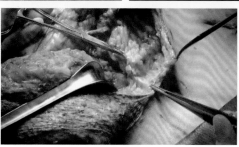

图 2-19　乳房下皱襞

聚成一层增厚的筋膜，限制了乳房的剥离，称为环状韧带（图2-20）。环状韧带被认为是浅筋膜系统的浅层和深层的融合。下部分的环状韧带更厚一些，特别是较大的乳房，上部分的环状韧带较薄。环状韧带是乳房内维持乳房弧形形态的重要韧带之一，与乳房悬韧带、水平隔、乳房下皱襞韧带一起作为乳房的悬吊韧带和塑形韧带。腔镜乳房手术中可以清晰地辨认环状韧带，离断环状韧带后，可明显见到乳房下沉。

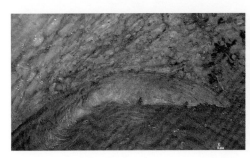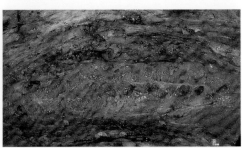

图 2-20　环状韧带

第三节　乳头乳晕复合体的应用解剖

一、术中血管保护

乳头乳晕复合体的血供分为浅层和深层（肌肉层和腺体层）：浅层的血供主要来源于胸廓内动脉肋间穿支、胸外动脉分支；深层肌肉层的血供主要来源于胸肩峰动脉胸肌支，在胸肌筋膜表面形成致密血管网，再垂直穿过乳腺组织腺体直至皮肤浅层。腺体层主要的血供来源是锁骨下动脉。乳腺浅层的胸廓内动脉穿支是乳头乳晕复合体血供最重要和最稳定的来源，与胸外侧动脉、肋间动脉在乳头乳晕深面形成真皮下血管网（图2-21）。

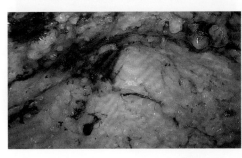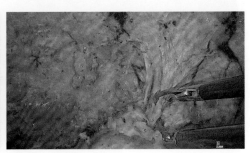

图 2-21　真皮下血管网

文献报道，保留乳头乳晕皮下乳房切除的手术切口分为5种：放射状切口、环乳晕切口、乳房下皱襞切口、乳房成形术切口和经乳晕切口。采用经乳晕切口的乳头坏死率较高。经乳晕切口长度超过乳晕周长的 30% 是发生乳头坏死的独立预测因素。放射状切口均可以很好地显露全乳房及腋窝，而美观效果较好的经乳晕切口的手术视野相对较差。术前无乳房下垂及Ⅰ度乳房下垂的患者可以考虑采用乳房下皱襞切口，而Ⅱ~Ⅲ度乳房下垂的患者，应优先考虑采用乳房成形术切口。

真皮下血管网 1

真皮下血管网 2

二、术中神经保护

支配乳头乳晕复合体的神经由浅层和深层神经支在乳晕下汇聚形成神经丛，浅层神经主要来自沿内侧垂直纤维韧带走行的第 2 ~ 4 肋间神经前皮支和沿外侧垂直纤维韧带走行的肋间神经外侧皮支（图 2-22）。前皮支可能是唯一支配乳头乳晕复合体的感觉神经，于复合体的内侧边缘浅层进入，主要在左侧乳房 8 ~ 11 点方向，右侧乳房 1 ~ 4 点方向。因此经乳晕切口手术应尽量避免该范围，否则将可能导致术后乳头乳晕复合体感觉缺失。深层神经主要来自从乳腺深层穿出沿水平隔走行的第 4 肋间神经外侧皮支深支，是最常见的感觉来源。该神经从胸大肌外侧缘穿出后，由外向内走行于乳房后间隙内，在向内侧走行约 4 cm 后改变方向，沿水平隔穿过乳腺组织到达乳头乳晕复合体。乳腺皮下切除时切除该神经，因此乳头乳晕复合体感觉明显减退。

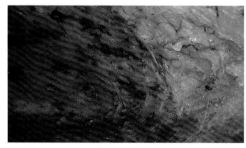
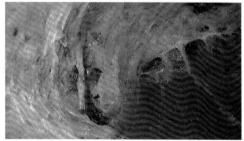

图 2-22 肋间神经前皮支及第 4 肋间神经外侧皮支（后间隙）

三、筋膜反折

乳头乳晕区的浅筋膜呈反折状态（图 2-23），使得乳头的腰部被束腰带裹住，进一步提升乳头的立体度和挺拔度，此区域筋膜反折后更厚，以更好地保护神经、血管和乳腺导管。手术过程中沿着膜解剖向心性分离时，皮下脂肪消失，间隙不清晰则提示进入乳头乳晕区。在分离过程中，若超过束腰带层面，将导致乳头平坦。在没有脂肪垫的筋膜层中，若使用电刀、电凝钩、超声刀等"热兵器"，则皮肤更容易烫伤，导致乳头乳晕区缺血，因此需要换用冷刀进行剪切，从乳晕区外 1 cm 分离时开始应用冷刀进行剪切，以更好地保证周围血管的完整性。必要时，用手触摸乳头皮肤，感受剪切厚度，避免皮肤穿破。在剪切过程中，利用腔镜的放大作用，可清楚地辨认乳头乳晕区下静脉丛，保护真皮下血管网，剪断深层血管。该区域的出血可不予处理，特别是对于植入假体的患者，术后有压迫作用。对于不植入假体的患者，术后加压包扎后也基本不出血。由于浅筋膜浅层在乳头处的反折具有良好的牵拉能力，在乳房缩小术中环乳晕切口需缝合浅筋膜浅层（图 2-24），以减少手术瘢痕的产生。

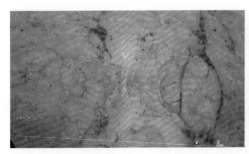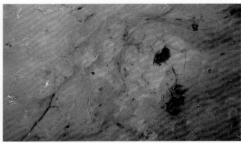

图 2-23　乳头乳晕区皮下筋膜反折

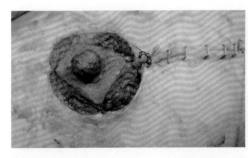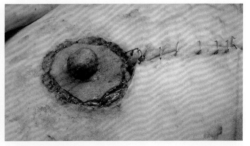

图 2-24　缝合浅筋膜浅层

四、术前临床评估

详细的病史询问和体格检查对于乳头乳晕区受肿瘤侵犯的诊断是非常关键的，其敏感度甚至不亚于磁共振成像。主要临床症状包括乳头变硬、出血、红肿、糜烂、溢液，通过病史采集和体格检查便可得知，而磁共振成像不一定能提供这些潜在侵犯乳头乳晕区的信息。除此之外，如肿瘤直径大于 3 cm，乳头乳晕区受肿瘤侵犯的概率大大增加。因此，临床评估乳头乳晕区受侵情况有助于早期发现并评估患者行保留乳头乳晕乳房皮下切除术的风险。

五、乳头乳晕后方大导管的处理

保留乳头乳晕乳房皮下切除术需切除乳头内或乳头后方的大导管。研究报道显示，对导管束的切除不会损害乳头真皮层的小动脉血供。保留乳头乳晕区域皮肤厚度过薄时会增加乳头乳晕区坏死的风险，过厚时增加肿瘤复发的风险，因此掌握好该区域的剪切尤其重要。当保留乳头皮肤的厚度为 2 mm 时，96%的导管会被切除；保留乳头皮肤的厚度为 3 mm 时，则只有 87%的导管被切除。综上所述，乳房重建手术将逐渐被广泛应用，而术中乳头乳晕区的保护至关重要，为防止术后的各种并发症，术者应特别注意保护乳头乳晕区，掌握乳头乳晕区乳管、血供、神经的解剖，并进行充分的术前临床评估，合理设计手术切口，尽可能减少术后乳头缺血、坏死及乳头乳晕区感觉异常等并发症的发生。

第三章 单孔腔镜乳房手术 常用设备器械及基本操作

腔镜由摄影成像系统、气腹形成系统和外科动力系统构成。所谓的腔镜手术，就是利用摄影成像系统，将内部影像在屏幕上清楚地显示出来，术者使用特制的手术器械配合动力系统观看屏幕进行操作，从而完成外科手术。本书着重阐述乳腺单孔腔镜手术。乳腺单孔腔镜手术是医师使用特殊的器械通过一个单一切口建立空间进行操作，以完成外科手术。

第一节 摄影成像系统

一、腔镜头

腔镜手术是一种微创手术技术，通过在体内插入腔镜来进行操作，减少了传统手术的创伤，缩短恢复时间。目前使用的腔镜头基本上是 Hopkins 柱状透镜系统。Hopkins 柱状透镜系统具有透光性好、光损失少、分辨率高、成像清晰、视野大、周边视野不失真等特点。这些特点使得医师能够更准确地观察和操作。用于诊断和手术的腔镜头有各种不同的尺寸，腔镜镜身长度一般为 280 ~ 330 mm，直径为 5 ~ 10 mm。根据镜面的前倾角，腔镜头可以划分为不同角度，如 0°镜、30°镜、45°镜、70°镜。其中，最常用的是直径为 5 mm 或 10 mm 的 30°镜。直径 10 mm 的腔镜传递光线的强度比直径 5 mm 的腔镜大 5 倍，因此更明亮、清晰，能提供较大的视野和更清晰的放大倍数，适合复杂手术。

30°的镜头具有一定的前倾角，其视野位于镜头的前下方。通过转动镜身，医师可以改变视野方向和观察角度，从而在二维显示屏上还原三维立体影像，更适合进行复杂的腔镜手术。除 30°的腔镜头外，还有其他角度可供选择。例如，0°镜头提供直接的前视视野，适用于一些需要直接观察前方的手术。45°和 70°镜头则提供更大的视野范围，适用于需要观察较广阔区域的手术。

腔镜头的直径也是一个重要的考虑因素。较小直径的腔镜头（如 5 mm）适用于较小的手术切口，可以减少组织损伤，减轻术后疼痛，适合进行诊断或简单手术和小儿外科手术。较大直径的腔镜头（如 10 mm）传递更多的光线，提供更明亮和清晰的图像，适用于复杂手术，但可能需要更大的切口。当进行乳腺单孔腔镜手术时，医师通常会选择适合手术需要的腔镜头。不同角度和直径的腔镜头可以提供不同的视野和成像效果，以满足手术的要求。

二、摄像机

摄像机（图 3-1）的主要作用是将通过镜头传入的光信号转换为电信号，以便进一步处理和传输。感光组件是摄像机中的核心部件，负责将光信号转换为电信号。目前最常用的两种感光组件是电荷耦合组件（charge coupled device，CCD）和互补金属氧化物半导体（complementary metal-oxide semiconductor，CMOS）。它们都利用感光二极管将光信号转换为电信号，并将影像转换为数字信息。它们的主要区别在于数字信号传输方式的不同。

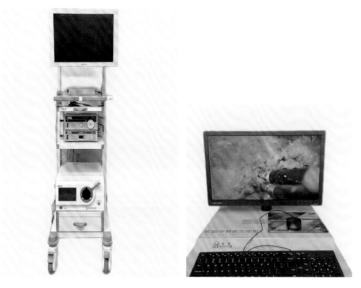

图 3-1　腔镜成像系统以及成像图

CCD 是一种通过感光二极管阵列将光信号转换为电荷信号的技术。在 CCD 中，每个像素都有一个感光二极管，当光照射到二极管上时，产生的电荷被存储在相应的电容中。然后，电荷信号被逐行读取，并转换为电压信号。CCD 具有较高的图像质量和较低的噪声水平，适用于一些对图像质量要求较高的应用，如专业摄影和高端摄像机。CMOS 是一种通过感光二极管阵列将光信号直接转换为电压信号的技术。在 CMOS 感光组件中，每个像素都有自己的放大器和转换电路，可以将光信号转换为数字信号。

CMOS 感光组件具有较低的功耗和较快的读取速度，适用于一些对功耗和速度要求较高的应用，如移动摄像和消费级摄像机。随着技术的进步，CMOS 感光组件在图像质量和性能方面已经取得了显著的改进。过去，CCD 在图像质量方面具有优势，而 CMOS 在功耗和速度方面具有优势。然而，随着 CMOS 技术的不断发展，现代 CMOS 感光组件已经能够提供与 CCD 相媲美的图像质量，并且在功耗和速度方面具有更大的优势。因此，许多摄像机制造商已经转向使用 CMOS 感光组件。

总的来说，CCD 和 CMOS 是目前最常用的摄像机感光组件技术。它们都能够将光信号转换为电信号，并将影像转换为数字信息。选择使用哪种技术取决于应用需求、预算和制造商的选择。无论是 CCD 还是 CMOS，都在不断地发展和改进，目前的腔镜 CCD 和 CMOS 均可作为传感器。

三、冷光源和光缆

冷光源（图 3-2）和光缆可为腔镜手术视野提供照明。冷光源是一种用于提供腔镜手术视野照明的光源。它的发光原理是通过电场作用下的电子碰撞激发荧光材料，从而产生发光现象。冷光源具有许多优点，使其成为腔镜手术中常用的照明源：首先，冷光源不会产生热量，因此可以避免热损伤患者组织的风险。其次，冷光源具有较长的寿命，特别是 LED 灯，寿命可达 50 000 h，减少了更换灯泡的频率和维护成本。最后，冷光源还具有较高的亮度和色温稳定性，可以提供清晰、真实的照明效果，帮助医师准确识别组织结构和病变。常见的冷光源包括卤素灯、金属卤素灯和氙灯。

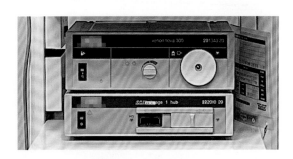

图 3-2　腔镜冷光源

光缆是用于连接腔镜和冷光源的光导纤维束。光导纤维技术的发展对于推动腔镜手术的发展起到了重要作用，它使得冷光源能够被应用于手术中。光缆中的光导纤维是一种具有高折射率的特殊纤维，可以将光线沿着纤维内部进行传输。光缆的设计和制造非常精细，以确保光线的最大传输效率和最小损耗。光缆通常具有柔软、耐用的外壳，便于操作和使用。光缆中的每根光导纤维直径通常为 10 ~ 25 μm，一条光缆可以包含多达 10 万根光导纤维。常见的光缆光导束直径有 1.6 mm、2.5 mm、3.5 mm、4.5 mm 等多种规格。

在选择光缆时，需要考虑几个因素。首先是光导纤维束的直径，通常有不同的规格可供选择。较大直径的光导纤维束可以提供更大的光输出，但也会增加光缆的体积和重量。其次是光缆的长度，需要根据手术场所和冷光源的位置来确定合适的长度。最后，光缆的耐用性和易于操作也是选择的考虑因素。在临床操作中，应选择直径略大于腔镜端口的光导纤维束，以确保光线能够顺利传输。为了确保光缆的正常工作和延长其使用寿命，需要进行适当的维护。在使用过程中，应避免过度弯曲或拉伸光缆，以免损坏光导纤维。定期检查光缆的连接部分，确保连接牢固，避免光线传输中断或质量下降。如果发现光缆有损坏或故障，应及时更换或修复。

四、监视器

监视器在腔镜手术系统中扮演着至关重要的角色。它不仅接收并显示摄影成像系统采集的信号，还通过处理和优化图像，为外科医师提供清晰、细腻的视觉反馈。为了满足手术的要求，监视器通常具备较大的屏幕尺寸，一般为 24 英寸（约 61 cm）以上。这样的尺寸可以确保医师能够清晰地观察手术画面，并进行精确操作。此外，监视器还配备多种输入接口，如复合的 NTSC、Y/C 和 RGB 信号，以确保信号的传输和显示质量。通过使用 RGB 和 Y/C，监视器能够呈现更加清晰、锐利的图像，使医师能够更准确地辨别细微的血管、神经等组织结构。图像分辨率也是监视器的重要特点之一，一般为 1920×1080，这样的高分辨率能够呈现更加细腻、清晰的图像细节，提升手术的安全性和精准度。此外，监视器常采用 16:9 的显示比例，这不仅能提供更大的显示范围，帮助医师更早地发现手术器械，提高手术安全性，而且符合人类视觉比例，减少医师的视觉疲劳。

第二节　气腹形成系统

在腔镜手术中，建立气腹是必不可少的步骤，它能够增加腹腔内的空间，为手术提供更好的可视性和操作空间。气腹形成系统由气腹机、二氧化碳钢瓶和气体输出连接管道组成。

一、气体

在建立人工气腹时，通常使用二氧化碳（CO_2）气体。乳腺单孔腔镜手术中，为了建立人工气腹，通常也使用二氧化碳（CO_2）气体。CO_2 具有较高的溶解度，比 O_2 高约 10 倍，这使得 CO_2 在腹腔中扩散时不会形成气栓，减少了血管栓塞的风险。此外，CO_2 是正常新陈代谢的产物，易于通过肺泡排出体外。为了促进 CO_2 的排出，患者在手术过程中通常需要进行气管插管全身麻醉，并使用呼吸机进行通气。采用 CO_2 气体建立人工气腹的优势包括安全性高、易于排出和可以提供足够的手术空间。

二、气腹机

气腹机的主要作用是建立和维持腹腔内的气腹条件，以便进行腔镜外科手术。气腹机通过将 CO_2 注入腹腔，使腹腔内产生一定的气压，以便提供足够的操作空间和视野。

气腹机根据驱动方式分为气动式和电子式两种。气动式气腹机采用连续送气方式，当腹腔内压力达到预定压力后停止送气。气动式气腹机的送气流量较小，通常最高为 4 L/min。而电子式气腹机的送气流量较大，最高可达到 30 L/min 甚至 40 L/min，且可以自动控制和调节腹内压力和流量，并能显示数字。目前临床上主要使用的气腹机都是电子式的。此外，气腹机还需要具备输出气体加温装置。CO_2 在液态转换为气态的过程中会吸收大量的热量，同时在输送过程中会使气体温度转换为室温。因此，现代的气腹机会对 CO_2 进行加温处理，以使进入腹腔的气体温度与腹腔内环境温度基本一致。气腹机通过即时恒温加热方式，可以使进入腹腔的气体温度保持在 30 ~ 37 ℃，以减少对患者体温的影响。

三、智能排烟系统

手术烟雾是在外科手术中使用能量外科设备（如电刀、超声刀、激光）时产生的。这些设备在破坏和气化蛋白质或脂肪组织的过程中会产生烟雾。手术烟雾主要由 95% 水或蒸汽和 5% 以颗粒形态存在的细胞碎片组成。这些颗粒中含有一些有害化学成分、生物颗粒、活性细胞物质、非活性颗粒、碳化组织、病毒和细菌。

手术烟雾对患者和医护人员都存在一定的危险。患者暴露在一氧化碳中的危险，会导致一氧化碳血红蛋白水平升高。一氧化碳血红蛋白的形成会降低血液中氧的输送能力，可能导致组织缺氧，对心脏和大脑等重要器官产生不良影响。每年大约有 50 万名医护人员，包括外科医师、护士、麻醉医师以及外科技术人员受到激光或电外科设备所产生的烟雾危害。与普通人群相比，手术室护士罹患呼吸系统疾病的概率要高 2 倍，因此采取措施保护医护人员的健康非常重要。手术烟雾在外科手术中会导致解剖结构不清晰、腔镜视野模糊等问题，增加手术的难度和风险。烟雾的存在使得外科医师无法清晰地显露目标组织，可能误伤正常组织，甚至引发术中出血等并发症。此外，手术烟雾还会延长手术时间，增加手术风险。

为了解决这些问题，现代手术室通常会采取一系列措施。首先，使用烟雾抽吸系统将手术烟雾及时排出，减少对环境的污染。其次，手术室内的通风系统需要保持良好的工作状态，确保空气流通，减少手术烟雾在室内的滞留。再次，医护人员在手术过程中应佩戴适当的防护设备，如口罩、护目镜，以减少与烟雾的直接接触。最后，医护人员需要接受相关的培训，了解手术烟雾的危害以及如何正确使用烟雾抽吸系统和防护设备。

智能排烟系统是一种用于手术室的设备，其工作原理如下。

（1）紫外线杀菌：智能排烟系统内置紫外线灯，当手术烟雾通过排烟机时，紫外线会照射到微生物上。紫外线能量的传递和积累会导致微生物灭活，从而实现杀菌、消毒的效果。

（2）负氧离子除尘：高效去除手术烟雾99.99%非活性颗粒物。负离子能使空气中的微米小颗粒以及飘尘、异味分子，通过正、负离子间相互吸引、碰撞、中和，而形成中性分子团，凝聚、沉降，达到除烟及净化的效果。

（3）智能控制：智能排烟系统配备智能控制系统，能够自动检测超声外科及电外科设备工作时产生的烟雾，并实时排除。当能量器械激发产生手术烟雾时，排烟机会自动启动，增加排风量，将烟雾迅速排出手术室。

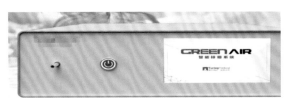

图 3-3　智能排烟系统

四、智能气腔系统

（1）AirSeal智能气腹机：是一款具有三合一功能的智能气腔系统（图3-4）。它具有稳定气腔、持续除烟和无阀入路的功能。稳定气腔功能可以减少气腹泄漏的风险，提高手术安全性；持续除烟功能可以减少手术过程中烟雾的产生，保护医师和患者的健康；无阀入路功能可以减少漏气和污染风险，提升手术效果。

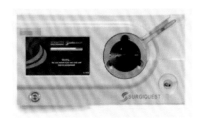
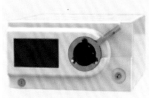
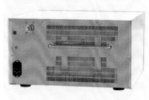

图 3-4　智能气腔系统

AirSeal智能气腹机的恒压系统具有三种模式，每种模式用不同颜色区分。首先是AirSeal模式，使用特定的颜色表示，该模式提供稳定的气腔，减少气腹泄漏的风险，提高手术的安全性。其次是除烟模式，使用另一种颜色表示，该模式可以持续除烟，减少手术过程中产生的烟雾，保护医师和患者的健康。最后是标准气腹模式，使用不同的颜色表示，这是传统的气腹管理模式，适用于一般的手术操作。通过使用不同颜色区分这三种模式，医师可以轻松地选择适合手术需求的模式，以达到最佳的气腹效果。

（2）过滤器管组（图3-5）：包括三腔过滤器管组和附带的单腔初始注气延长管。过滤器管组需要插入机器上的过滤器插口，并且附带的单腔延长管需要保持在无菌状态。

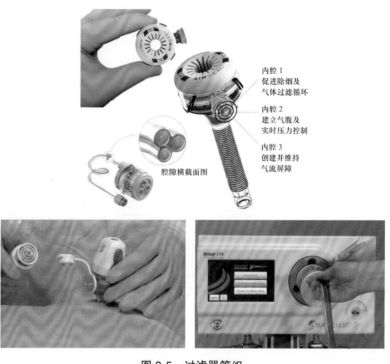

图 3-5　过滤器管组

三腔过滤器管组的通道分为三个腔，分别用于维持气腔、排除烟雾、持续监测和送气。内腔1的功能是帮助除烟和过滤，可以有效地减少手术过程中产生的烟雾。内腔2用于建立气腹并实时控制气腹压力，确保手术过程中的气腹稳定。内腔3的功能是创建并维持气流屏障，进一步提高手术的可视性和安全性。通过三腔过滤器管组的设计，AirSeal智能气腹机可以同时实现气腔维持、烟雾排除、气腹控制和气流屏障等功能，为手术提供更好的支持。

（3）无阀穿刺器入路套管和闭孔器：这些设备用于与气腔相连，以便完整地取出标本。无阀穿刺器的设计可以确保与气腔的连接是完整的，避免气腹泄漏。同时，无阀穿刺器的设计也允许钳子、缝合针、缝合线和纱布等工具无阻碍地通行。附带的单腔延伸管用于与穿刺器相连，进行初始的进气操作。这个延伸管可以帮助建立气腹，并确保气腹的稳定性。通过使用无阀穿刺器入路套管和闭孔器，以及附带的单腔延伸管，AirSeal 智能气腹机可以提供更方便、更安全的气腹管理，同时也方便医师进行手术操作。

（4）气体流量选择（图 3-6）：选择气体流量为 40 L/min，并将压力设定为 8 mmHg。这些参数可以根据手术需求和医师的偏好进行调整。气体流量和压力的选择可以影响气腹的稳定性和手术操作的效果。使用前可根据具体情况进行正确设置，并根据手术过程中的需要进行调整。

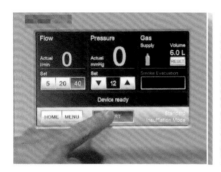 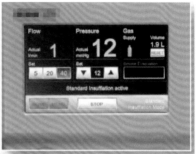

图 3-6　气体流量选择

五、单孔穿刺器

传统的腔镜手术通常需要通过多个切口来引入腔镜和其他手术器械，而一次性多通道单孔腔镜穿刺器（图 3-7）的出现改变了这种情况。这种穿刺器的多通道设计使得医师可以同时引入多个手术器械，进行复杂的腔镜手术（表 3-1）。它可以广泛应用于各种腔镜手术，如腹腔镜手术、胸腔镜手术、关节镜手术。在乳腺癌手术中，一次性多通道单孔腔镜穿刺器可以帮助医师进行乳房切除或保留手术，并进行淋巴结清扫等操作。它提供了更小、更隐蔽的切口，减少了创伤和术后瘢痕，同时也提高了手术的美学效果。

表 3-1　单孔穿刺器多通道组成

规格描述	直径	组成清单
	35 mm	5 mm+5 mm+12 mm
3 通道	50 mm	5 mm+10 mm+12 mm
	70 mm	5 mm+10 mm+12 mm
4 通道	80 mm	5 mm+5 mm+10 mm+12 mm

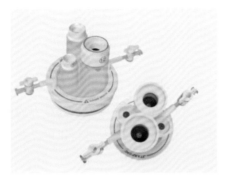

单孔穿刺器加恒压

图 3-7 一次性多通道单孔腔镜穿刺器

第三节　外科动力系统

一、高频电刀

高频电刀（图 3-8）用于在手术中切割、凝固或分离组织。它通过输出高频电流来产生热量，从而实现对组织的作用。高频电刀的输出频率通常为 300 ~ 2000 Hz，这个频率范围被认为是最适合手术操作的。高频电流通过组织时会产生热量，这种热量可以用于切割组织、止血或分离组织。高频电刀通常有不同的档位，可以调节输出功率。这样可以根据手术需要来调整电刀的功率，以达到最佳效果。在同时使用两个电刀时，为了保证安全，必须贴上两个负极板，形成两个回路。这样可以确保电流在两个电刀之间流动，而不会对患者造成伤害。

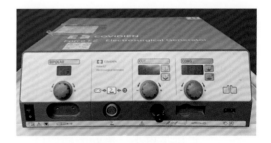

图 3-8 高频电刀

二、带吸引电凝钩

带吸引电凝钩（图 3-9）是一种常用的手术工具，它具有不同的长度和弧度选择。由于头端金属部分面积较小，可以产生较高的电流密度，因此在切割和电凝方面具有良好的效果，并且操作精细，灵敏度高。在使用电凝钩时，可以善用其弧面和钩面。弧面主要用于推和分离组织，以及常规的切割和电凝。钩面则多用于靠近重要结构和深部结构的分离。在将组织挑起后，向

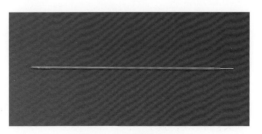

图 3-9 腔镜电凝钩

术者方向钩动，同时激发电切和电凝，以避免副损伤。

三、超声刀

超声刀是一种在腔镜外科手术中广泛使用的动力器械，它利用超声波的能量来实现凝固和切割组织的功能。超声刀由超声刀发生器、能量转换器和手控器械组成。

超声刀发生器产生高频电流，经过能量转换器转换成超声波的震动，并传送到手控器械上（图3-10）。当手控器械与组织接触时，超声刀头的工作面会产生高频振动，这种振动会产生组织摩擦热，使细胞内的蛋白质变性，从而实现凝固作用（图3-11）。同时，刀面的高频振动也可以切割组织，通过切割作用将组织分离开来。超声刀头具有不同的形状和功能，以适应不同的手术需要。夹持面用于夹持和切断血管和组织，锐面可用于刮和削除组织，弧面则包括凹面和凸面，凹面具有较好的视觉效果，不易滑脱，适用于刮和捅，而凸面则用于协助推动组织。

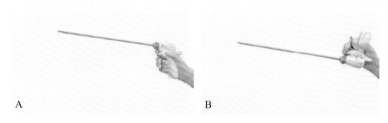

A   B

图 3-10　超声刀示意图

A. 正手；B. 反手

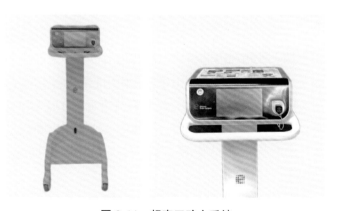

图 3-11　超声刀动力系统

在使用超声刀时，需要注意一些技巧和安全事项：首先，将组织夹在刀头前 2/3 部位，以确保刀头的有效作用。其次，避免超声刀的工作面与金属器械接触，以免损坏刀头。再次，超声刀头的持续激发时间应控制在 10 s 以内，以避免过热损伤组织。在凝固组织时，应使组织处于松弛状态，以便更好地实现凝固效果。而在切割组织时，可以适当拉紧组织，增加张力，以便更好地进行切割。最后，在止血时，应先找到出血点，再使用超声刀进行夹持和止血，避免在血液中使用超声刀。

四、电凝棒

电凝棒（图 3-12）是带单极电凝的冲洗吸引器，由单极、圆柱状吸引管和操作阀门组成。圆柱状吸引管的头部有侧孔，通常有双侧孔和多侧孔之分。多侧孔的吸引管不容易被组织堵塞，吸引效果更好。吸引管尾部连接负压装置，一般为中心负压。在正常情况下，阀门处于关闭状态，通过按动阀门可以进行吸引。电凝棒连接的单极，控制阀门是脚踏，当手术出血时，可同时使用负压吸引和单极电凝进行止血。

除此之外，冲洗吸引器在手术过程中还可以用于分离和显露组织。由于其头部宽大，不容易损伤组织，因此在手术中也可以用于进行分离和显露操作。冲洗吸引器的设计和功能使其在手术中起到吸引、分离和显露组织的作用。医师在使用冲洗吸引器时应注意正确的操作技巧，以确保手术顺利进行。

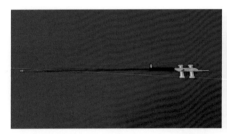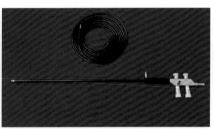

图 3-12　电凝棒

五、手术钳

腔镜手术钳由手柄、外鞘和内芯组成，内芯包括传动杆、连接部和钳头。手柄上的转轮可以改变钳头的方向，方便术者操作。在使用腔镜手术钳时，医师应正确握持手柄，稳定而灵活地操作（图 3-13）。转动转轮调节钳头角度时要保持手柄稳定，避免晃动。注意力的方向，避免产生杠杆效应。医师应保持灵活性和稳定性，通过手指运

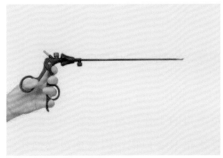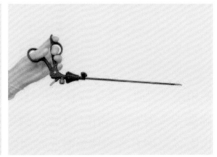

图 3-13　抓握手术钳示意图（正手、反手）

动和手腕转动实现平衡。正确的握持和使用腔镜手术钳是保证手术安全和有效的关键。

六、持针器

持针器（图 3-14）的结构和原理与腔镜手术钳相类似，但在头部设计上有所不同。持针器的头部一叶是固定的，另一叶是可活动的。根据头部的形态，持针器可以分为直头、弯头和自动复位 3 种类型。直头持针器的头部是直的，适用于直线缝合或需要较大力度的操作。弯头持针器的头部是弯曲的，适用于需要在狭窄或难以到达的区域进行缝合的情况。自动复位持针器的头部具有凹槽，可以自动复位，但这种设计容易使针变形或折断，因此一般只适用于初学者。

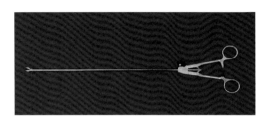

图 3-14　持针器

持针器的工作原理是通过活动叶片的移动来夹持和释放针头。医师可以通过手柄上的控制装置来控制活动叶片的运动，从而实现对针头的控制。持针器的设计旨在提供稳定的夹持力和灵活的操作，以便医师能够准确地进行缝合操作。医师在使用持针器时，应根据具体情况选择合适的类型，并注意正确的操作技巧，以确保缝合操作的安全和有效。

第四节　单孔腔镜的基本技能训练

腔镜的学习是一个系统而综合的过程，需首先掌握基本技能，再根据手术的不同情况进行增进学习。腔镜学习的一般步骤包括基础学习与模拟操作、观看与学习他人的手术、复盘自己的手术，以及持续学习和实践。

一、基础学习与模拟操作

刚开始接触腔镜时，分离钳进腔后分不清方向。此时可以通过腔镜手术学专著、模拟箱来练习。应至少学习一本腔镜手术专著。了解腔镜的历史，掌握手术相关解剖，熟悉手术相关器械、设备及其工作原理。在实施手术之前，最好能掌握基础知识，识别腔镜台架上各个设备的功能，明确气腹机显示屏各个数字代表的意义。了解光纤、单极、双极、超声刀、吸引器、穿刺器等设备如何连接。在模拟箱内训练手眼协调能力，比如钳夹豌豆、剥葡萄皮；练习钳夹、分离、缝合、打结。缝合打结是腔镜下难度系数最高的操作。如果想迅速提高操作技术，模拟箱内的刻意练习可能是最好的办法。

（一）手眼的共济协调训练

1. 适应视野的改变　这是腔镜模拟训练中的重要一步。由于腔镜手术的视野是间接的、二维的，与直接视野的三维、立体、空间感有所不同。为了适应这种改变，医师可以通过以下方式进行训练。通过适应视野的改变，医师可以更好地掌握腔镜手术操作技巧，提高手术的准确性和安全性。这对于进行腔镜手术的医师来说是非常重要的训练内容。

（1）观察模拟器上的图像：将腔镜插入模拟器并观察模拟器上的图像，逐渐适应腔镜视野的特点。注意观察图像的清晰度、深度感和细节。

（2）调整腔镜的角度和焦距：通过调整腔镜的角度和焦距，使视野清晰可见。练习调整腔镜的角度和焦距，以获得最佳的视野效果。

（3）练习空间感知：通过模拟手术操作，练习在二维视野下感知和判断空间关系。例如，练习在腔镜视野下判断器械与组织的距离和位置关系。

2. 体验抓持力度与方向　这是腔镜模拟训练中的关键一步。由于腔镜器械无触觉反馈，医师需要通过训练来掌握抓持力度和方向。在模拟训练中，可以请导师或有经验的同行进行指导。他们可以提供实时的反馈和指导，帮助医师掌握抓持力度和方向。通过反复练习和指导，医师可以逐渐掌握腔镜器械的抓持力度和方向。这对于进行腔镜手术的医师来说是非常重要的技能，可以提高手术的精确性和安全性。

（1）练习器械的握持力度：将泡软的豆子放置在模拟器上，使用腔镜器械进行抓持练习。观察豆子在器械抓持下的形变和痕迹，通过观察，判断抓持力度的大小。在操作练习过程中，有以下要求和要领：将双手钳的钳尖朝下伸入模拟器，确保正确的握持姿势。使用左手钳夹取一粒豆子，将其移动至两个浅盘的中间上方。通过旋转左手钳和右手钳，调整器械的角度，使左手钳尖朝右，右手钳尖向上。用右手钳夹住豆子，将其移动至右边浅盘的上方。旋转右手钳使钳尖朝下后松钳，使豆子经空洞落入右侧浅盘。反复练习并重复以上步骤。

（2）观察器械的方向：在模拟手术操作中，观察器械的方向和位置。练习掌握器械的方向，使其与所需操作的方向一致。对于器械角度，最好将钳子的角度保持在90°～120°。这个角度可以提供足够的夹持力，并且使得操作更加稳定和准确。关于器械伸入的长度，一般来说，器械体内/体外比值大于1时，动作效率最高。也就是说，钳子的一部分应该伸入被夹取物体的内部，以增加夹持力和稳定性。在交接姿势方面，左手钳嘴与右手钳嘴应该垂直交叉。这样可以更好地夹取物体，并且保持双手的协调配合。这种姿势可以提供更好的控制性和稳定性，使操作更加准确和高效。

3. 体验轴向旋转　轴向旋转是腔镜模拟训练中的重要一步，可以帮助医师熟悉器械进入深度，练习速度与精准度。使用模拟器提供的器械，练习器械的轴向旋转操作。将器械沿着轴线旋转进入模拟器的深度，练习掌握进入深度的感觉。在模拟手术操作中，观察器械进入模拟器的深度。通过观察进入深度的变化，掌握器械进入深度的感觉和速度。在轴向旋转的过程中，练习掌握速度和精准度的平衡。逐渐提高旋转的速度，同时保持准确的操作，避免过快或过慢。通过反复练习和指导，医师可以逐渐熟悉器械的轴向旋转操作，提高速度和精准度。

4. 单孔腔镜乳房手术器械抓握　由于单孔腔镜手术切口小且位于腋窝，器械与腔镜镜杆容易互相干扰，因此在多数时候需要反手握钳，或者反手抓握超声刀，图 3-15 为器械正手和反手抓握方式。

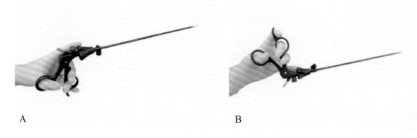

A   B

图 3-15　抓持器械的基本手法

A. 正手　B. 反手

（二）转针的训练

转针的训练目的是提高手眼协调能力、精细动作控制能力和手指灵活性。通过转针训练，可以增强手部肌肉的力量和灵活性，提高手指的敏捷性和准确性。

1. 训练要求　①掌握技巧：掌握正确的转针技巧，包括手指的位置、力度和角度等。②稳定性：保持转针过程中的稳定性，避免手部抖动或失控。③灵活性：手指的动作要灵活自如，能够快速调整和适应不同的转针要求。④准确性：转针的目标是准确地将针尖插入或穿过指定目标点，要求准确度高。⑤协调性：要求双手协调配合，保持动作的流畅和一致性。⑥反应速度：要求能够快速反应和做出准确的动作，提高反应速度和处理能力。

2. 准备材料　①缝线：根据需要选择适合的缝线，可以是肠线、丝线或合成线，也可以是单股线或编织线，还可以是可吸收线或不可吸收线。根据手术部位、组织类型和术后要求等因素来确定。②缝针：有不同的曲率，包括直针、雪橇针和弯针。直针很容易放好位置并被持针器抓持，但很难沿弧线缝合组织。使用直针时，辅助抓钳必须将邻近组织抓起去包裹针尖。雪橇针（针体直，针尖弯曲）像直针一样抓持，但其优势在于弯曲的针尖可以沿弧线穿过组织以减少损伤。弯针是最难摆好位置并被持针器正确抓持的。弯针的优点在于缝合组织时与开放手术时的习惯相同。通过旋转手腕，弯针可以很明确地穿过组织而不造成撕裂。③持针器：有直头和弯头两种类型，根据手术需要选择合适的持针器。直头持针器适用于直线缝合，弯头持针器适用于深层组织缝合。④分离钳：用于在缝合过程中配合针持进行调针、出针及打结动作。它可以帮助医师更好地控制针线，提高缝合的准确性和效率。⑤训练模型或模拟器：为了更好地进行转针训练，可以准备训练模型或模拟器，模拟真实的手术环境和组织结构。这样可以更好地练习转针技巧和操作。

3. 转针的基本要领

（1）练习抓握持针器（图3-16）：右手抓握持针器：将持针器握在手中，使钳口朝向手掌。使用拇指和示指控制钳口的开合，保持适当的力度。练习时可以使用细小的物体（如豆子或小纸片）来模拟针，尝试夹取和移动物体，以提高手指的灵活性和控制能力。注意保持手部稳定性，避免手部抖动或失控。

（2）练习抓握分离钳（图3-17）：左手将分离钳握在手中，使钳口朝向手掌。使用拇指和示指控制钳口的开合，保持适当的力度。练习时要注意以下几点：保持正确的手部姿势和手指位置，以便更好地控制钳子和物体。控制力度，既要够力以夹住物体，又要避免过度用力导致手部疲劳或损伤。练习时，可以逐渐增加难度，例如使用更小或更滑的物体来提高挑战性。反复练习，持续锻炼手指的灵活性和控制能力，逐渐提高手术技巧和熟练度。

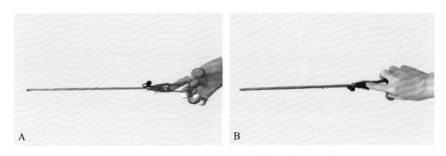

图3-16 抓握持针器的正面观（A）和反面观（B）

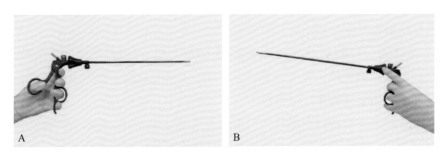

图3-17 抓握分离钳的正面观（A）和反面观（B）

（3）缝针进戳卡：在进行缝针时，为了避免缝针过度晃动，可以在距离针尾约1.5 cm处用针持夹住缝线，然后将缝针进入穿刺孔（戳卡）。这样可以提供更好的稳定性，使缝针的进入更加准确和稳定。此外，在进入穿刺孔之前，确保缝针的角度和方向正确，以避免损伤周围组织。控制好力度，既要够力以夹住缝线，又要避免过度用力导致损伤。注意保持手部的稳定性，避免手部抖动或失控，在进入穿刺孔时，要保持缝针的平稳移动，避免突然的动作或抖动。

（4）持针的技巧：腔镜持针的顺抓是指针尖朝向手术区域，然后用力将针尖插入组织。这种方法适用于需要较大力度插入的情况，如缝合较厚的组织。腔镜持针的反抓是指将针尖朝向术者自己，然后用力将针尖插入组织。这种方法适用于需要较小力度插入的情况，如缝合较薄的组织或需要更精细的操作。

（5）转针操作：①左手使用分离钳（也称为分离器）抓住弯针的中间部分，以稳定弯针的位置。右手使用持针器（也称为针夹）抓住弯针的针尾连线，以提供旋转的力臂。②将左手的圆弧针中间点作为旋转的轴心，右手的针持抓住针尾连线作为旋转的力臂。通过左、右手的配合动作，绕轴心进行旋转。③左手使用分离钳时，抓持力度要适中，既要稳定弯针的位置，又要避免对组织造成过大的压力。右手使用持针器时，抓持点应距离针线连接处 0.5 ~ 1.0 cm，以提供足够的力臂和灵活度。

（三）缝合打结训练

1. 缝合基本动作　①在进行缝合之前，需要调整针的角度，使其适应切口的形状和位置。这可以通过旋转持针器或调整针尖的方向来实现。②手使用持针器抓住针尾的 1/3 处，以保持稳定的握持力度。同时，确保针与持针器保持垂直，并垂直于切口方向进针。③右手使用持针器顺时针旋转，使针尖穿过组织并向外出针。同时，左手配合动作，以顺弧度的方式将针线从组织中取出。④在完成针的穿刺和取出后，左、右手需要配合动作，将缝线逐渐收紧。这可以通过左手的分离钳或其他器械来实现，以确保缝合的牢固性和紧密度。

2. 打结基本动作　①将线的长端对折，使其呈现出 Ω 形状，并将其立起。这样可以为后续的打结提供便利。②右手使用持针器抓住 Ω 形状线的中间部分，保持线立起的状态。这样可以方便进行打结操作。③将右手持针器向前（或向后）转动，使线形成"又"字形。这个动作是为了将线的两个端点交叉，为打结做准备。④在形成"又"字形后，找到线的尾端，将其拉紧。通过拉紧线的尾端，可以使打结更加牢固（图 3-18）。

3. 缝合打结的基本要求及注意事项

（1）缝线长度：总线长一般为 8 ~ 10 cm，这是指整条缝线的总长度。在总线长中，实际用于缝合的线长一般为 6 cm。线尾是指缝线的末端，一般保留 1.5 cm 的线尾长度。长线端是指从缝线起点到缝合点的线段，一般长度为 4 ~ 5 cm。

（2）进入长度：是指将器械（如针或其他器械）插入体内或体外的长度（图 3-19）。器械体内/体外比率大于 1 表示器械在体内的长度大于在体外的长度。这样的动作更高效，因为在体内的操作更为精确和准确。

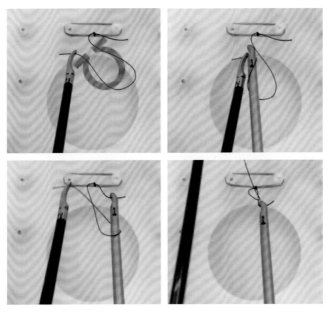

图 3-18　打结步骤

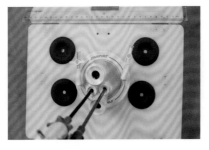

图 3-19　器械进入长度

单孔腔镜 Ω 打结法

单孔连续打结

二、观看与学习他人的手术

　　完成基础知识学习之后，医师对腔镜的操作有了一些初步的认识，这时候最重要的就是通过观看他人的手术来提升技巧。观看他人的手术，做得好的，学习经验；做得不好的，总结教训。积极参加相关的腔镜手术培训课程和研讨会，可以学习到最新的技术和操作技巧，与其他医师交流经验，提高自己的专业水平。同时，没有自己的切实体会也是不行的。反复琢磨，勤于思考，永远是迅速进阶的法宝。与经验丰富的腔镜手术医师合作，可以从他们身上学习到更多的技巧和经验，观摩他们的手术过程，向他们请教问题，提高自己的技术水平。

三、复盘自己的手术

　　当具备独立进行腔镜手术能力时，继续提高的目的就不仅仅限于完成一台手术，而应为更加注意安全和风险管理。腔镜手术具有一定的风险，医师需要注意手术安全，遵循操作规范，减少手术风险，保护患者的安全。需要将手术做得更流畅，出血更少，解剖更清楚，手术时间更短，并发症更少，使患者恢复更快。这时候在向他人学习的同时，更需要仔细琢磨自己的手术。通过观看自己的手术视频来发现问题，如减少出血、减少手术多余动作，缩短时间，从一个旁观者的角度来审视自己的手术，不断改善和提高。

四、持续学习和实践

腔镜手术是一个不断发展和进步的领域，医师需要不断学习新的技术和知识，保持对新技术的敏感性，并在实践中不断提高自己的技术水平。同时，腔镜手术是一项复杂的技术，需要医师具备耐心和毅力，不断练习和改进，才能达到熟练的水平。在面对困难和挑战时，要保持积极的心态，坚持不懈地努力。

第四章　单孔腔镜乳房手术的空间维护

第一节　单孔腔镜乳房手术的建腔

腔镜手术是一种微创手术技术，通过小切口或自然孔道进入体腔进行操作。由于乳房是实质性器官，没有自然腔道可供进入，但如前所述，乳腺的筋膜系统是腔镜乳房手术的基础，本节主要阐述如何建立单孔腔镜乳房手术的空间。

借鉴腔镜外科、整形外科和乳腺外科手术技术，采用充气法建立操作空间。充气法是通过在筋膜系统中注入气体，使乳房不同的层面膨胀，在筋膜层面中形成操作空间。另外，利用腔镜器械将乳房手术的切口转移至隐蔽的腋窝，既可以完成淋巴结手术，又可以通过该切口完成乳房手术，从而避免乳房表面皮肤的切口，提升美学效果，减少手术创伤，提高手术的安全性和有效性。

一、术前准备

1. 术前准备　完善术前检查及控制基础疾病，术前 30 min 预防性使用抗生素降低感染风险。

2. 术前摄影和设计　术前拍照并测量、记录乳房的形态，选择合适的假体备用。患者取站立位，双手叉腰，标记胸骨上窝及前正中线。距离前正中线 1.5 ~ 2 cm 标记两侧胸骨旁线，该线为手术范围的内侧缘。标记乳房下皱襞，距离乳房下皱襞 1.0 ~ 1.5 cm 画出参考线，该线为手术范围的下缘。推动乳房并标记腺体的上缘和外侧缘。在患者皮肤上记录身高、体重，乳房基底直径、凸度（图 4-1）。

3. 切口设计（图 4-2）　单孔腔镜手术常采用隐蔽的腋窝切口，切口设计原则如下：①切口位于腋毛发区内，最好位于顶端最深处，切口前端需位于胸大肌外侧缘后方，顶点距离胸大肌外侧缘约 1 cm；②切口长度为 4 ~ 6 cm，根据切口保护套和乳房体积调整，适当的长度可以减少器械对切口皮肤的创伤，也能完整取出全乳房组织；③切口的形状为弧形，必要时可设计为 "S" 形，以供延长切口；④切口的方向与乳房的对角线（外上至内下）垂直，减少 "筷子效应"；⑤切口的缝合可以通过平行四边形

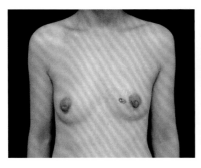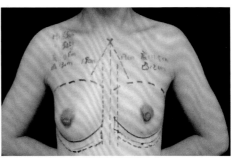

图 4-1　术前设计

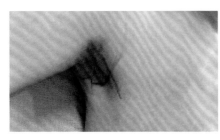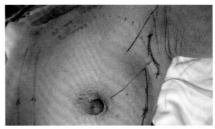

图 4-2　切口设计

缝合等技术缩短缝合后长度。

二、器械准备

术前准备一次性多通道单孔腔镜穿刺器、30°标清或高清腔镜镜头、超声刀、电凝钩、分离钳、剪刀和持针器等乳房手术器械（图 4-3）。

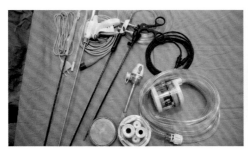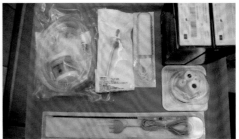

图 4-3　手术器械

三、患者体位及手术人员站位

患者取仰卧位，摇床至患侧稍高，采用钢丝管气管插管全身复合麻醉，并用万向螺纹管延长，面部用棉垫或海绵进行保护。前哨淋巴结活检及建立单孔腔镜空间时患侧上肢外展 90°，单孔腔镜操作时将患侧上肢外展并屈曲 90°固定于头部，保持上肢的活动度（图 4-4）。主刀医师坐在患侧头端靠前，助手（扶镜手）并排坐在患侧足端靠后。助手尽可能"手到身不到"（图 4-5）。

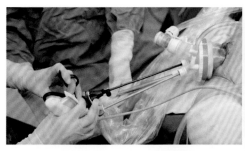
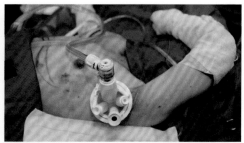

图 4-4　器械摆位和患者体位

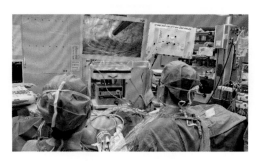

图 4-5　手术人员站位

四、单孔腔镜乳房手术空间建立

置入直径为 70 mm 的切口保护套，连接一次性多通道单孔腔镜穿刺器，12 mm 孔径的穿刺口置于上方连接恒压系统戳孔器，左侧 5 mm 穿刺口置入分离钳，右侧 5 mm 穿刺口置入带负压吸引电凝钩，下方 10 mm 穿刺口置入 10 mm 的 30° 腔镜镜头。开启充气，完成单孔腔镜乳房手术空间建立（图 4-6）。

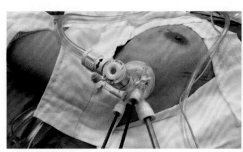
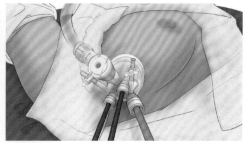

图 4-6　经腋窝单孔建腔

五、腋窝切口技术要点

胸肌后重建的建腔关键点在于准确定位胸大肌深面，分离胸大、小肌之间疏松组织，为切口保护套提供固定位置。需特别注意以下关键点：

1. 切开皮肤和分离皮下组织　在切开皮肤之前，可以垂直于切口线上标记 3 ~ 4

条交叉线，有助于关闭切口时更好地对合，精确调整皮肤对合度。皮下注射血管收缩药和麻醉药，可减少切口出血和疼痛。切开皮肤表皮，用电刀切开真皮层。继续加深切口2 mm，直至腋窝脂肪垫，提起皮肤边缘，紧贴真皮下在各个方向潜行剥离 5 ~ 10 mm，紧邻切口边缘头端、足端、外侧剥离，大幅度增加皮缘对的移动性，为切口保护套提供固定位置，减少切口保护套对皮缘的损伤。

2. 筋膜切开方向　沿上下方向切开胸大肌外侧胸筋膜浅层，腋窝切口是前后方向，胸大肌筋膜切口位于后外侧缘，在胸大肌外侧筋膜上，与腋窝皮肤切口呈 90° 做切口，属于上下方向。皮肤切口与深部筋膜切口方向不同，可以防止单一方向切出现的瘢痕回缩，保护腋窝瘢痕的美观度。

3. 预防性结扎胸肩峰静脉肩峰属支　在腋窝切口皮下分离过程中，常可见到恒定的静脉——胸肩峰静脉肩峰属支，偶可见伴随的动脉。此处需进行结扎，防止置入切口保护套后钝性损伤导致出血（图 4-7）。

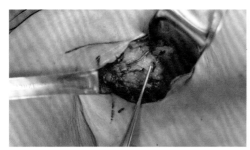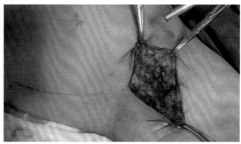

图 4-7　结扎血管

4. 保护胸大肌及其供应血管　调整拉钩，显露皮下脂肪，钝性分离，寻找胸大肌外侧缘，避免损伤胸大肌筋膜，防止术后瘢痕与胸大肌粘连，导致术后上肢活动牵拉和疼痛感。在剥离过程中，寻找胸大肌筋膜与乳房后间隙浅筋膜深层之间的分界，避免对胸大肌的损伤。先寻找胸大肌表面，再定位胸大肌深面。保留胸大、小肌外侧由前至后的血管神经束，保护胸大、小肌间的血管和神经，避免胸大、小肌萎缩。分离胸大、小肌时可探测 Rotter 淋巴结，必要时可行肌间淋巴结活检。避免损伤上臂内侧皮神经（图 4-8）。

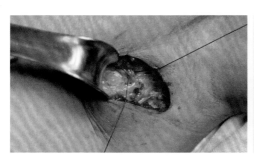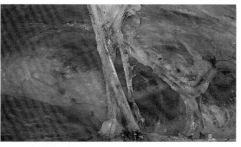

图 4-8　保护上臂内侧皮神经和胸肌间血管神经束

单孔腔镜乳房手术的建腔中也有悬吊法的报道，主要使用特制的拉钩、缝线或布夹等方法，悬吊皮肤，以形成足够的操作空间。也有充气法与悬吊法相结合的报道，当充气法建立的空间不够大时，可以辅以悬吊法来扩大操作空间。通过这种方法，可以进一步提高手术的可视性和操作性。在选择维持操作空间的方法时，医师会根据患者的具体情况和手术需要进行判断和决策。

建腔

第二节　单孔腔镜乳房手术空间的关闭

与其他腔镜外科手术类似，在结束单孔腔镜乳房手术后，植入或不植入假体后均需关闭手术空间，但腔镜乳房手术空间关闭具有其特殊性，包括分层冲洗和检查、术后腔隙排气、引流和包扎、切口缝合。

一、分层冲洗和检查

手术结束前应冲洗术野腔隙。对于单纯乳房手术，则冲洗乳腺残腔；对于胸肌后重建患者，还需冲洗胸肌后假体腔，确保手术区域干净并止血。使用约 3000 ml 生理盐水或其他适当的冲洗液，将术野进行冲洗。恶性肿瘤手术切除后术野应用灭菌蒸馏水冲洗，防止肿瘤种植转移。冲洗之前，将切口保护套延长，必要时可使用吸引器将冲洗液注入和抽出。清洁手术区域，去除脂肪粒、残留的血液、组织碎片和其他污物。在冲洗过程中，仔细检查术野，确保手术区域明确止血。对于乳头乳晕后方的少量渗血，可不予处理。特别应注意内侧第 2 肋间隙、第 3 肋间隙胸廓内动脉穿支处，如果发现有出血，应采取相应的止血措施（可以使用超声刀、电凝、缝合等方法）来止血，止血夹常不用于乳房手术止血，因为乳房器官浅表，术后患者可触及血管夹，导致异物感。

二、术后腔隙排气

由于乳腺为实质器官，腔镜术后若间隙内气体残留过多，易导致术后皮下气肿，引起患者术后疼痛。当气腔压力过大时，可能造成手术区以外的皮下气肿，严重时皮下气肿可发展到颈部，甚至发生纵隔气肿压迫静脉。因此，在进行切口缝合之前，应进行术后腔隙排气，沿操作路径由远至近排出气体，然后再缝合，以防止术后皮下气肿和疼痛的发生。

1. 排气路径　沿着手术操作路径，从远离手术区的位置开始排出气体，逐渐向手术区靠近，直至将所有气体排出，特别是颈部和上腹部。

2. 排气方法 可以使用手指轻轻按压或揉捏手术区周围的组织，以帮助气体排出，也可使用纱布垫滚动式排气，还可以使用吸引器或注射器等工具来辅助排气。在进行术后腔隙排气时，需要注意避免过度施压，以免损伤周围组织。术后需要密切观察患者的症状和体征，以及手术区以外皮下气肿的发展情况。

三、引流和包扎

在进行腔镜乳腺切除术和腋窝淋巴结清扫术等手术时，由于创面较大，术后需要放置引流管，以排除切口内的血液和淋巴。引流管可以通过穿刺鞘口引出或另外开一个切口引出。需要妥善固定引流管，以确保引流通畅和有效。通常会使用缝线将引流管固定在切口周围的皮肤上。引流管通常会连接到一个负压引流系统，通过持续负压吸引来促进引流液的排出。可以通过调整负压引流系统的设置，以确保引流通畅和有效。在引流管固定好之后，使用无菌敷料或绷带进行切口包扎。包扎的目的是保护切口并轻度压迫止血，防止感染，并观察乳头、乳晕的变化。如果患者同时进行了假体植入整形手术，还需在假体周围适当加压包扎固定，以保持假体的位置稳定。

四、切口缝合

1. 分层缝合 在切口缝合时，按照解剖结构的顺序逐层闭合筋膜、皮下组织和皮内组织（图4-9），确保切口对合准确。这可以帮助减轻切口张力，促进切口愈合。

使用2-0 Viclye缝线缝合胸大肌外侧筋膜，筋膜缝合对于切口的减张起关键作用，腋窝切口筋膜缝合还可以提升美学效果，避免皮下组织与肌肉粘连，引起凹陷和活动后疼痛。胸大肌外侧筋膜的缝合方向应与切口方向相互垂直，这样可以增加切口的稳定性。缝合时，拉线应松紧适度，以保证血供良好。在胸大肌外侧筋膜缝合完成后，缝合皮下组织，采用5-0 PDS线间断缝合皮下组织，以确保切口的稳定性和愈合。先从两端开始对合，再按术前标记位置缝合切口中间部分，有助于切口闭合，并提供美观的外观。最后用5-0 PDS线连续皮内缝合，并使用免缝胶布减轻皮肤张力，促进美容愈合。

2. 缩短切口的缝合方式 为进一步缩短切口瘢痕，可采用平行四方缝合的方式进一步缩短皮肤切口，即在皮下缝合时，切口一侧连续缝两针，再从对应的切口另一侧往回连续缝合两针，内翻打结，缩短手术切口。如图4-10所示双侧经腋窝男性乳房皮下切除手术中，图4-10A为常规缝合的患者，切口长度4 cm，图4-10B为平行四方缝合的患者，切口长度为3 cm，切口瘢痕明显缩短。

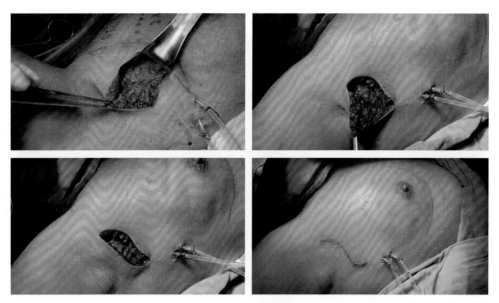

图 4-9　分层缝合

缝合胸大肌外侧筋膜、皮下组织、皮内组织

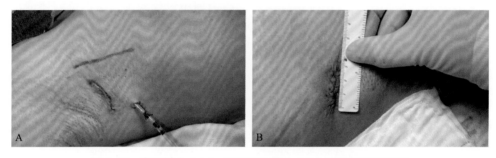

图 4-10　常规缝合（A），平行四方缝合（B）可缩短切口瘢痕

第三节　单孔腔镜乳房手术的扶镜技巧

在腔镜手术中，主刀医师失去对组织器官的触觉，因而对清晰的视觉有更高的要求。助手（扶镜手）的作用是以主刀医师的位置和角度采集图像，帮助主刀医师进行判断和操作。通过调节腔镜或者光纤角度，扶镜手能够实现目标的清晰显示。此外，通过调节腔镜与目标的距离或者焦距，扶镜手能够实现宏观或微观显像，使主刀医师获得开放手术时的画面感。因此，扶镜手作为主刀医师的"眼睛"，在手术中起着至关重要的作用。

在多孔腔镜手术中，由于进入腔隙的器械有多个通道，器械相互干扰的现象较少，因而对扶镜手的要求相对较低。然而，在单孔腔镜手术中，对扶镜手的要求较高。如果进镜过早，因"筷子效应"，失去对器械的引导作用；如进镜过迟，又因器械占位效应,导致腔镜很难找到合适的视野,从而干扰操作或者导致视野欠清晰。因此,扶镜手必须能够及时领会主刀医师的意图,动作要有跟随性,紧跟主刀医师的动作。优秀的扶镜手可以用自己的镜头引导主刀医师进行下一步操作,使主刀医师"心有所想,眼有所见"。

一、扶镜的基本知识

1. 底座　一般情况下,当底座处于正立位时,腔镜手术中的视野图像是水平的,保持与开放手术相似的视觉习惯。在腔镜乳房手术中,通常情况下不旋转底座,但是在特殊情况下,底座的位置可能会随着手术区域的改变而调整。为了建立腔镜下观察的空间感和平面感,可以通过观看大量的手术视频并结合实际操作来培养这种感觉。在调整底座时,扶镜手可以根据肋骨、胸大肌和乳头等结构的平面位置来调整底座的位置。

在腔镜乳房手术中,根据术中镜杆的移动来确定底座的水平移动(左右),例如主刀医师分离右侧乳房上象限时,镜杆需要向足侧移动,这意味着底座需要向头侧移动。根据手术操作的移动平面来确定底座的垂直(上下)移动。特别是在需要观察内下象限时,需要将底座压低(向下移动),以获得从上向下看的视野。这样的调整可以帮助扶镜手获得更好的视野角度,以支持手术操作的顺利进行(图4-11)。

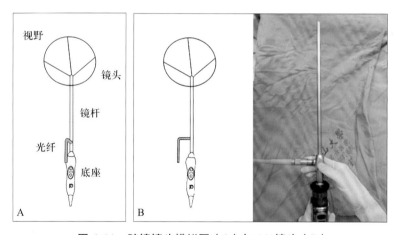

图 4-11　腔镜镜头模拟图(A)与30°镜头(B)

2. 镜头　30°镜的镜头具有前倾角,视野位于镜头的前下方。通过转动光纤,可以改变视野的方向和角度,可以向前下方、前上方观察,也可以向左、右侧面观察。当底座处于正立位,镜头朝向前下时,可以观察前下方的术野;而当镜身顺时针或逆时针旋转时,术野会向两侧变换,从而获得更大的视野范围。与0°镜相比,30°镜头更有利于在二维屏幕上还原三维的影像,提供更好的视觉效果。

3. 光纤　在腔镜手术中,使用的30°镜提供的是二维平面图像,而手术实际发生在三维空间中。因此，术野的侧后方可能存在观察不到的地方。特别是在手术空间狭小的情况下，术者器械与腔镜互相干扰，影响视野和操作。

在单孔腔镜乳房手术中，观察孔通常位于操作孔的下方。以右侧乳房手术操作为例，为了避免光纤对操作的干扰，当主刀医师分离右侧乳房上象限时，光纤需转向足侧，即3点方向；而当主刀医师分离右侧乳房下象限时，光纤应转向头侧，即9点方向。此外，根据操作视野的需要，还可以灵活微调光纤的位置，遵循"上3下9"原则（图4-12）。这样的调整可以帮助术者获得更好的视野角度，以支持手术操作的进行。然而，术者仍需根据实际情况进行适当调整和微调，以确保获得清晰的视野，顺利操作。

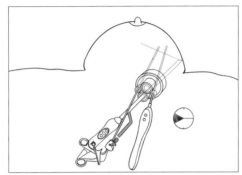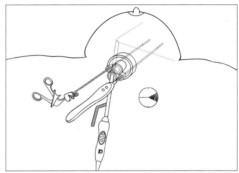

图 4-12 "上 3 下 9"原则

4. 镜杆　长度一般为 280 ～ 330 mm，直径 5 ～ 10 mm。10 mm 镜杆相比于 5 mm 镜杆，传递光线的强度大 5 倍，因此具有更大的视野和更清晰、明亮的图像。相比之下，5 mm 镜杆的视野相对较小，光纤可能会有一定的暗度，但在空间狭窄的单孔手术中有独特的表现，能够明显降低腔镜内的"筷子效应"。因此，在选择镜杆时，需要根据手术的具体情况和要求来进行考虑。

5. 视野　为了在不同的观察角度保证相同的视野，镜杆移动的方向需与光纤旋转的方向一致，即当光纤顺时针旋转至 3 点时，镜杆也应该沿圆弧顺时针方向移动。同时，在移动过程中应始终保持术野平面与手术平面一致（图 4-13）。

6. 视距　根据镜头与组织的距离，分为远距、中距和近距。根据手术的需要，调整镜头与组织之间的距离，以获得适当的图像。一般来说，组织分离和打结等幅度较大的操作时多选择远距；离断血管和缝合多选择中距；清扫血管周围淋巴结和剥离血管鞘等精细操作多选择近距。根据视距控制操作柄移动的幅度，特别是近距时，需注意缓慢、平稳移动，以避免术者产生眩晕感。当使用电刀或超声刀等外科动力系统时，为防止飞溅的液体污染镜头，需要退镜从中距、近距转变为远距，烧灼完成后要适时回到原来视距。当主刀医师进行组织缝合时，进针、出针应采用中距或近距，打结时应退为远距，以利于主刀医师全面观察双手器械及针所处位置，便于操作及避免损伤。

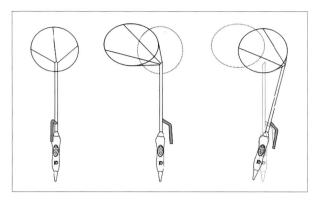

图 4-13　镜杆与光纤旋转

综上所述，底座、光纤、镜杆三方面操作多数需要同时进行，单一的动作会造成术野的偏离或图像的摇晃，将给主刀医师带来头晕等不适感。为了在乳房狭小的空间内获得最佳视野，可适当进退腔镜，但尽量在操作器械到位后进行调整，以防止丢失视野。有时需要沿着镜杆的长轴旋转来改变观察角度，甚至可以通过旋转光纤达到 180°的角度（例如分离外上象限前间隙时）。

二、腋窝入路腔镜的特点

1. 坐位　主刀医师坐在患者头端靠前，扶镜手并排坐在足端靠后（图 4-14），扶镜手对于主刀医师来讲，尽可能"手到身不到"，给主刀医师提供合适的手术视野，而不影响术者的操作空间。当分离不同层次时，可适当调整手术床高度，便于扶镜。这样的安排有助于提高手术的效率和准确性，同时也能减少主刀医师的不适感。在操作过程中，主刀医师和扶镜手之间的协作和配合非常重要，以确保手术顺利进行。

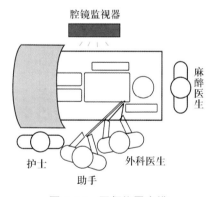

图 4-14　医师位置安排

2. 支点　单孔腔镜与手术器械在同一孔进出，腔镜底座和器械手柄在同一水平上工作。这样的安排会导致扶镜手和主刀医师的操作在腔外互相干扰，同时镜杆和器械在腔内也互相干扰。为了减少干扰并提供支点，可以使用单孔多通道穿刺器。这种器械可以在减少干扰的同时提供额外的支撑点。在操作过程中，腔镜镜杆置于最下方直径为 12 mm 通道中。例如，在患者左侧乳房手术时，扶镜手可以用右手手心朝上握住底座，左手在适当的时候协助托起和固定镜杆。而在切除右侧乳房时，则相反地进行操作。通过使用单孔多通道穿刺器和合理的操作技巧，可以减少干扰，提供支撑，并使腔镜手术操作更加顺利和高效。

3. 戳卡孔附近　分离切口保护套周围组织时，由于操作区域靠近切口，镜头可能会进入戳卡孔内。为了解决这个问题，扶镜手需要使用双手扶持腔镜。一手托住腔镜底座，另一手操作托起镜杆并调整光纤，以使镜头固定在戳卡孔内，并及时调整视野方向，以便主刀医师进行操作。通过双手扶持腔镜，可以确保镜头的稳定性，防止其掉落到戳卡孔内失去视野。

4. 底座的调整　参照肋骨、胸大肌、乳头的平面来调整底座（图4-15）。

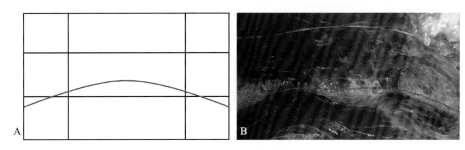

图 4-15　视野展示图

A.屏幕分区，红色线为胸小肌水平面；B.胸大小肌之间假体腔，红色线为胸小肌水平面

5. 视野的把控和镜杆的移动　将解剖线放水平，操作面位于视野正中。如图4-16所示，红色曲线为操作线，如分离后间隙时取胸大肌平面作为解剖平面，红色曲线则为操作路径，红色箭头为电凝钩或超声刀头所在位置，蓝色箭头为辅助器械牵拉方向。

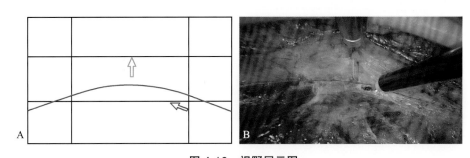

图 4-16　视野展示图

A.屏幕分区，红色线为胸大肌水平面；B.乳房后间隙，红色线为胸大肌水平面

三、单孔腔镜乳腺皮下全切即刻重建的扶镜技巧

经腋窝入路单孔腔镜乳腺皮下全切即刻重建术不仅需要对乳腺四个象限都进行分离，而且需要进行假体腔的分离，具有代表性。主刀医师需要分离三个层次，即假体腔、乳房后间隙和乳房前间隙。主刀医师在不同的层次进行分离需要扶镜手做出不同的配合。因此，本节扶镜的技巧也分为三部分来论述。腔镜底座、光纤、镜杆的摆动示意图及对应的简图描述如图4-17。

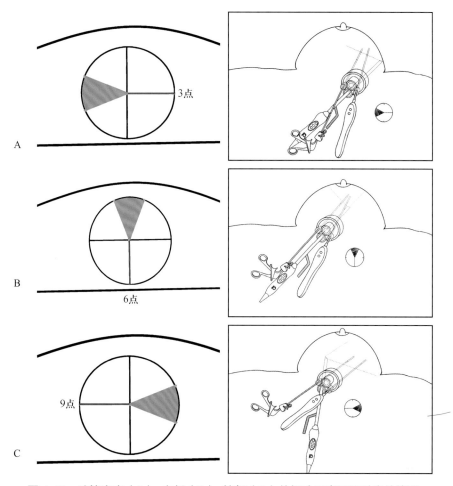

图 4-17　腔镜底座（A）、光纤（B）、镜杆（C）的摆动示意图及对应的简图

1. 假体腔　在分离假体腔的内下及外下象限时，腔镜底座摆向头端，光纤顺时针转向9点方向获取视野。分离间隙时，主刀医师需要反复进行操作，因此腔镜视角应尽量固定，并将解剖线尽可能暴露给主刀医师（图4-18，图4-19）。

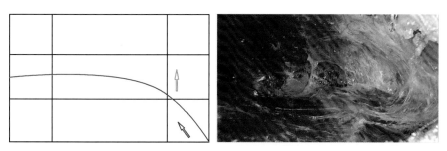

图 4-18　红色曲线为操作路径，红色箭头为电凝钩或超声刀头所在位置，蓝色箭头为辅助器械牵拉方向

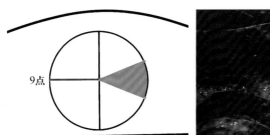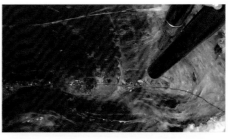

图 4-19　A.视野展示图，蓝色为视野区域，红色线为光纤位置；B.红色曲线为操作路径

当离断胸大肌时，血管易收缩进入肌肉而难以止血，镜身可适当向内平移，获得中距或近距视野，便于分辨血管及止血。此时镜身移动不可过快，以免造成主刀医师的眩晕感，同时应该适当微调焦距，以保证最佳视野。当分离至内上象限组织时，光纤若仍摆向 9 点方向进行分离，操作视野将逐渐狭窄（图 4-20）。

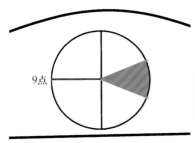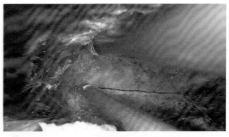

图 4-20　光纤若摆向 9 点方向进行分离，操作视野将逐渐狭窄

此时扶镜手应将镜座摆向尾侧，缓慢退镜，使镜身跨过操作器械，将光纤逆时针转到 3 点方向并再次进镜看向内上象限（图 4-21）。主刀医师逐渐分离完毕内上象限并向外上象限分离时，扶镜手需跟随解剖线缓慢退镜，跟随主刀医师逐渐分离至外上象限。

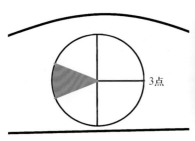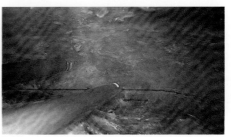

图 4-21　缓慢退镜使镜身跨过操作器械，将光纤逆时针转到 3 点方向

2. 乳房后间隙　当由外下象限进入乳房后间隙时，先退镜至观察孔附近，镜轴归位（垂直于患者正中线），旋转光纤至 8 点方向获取视野，并适当压低镜座，固定镜

身，随主刀医师操作由8点向4点方向逆时针旋转光纤。分离乳房后间隙的总体原则同前，即"下9上3，先退后进"原则：①分离内下、外下象限时，光纤转向9点方向，镜座摆向头端；②分离内上、外上象限时，光纤转向3点方向，镜座摆向尾端；③分离内上、内下象限时，为防止干扰操作，需先退镜，绕过操作器械再进镜（图4-22，图4-23）。

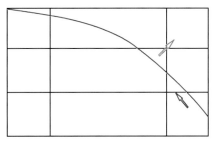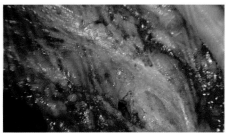

图4-22 红色曲线为操作路径，红色箭头为电凝钩或超声刀头所在位置，蓝色箭头为辅助器械牵拉方向

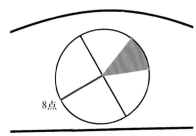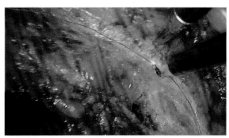

图4-23 退镜至观察孔附近，镜轴归位，旋转光纤至8点方向

3. 乳房前间隙 当分离乳房前间隙时，由于气压作用，乳房呈穹窿顶状，应适当调整光纤位置，使视野与乳房皮肤平行，便于主刀医师分离前筋膜浅层，从而避免损伤皮肤。此时，牵拉器械位于电凝钩下方，便于主刀医师分离前筋膜浅层，从而避免损伤皮肤。扶镜技巧和分离胸大肌前间隙相同，但主刀医师需环绕乳头后方按外下→内下→外上→内上的顺序进行"U"形分离。分离"U"形弧线，光纤以6点方向为中线，反复旋转以躲避牵拉器械，直至出现"山坡"。当腺体基本分离时，出现"山坡"（图4-24），此时主刀医师将使用腔镜剪分离乳头后方（图4-25），需进镜获取更大视野，并正对剪切面，直至显露"山头"。离断乳管并进行乳头后方采样，送术中病理确认乳头后方未浸润癌，并检查乳头后方是否切除完全。最后分离剩余内下象限腺体，有时甚至需要调整光纤为12点（图4-26）。

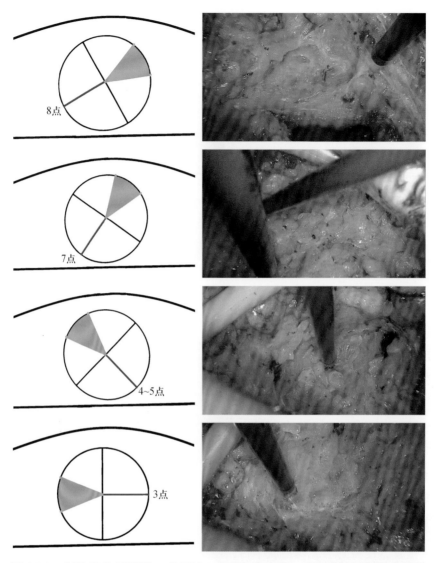

图 4-24 分离"U"形弧线，光纤以 6 点方向为中线，反复旋转以躲避牵拉器械，直至出现"山坡"

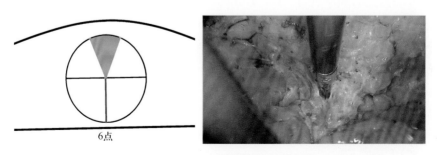

图 4-25 出现"山坡"，此时主刀医师将使用腔镜剪分离乳头后方

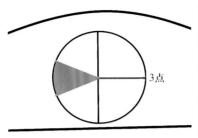
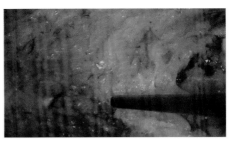

图 4-26　分离剩余内下象限腺体，需要调整光纤为 12 点

第四节　如何避免"筷子效应"

为减少"筷子效应"对初学者的困扰，可通过"三位一体"的思路来认识和处理单孔腔镜下"筷子效应"。"三位"即发生"筷子效应"的三个水平，分别为乳腺单孔腔镜外水平、切口水平和乳腺单孔腔镜内水平。三个水平的干扰并非孤立存在，而是一个整体。在处理"筷子效应"时，需要综合考虑这三个水平的因素。除了理解和认识"筷子效应"的整体性外，更应该理解"一体"的意义，熟练掌握单孔腔镜下的操作技巧才是解决器械干扰的关键。通过不断练习和经验积累，初学者可以逐渐熟悉器械的使用方法和操作技巧，从而更好地应对"筷子效应"的挑战。

一、单孔腔镜外"筷子效应"的原因及对策

腔外水平主要是主刀医师手操作器械的区域，由主刀医师手、扶镜手及器械手柄形成"筷子效应"（图 4-27），其原因包括：器械体积大，尤其是手柄部位，器械之间互相干扰；主刀医师两手在同一水平操作，左、右手相互干扰；镜头与器械手柄在同一水平，扶镜手与主刀医师手相互干扰；入路平台，尤其是器械通道较大，影响器械之间靠近。相应的对策主要包括使用更细的器械手柄，比如将吸引器的操控器件做得更小，或者直接通过脚控装置控制冲和吸；使用不同长度的器械：例如 5 mm 的 30° 加

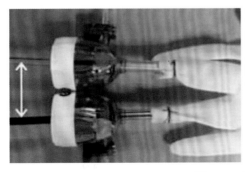
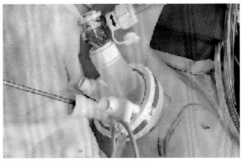

图 4-27　"筷子效应"

长镜头，可让扶镜手远离主刀医师手的操作水平。部分内镜已经有可转弯的镜头，腔镜头也可尝试使用可转弯的镜头设备。分离钳、超声刀等采用不同长度，一方面可以把水平位的干扰延长到轴向位；另一方面，轴向上加长了器械，水平位操作手间的距离也会增加，但这样可能会增加手术者的操作难度。使用手柄处弯曲的器械，让操作手相互远离，减少干扰。还有使用光纤摄像头一体镜，减少光纤对操作手的干扰；通过单孔多通道穿刺器，将入路平台的器械通道变小，方便器械靠近。

二、切口水平"筷子效应"的原因及对策

在单孔腔镜手术中，所有器械均经腋窝切口出入，切口水平是发生"筷子效应"的咽喉部位，器械干扰的原因在于腋窝切口小。使用同样管径的器械，3 cm 的脐切口必然会比 5 cm 的切口干扰更明显，手术难度更大。相应对策主要包括使用细小管径的器械。比如使用直径 5 mm 的细镜，减少镜体占据切口的空间。同时使用 3 mm 管径而非 5 mm 管径的分离钳也可以减少干扰；更大的切口可以减少"筷子效应"，但这势必影响术后美学效果。

三、单孔腔镜内的"筷子效应"及对策

单孔腔镜内的"筷子效应"是器械干扰的终端，直接影响手术操作。其原因主要是直器械。直器械经同一孔道进入后，器械间的位置处于平行或交叉状态，而非多孔腔镜中的三角操作。相应对策主要包括使用打弯的器械，在一定程度上可缓解腔内水平的干扰，比如末端"L"形的分离钳。但由于操作的习惯，打弯的器械会增加操作难度，大多数单孔腔镜医师仍愿意选择直器械进行手术。无论体内还是体外，使用弯曲的器械并无明显优势，使用直器械完全可以完成单孔手术。值得一提的是，可弯曲的镜头在降低器械干扰上优势明显。可弯曲的镜头移动空间更广，可避开操作手区域，减少腔内外的干扰。比如，直径 5 mm 可弯曲镜头不仅可以减少乳腔内水平的干扰，也可以减少乳腔外水平的"筷子效应"。

四、"一体"的思路

三个水平的器械干扰本质上是一体的，并不孤立存在。任何水平的"筷子效应"均影响整体的操作，最终影响手术效果和患者安全。对单孔腔镜手术的初学者来说，要清楚多孔是单孔操作的基础。如果在多孔腔镜下不能自如地掌控操作器械完成一台手术，到了单孔也不能做到游刃有余。要熟练完成单孔手术，最终落实到对每一种器械的熟练掌握上，落实到不断提高手术技巧上。

"一体"在外是每一个操作器械，在内是每一个术者的操作技能。比如单孔下的缝合操作，在外部器械改进上，可使用手柄更小、管径更细的加长持针器，但更重要的

是通过反复练习，熟练掌握持针、进针和拔针等操作，才能最终完成缝合操作。在尽量改善器械的基础上，不断练习，提高操作技巧，才是做好单孔腔镜手术最好的策略。

五、扶镜的评价

SALAS 评分表常用于外科手术扶镜的评分，SALAS 评分范围从 5 分到 25 分（最佳表现），并为腔镜手术扶镜手的五个关键方面中的每一个分配 1、3 或 5 分，包含以下内容：①操作视野是否居中；②是否保持正确的水平角度；③是否保持正确的器械可视化；④主刀医师是否发出口头命令；⑤主刀医师是否需要自行调整镜头位置。SALAS 评分表见表 4-1。

表 4-1　SALAS 评分表

评分项目	评分等级及相应分数			分数
操作视野居中	优秀（5 分）	良好（3 分）	较差（1 分）	
视野与操作区域水平	优秀（5 分）	良好（3 分）	较差（1 分）	
器械的可视化	优秀（5 分）	良好（3 分）	较差（1 分）	
主刀医师发出口头命令	不需要（5 分）	很少（3 分）	经常（1 分）	
主刀医师需要自行调整镜头位置	不需要（5 分）	很少（3 分）	经常（1 分）	
总分				

在评价术中扶镜手的操作中，将操作时间作为替代参数进行分析会更容易，手术时间的比较只能作为标准化模拟场景中的替代参数，它不适合进行术中评估，其中手术时间也受到主刀医师的手术经验和多种患者特异性因素的影响。在非模拟操作场景中，由于混杂因素的多样性，将操作时间作为腹腔镜成像质量控制的一个参数进行比较似乎并不合适。因此，此评分更加适合评价扶镜手的操作。

腔镜手术的扶镜有很多技巧，只有在反复训练实践中不断总结，才能掌握和提高。同时，也应建立相关的培训课程，加强对扶镜基本功和技巧的培训，并对培训效果进行评价，以评促学，唯有如此，才能充分发挥腔镜的视觉优势，帮助术者安全、流畅地完成每一台腔镜手术，最终促进扶镜手向主刀医师行列迈进。

第五节　单孔腔镜乳房手术的学习曲线

学习曲线是指可重复地、高度精确和准确地完成特定手术所需要的手术次数，包括快速上升期（学习阶段）和平台期（成熟阶段）两个阶段。手术时间、住院时间以及并发症发生率是评估学习曲线的三个最常用参数。

与传统开放手术不同，腔镜乳房手术操作空间较小，视野转变为二维平面，缺乏立体感,手-眼分离缺乏触觉,需要适应前后径、深浅度的判断,导致腔镜乳房手术的手术时间普遍增加,学习曲线较长。我国台湾地区最初将腔镜乳房手术应用于良性肿物切除,其学习曲线在50例手术后进入成熟阶段,手术时间随着经验的增长而减少。我国台湾地区多中心研究显示,初学者在开展15例手术后,基本能胜任腔镜保留乳头乳房切除术。笔者所在中心初期开展的腔镜乳房手术为腔镜男性乳腺发育皮下切除术,在开展10例腔镜男性乳腺发育皮下乳腺切除术后,术者能胜任腔镜保留乳头乳房切除术。

腔镜乳房手术医师往往具备一定的开放手术经验,在初始学习阶段,专科医师须学习腔镜的基本理论、基本操作,特别是腔镜视角下的解剖层面和操作,手术时间延长及并发症发生率增加导致初学者身心疲劳,出现畏难情绪,而易形成恶性循环。因此,熟悉及遵循相应腔镜乳房手术术式学习曲线的规律,制定合理的训练路径,对于指导初学者的学习,使其平稳、安全、快速地进入平台期具有重要意义。

腔镜乳房手术的训练路径介绍如下。

1. 熟悉腔镜手术设备 腔镜由摄影成像系统、气腹形成系统和外科动力系统构成。摄影成像系统由腔镜头、摄像机、冷光源和光缆、监视器组成。临床上常用直径5 mm或10 mm的30°前斜视镜镜头,有利于在二维的显示屏上还原三维立体影像,适用于腔镜乳房手术在内的复杂腔镜手术。气腹形成系统由气腹机、二氧化碳钢瓶、气体输出连接管道等组成。临床上常用电子式气腹机,可实现腹内压和气流量的自动控制和调节。气腹机同时具备输出气体加温装置,使进入腔体的气体温度与腔体内环境温度基本一致。外科动力系统包括腔镜电刀、带吸引电凝钩、腔镜超声刀等。

2. 腔镜模拟器的训练 腔镜模拟器是最常用的腔镜技能训练工具,传统腔镜技能训练包括三孔腔镜下手眼协调能力、钳夹、分离、缝合、打结等刻意训练。单孔腔镜操作具有三角形排列、回缩、器械拥挤等技术难点,研究报道,专门设计培训课程进行"Z"形剪橡皮筋、"花瓣"状剪纸及剥橘子皮等训练,每天2 h的单孔腔镜基本技能训练,可明显缩短平均手术时间,提高手术表现。笔者所在中心专科医师每天刻意训练半小时,每周考核一次,着重针对单孔腔镜下的缝合和打结进行训练,如单孔腔镜下Ω打结、连续打结、旋转打结等应用场景和技术要领。笔者所在中心的经验与研究报道相似,腔镜模拟器内的刻意练习是缩短学习曲线、提升腔镜手术技能及减少手术失误的有效方法。目前,腔镜乳房手术的动物实验尚未见报道,实验动物模型的建立和应用研究也将成为未来努力的方向。

3. 腔镜乳房手术的同质化 为了实现腔镜乳房手术的同质化,需构建标准化和流程化的手术体系,特别是对关键的解剖层次有相应的要求。骆成玉教授对腔镜下腋窝的解剖流程和手术策略做了系统性研究和报道。姜军教授对腔镜下内乳淋巴结清扫术做了详细论述。吕青教授和杜正贵教授团队提出的"华西逆序腔镜重建法"，先后经腋窝切口游离胸大肌深面，构建假体腔、乳房后间隙、皮下腺体，已在全国和国际推广。笔者所在中心实施腔镜保留乳头乳晕乳房切除术联合即刻假体重建，采用"逆序法"，遵循从内侧到外侧进行口袋解剖的分区解剖顺序（图 4-28），借助染料和体外指压，对解剖层面和解剖范围进行导航和定位。腔镜下手术操作空间有限，对手术技术要

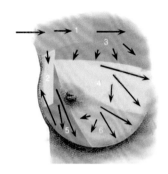

图 4-28　乳房前间隙解剖顺序

求高，掌握腔镜下关键解剖层面的解剖顺序和策略是学习腔镜乳房手术的重点与难点，更是促进手术同质化的关键环节。

　　准确掌握腔镜乳房手术的适应证，严格把握手术指征对实现腔镜乳房手术质量控制、促进手术同质化具有重要意义。腔镜乳房手术适应证与传统开放手术相近，近年来，腔镜乳房手术发展迅速，其应用范围逐步扩大、各类术式研究程度加深，腔镜乳腺外科医师应紧跟指南或共识，及时学习文献，更新知识。值得一提的是，虽然腔镜保乳术的手术适应证与传统保乳术相近，但腔镜乳腺外科医师应考虑肿块所在象限对手术操作难度及术后美容效果的影响、乳房体积大小是否合适、患侧乳房是否需要进行乳房重建及重建方式选择、是否需要矫正乳房下垂或乳头不对称等问题，保证人性化及患者利益最大化，合理选择腔镜保乳术手术方式。

　　4. 临床实践能力的提升　初学者经过基础学习和模拟训练后，观看手术录像，得到了"异地、按需、回顾"的学习机会；观摩现场手术则可得到有经验的术者的指导和讲解，实现即时的问题反馈。反复回顾经典的手术录像能够对腔镜下的解剖结构、解剖操作、手术流程体系有更深的理解。手术视频剪辑更是提高手术能力的关键，通过粗剪，了解手术多余操作步骤，保留手术关键和创新之处；通过精剪，熟悉解剖层面和手术流程，逐步构建符合指南或共识、适用于自身的手术标准和流程体系。

　　笔者所在中心于 2022 年 7 月开办了广东省健康管理学会乳腺病学专业委员会腔镜乳房手术培训班，通过培训前问卷调查、培训后随访，并结合笔者所在中心常态化开展的腔镜乳房手术以及腹腔镜外科经验，在临床实操阶段，总结、提出以下步骤：①初学者首先应作为腔镜器械护士，认识和熟悉腔镜器械；②作为第一助手或扶镜手参加手术；③剪辑手术视频，并进行相应的手术流程标注；④回顾手术视频，并讲述质量控制的关键点；⑤作为双主刀医师之一参与手术；⑥独立开展腔镜乳房手术。与研究报道相似，以上临床操作均完成 10 例以上，基本可以达到学习曲线的拐点，进入腔镜乳房手术的平台期。

5. 主要并发症的预防和处理

（1）出血：由于腔镜的放大效应，术中出血易被及时发现并止血。但使用电凝钩止血可能导致出血点结痂而影响观察，为保证手术过程顺利，可使用电凝棒或超声刀止血。部分患者存在损伤后不立即表现的活动性出血，因此，笔者所在中心常规在冲洗术腔后，将气压调整至 5 mmHg，在低压状态下再次检查术腔，以保证彻底止血。术后对患侧进行充分加压包扎，严密监测引流液的性状及引流量，对于术后活动性出血，应准确把握进行二次手术止血的指征。

（2）皮瓣缺血性坏死：主要由电凝钩分离乳房前间隙时产生的热效应损伤导致，手术时应特别注意游离皮瓣的厚度和电切时的功率和操作时间。皮瓣缺血性坏死还可因选用悬吊法导致皮瓣过度牵拉损伤导致，但随着充气法成为主流，此类原因导致皮瓣缺血性坏死的发生率极大降低。

（3）乳头乳晕复合体（NAC）缺血性坏死：乳头乳晕复合体坏死是腔镜乳房手术的主要并发症，切口的选择是决定术后乳头乳晕复合体预后最重要的因素。传统腔镜乳房手术常选用经乳晕切口，可损伤乳头乳晕复合体的供血及神经支配，因此选择腋窝切口或胸外侧切口可最大限度地减轻对乳头乳晕复合体的损伤。如确需选择经乳晕切口，文献报道选择乳晕下切口、切口长度小于乳晕 1/3 圈较为安全。同时，当需要离断乳头根部及对乳头后方组织进行活检时，应使用腔镜剪刀，避免因热效应损伤乳头乳晕复合体，且不可过度离断，适当保留部分乳头后方组织。术后切口换药时应严密观察乳头乳晕复合体的血运情况，必要时使用硝酸甘油涂抹乳头乳晕复合体，促进血液循环。

6. 双主刀理念的建立　双主刀理念是指由两名操作熟练且经验较为丰富的外科医师同台配合，在手术过程中两位术者根据需要交替担负主刀医师和助手的职责。双主刀理念的优势在于提高手术安全性、手术效率、手术精细化操作程度以及应急处理能力，更有利于人才的培养，缩短腔镜乳房手术的学习曲线。双主刀模式分为单人模式和双人模式。单人模式是指主刀医师的左手和右手都可以作为主刀；双人模式是将原本的"主刀 + 扶镜手"的模式，变成"第一主刀 + 第二主刀"的模式，两位术者可以根据需要随时互换角色，互为主刀医师和扶镜手。

笔者所在中心提出双主刀理念，在经腋窝入路腔镜下单侧乳房切除重建的手术中，第一主刀医师坐在患者头端，分离上象限乳房，第二主刀医师坐在患者足端，分离下象限乳房。在腔镜下双侧乳房切除重建的手术中，实施双镜联合，两位术者分别切除双侧乳房并进行重建（图 4-29）。该模式实现成熟期术者对学习期术者的教学和监督，同时可显著缩短患者手术及麻醉时间，提高手术效率，实现患者利益最大化。目前笔者所在中心已在双主刀模式下完成 25 例双侧乳房重建术，初步回顾性研究结果较好，值得进一步分析和论证。

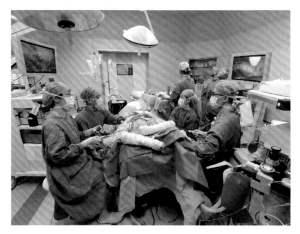

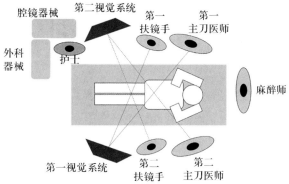

图 4-29　李海燕团队双主刀模式医护人员站位

　　综上所述，我国腔镜乳房手术起步虽晚，但在众多同道的共同努力下，已得到普遍认可和快速发展，在国际腔镜乳房手术领域开始有了中国声音和中国经验。但我们依旧面临认同者多、评论者多、实践者少的困境。借鉴腹腔镜外科的成功经验，中国乳腺微创与腔镜手术联盟的建立，国内首个前瞻性、多中心腔镜乳房手术临床研究（CSBrS-018 研究）的立项等，均为我国腔镜乳房手术的发展指明了方向、坚定了信心、注入了动力。携手构建腔镜乳房手术的系统性培训模式和教学体系，致力于医教协同，缩短腔镜乳房手术学习曲线，为我国腔镜乳房手术的发展和进步起积极的推动作用，最终形成"高水平""高标准"的诊疗规范，以保证患者利益最大化，是腔镜乳腺外科医师的使命与归宿。

第五章 单孔腔镜乳房肿瘤切除

第一节 单孔腔镜乳房肿物切除术

一、概述

乳房良性肿瘤是女性常见的良性疾病，常常需要手术进行干预。较小的无症状的乳房良性肿瘤可进行随访观察。而较大且影响乳房外观或者造成患者心理压力的良性肿瘤，则可以通过手术进行切除。乳房良性肿瘤传统的开放手术方式往往需要在乳晕旁或者肿瘤表面皮肤做切口进行手术，术后常伴随乳房表面的长条状瘢痕，美学效果欠佳。腔镜技术因可将切口转移至隐蔽的腋窝或乳房外侧，近年来逐渐成为乳腺微创外科的热点。但是，对于触诊不明显的乳房良性肿瘤，术者往往在腔镜下不能准确地定位肿瘤，甚至可能误切肿瘤，违反无瘤原则。笔者结合了超声引导下染色剂定位技术和腔镜技术，可以指导主刀医师术中准确地在腔镜下找到肿瘤，并完整切除。

二、适应证

（1）临床高度怀疑乳腺良性肿瘤。

（2）肿物直径＞ 3 cm。

（3）肿物位于胸大肌表面优选腔镜。

（4）多个肿物优选腔镜。

三、相对禁忌证

（1）肿物直径＜ 2 cm。

（2）肿物表浅且距离乳头乳晕复合体＜ 2 cm。

四、术前准备

1. 体位　全身麻醉诱导后，将患者置于仰卧位，患侧靠近床沿，建腔操作时上肢外展 90°，腔镜操作时患肢前臂屈曲 90°，弯钳固定在头部上方。

2. 术前定位　站立位标记患侧腋前线，若患者选择胸外侧切口，则患者身着内衣站立位标记内衣遮盖胸外侧部位，平卧位标记肿物投影皮肤。

3. 手术器械　主要包括直径 10 mm、视角 30° 的前斜视镜镜头，多通道单孔腔镜穿刺器（STARPORT），智能排烟系统，腔镜切口保护套，带吸引电凝钩，超声刀，分离钳及电凝棒等。

五、手术流程

（一）手术切口画线

腋窝切口的位置对于瘢痕隐蔽是非常关键的，理想的切口位于腋毛发区内，最好位于顶端最深处，切口前端需位于胸大肌外侧缘后方，长度为 3 ~ 5 cm，以适应切口保护套和肿物大小，该长度可以减少器械对切口皮肤的创伤，也能较好地完整取出肿物。医师也可以通过缝合等方式缩短切口的缝合后长度。

患者取站立位，患侧手叉腰，画线标记胸大肌外侧缘，画点标记腋窝顶部，在胸大肌外缘后方经皱褶处画线，可经过腋窝顶部标记点，也可适当下移与腋窝顶部标记点平行，向后方走行，以减少瘢痕外露的可能。虽然小切口是可行的，甚至长度 2 cm 也能完成手术，但是需要选择更小的切口保护套，缩小视野，延长手术时间，造成切口皮缘的损伤，从而导致瘢痕更明显。总之，瘢痕的隐蔽性相对于瘢痕的长度来说更重要。

单孔腔镜与常规乳房切口的区别和优势：

（1）腋窝切口更隐蔽，避免乳房切口和瘢痕，美容效果更佳。

（2）切口可以更小，可以选择 5 cm 单孔穿刺器。

（3）腋窝切口可减少传统手术导致的乳头乳晕功能障碍和泌乳障碍。

（4）腔镜使视野显露更清晰且操作更加精细，便于保护重要血管、神经及淋巴管，减少术后并发症和功能损伤。

（二）切口和建腔

在切开皮肤之前，可以垂直于切口线上标记 3 ~ 4 条交叉线，有助于关闭切口时更好地对合，精确调整皮肤对合度（图 5-1）。皮下注射血管收缩药和麻醉药，可减少切口出血和疼痛。切开皮肤表皮，使用电刀切开真皮层。继续加深切口 2 mm，直至腋窝脂肪垫，提起皮肤边缘，紧贴真皮下在各个方向潜行剥离 5 ~ 10 mm，紧邻切口边缘头端、足端、外侧剥离，大幅度增加皮缘的移动性，为切口保护套提供固定位置，减少切口保护套对皮缘的损伤。

调整拉钩，显露皮下脂肪，钝性分离寻找胸大肌外侧缘，上下方向切开胸大肌外侧胸筋膜浅层，腋窝切口是前后方向，胸大肌筋膜切口位于后外侧缘，属于上下方向。

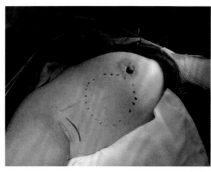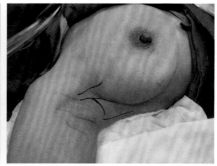

图 5-1 术前定位和画线

皮肤切口与深部筋膜切口方向不同，可以防止单一方向切开出现的瘢痕挛缩，保证腋窝瘢痕的美观度。尽量避免靠近胸大肌，避免损伤旋肱后动静脉皮支。避免损伤胸大肌筋膜，防止术后瘢痕与胸大肌粘连，以免导致术后上肢活动牵拉和疼痛感。在剥离过程中，寻找胸大肌筋膜与乳房后间隙浅筋膜深层之间的分界，避免对胸大肌及乳腺组织的损伤。

置入腔镜保护套，安装一次性多通道单孔腔镜穿刺器，连接智能排烟系统，建立气腔，CO_2 压力设定为 8 mmHg，气体流量选择为 40 L/min。在腔镜引导下使用电凝钩游离乳房后间隙，然后使用电凝钩分离腺体浅层。使用电凝钩或超声刀对穿透血管进行凝固和切割，以确保充分止血，保持术野清晰。

（三）肿物定位

1. 术前超声辅助定位　乳腺区段手术术前一般采用超声辅助定位。患者取仰卧位，患侧上肢外展 90°，在超声下确认肿物的部位、大小、数目及形态之后进行定位。若肿物较小且部位较深不易触诊和定位，可在超声引导下画出肿物与切口中心连线，在该连线上找到与肿物远近边缘的交点，距离该交点 5 ~ 10 mm 作标记，在该标记处乳房后间隙注入亚甲蓝，即为肿物的远近切缘标记。

2. 术中染色剂定位法　笔者所在团队采用染色剂注射标记，每次注射 0.01 ml 1∶5 稀释的亚甲蓝；单孔腔镜区段手术染色剂定位时一般选择腋窝切口和肿物连线的前后两个方向，无需多个象限注射亚甲蓝。只需每个位点注射染料 0.05 ml。注射前先回抽注射器确认无出血再进行注射，以防将亚甲蓝注入血管。

3. 术中长针定位法　当肿物较大时，可用手触及或在彩超引导下准确定位，在体表标记肿块。但是当乳腺结节直径在 15 mm 以内时，患者体位变动会影响标记位置，无法做到准确定位，此时可采用定位针进行准确定位。在超声引导下或腔镜视野下将定位针刺入结节内部或周围，有利于精准切除肿物，按定位针指引范围在腺体后方划定边界。定位针定位法有助于快速找到乳腺小结节，缩短手术时间，同时有利于完整切除肿物，减少对正常乳腺组织的破坏，符合乳腺外科微创要求。

（四）肿块切除

遵照术前定位和标记充分游离皮瓣后，使用电凝钩对肿块进行切除。为了指导手术范围和手术顺序，依据术中超声检查，笔者所在团队常用染色法或定位针法标记肿块。单孔腔镜区段手术染色剂定位时，在建腔及层面解剖之前一般选择腋窝切口和肿物连线的前后两个方向，无需多个象限注射亚甲蓝。值得注意的是，在使用定位针法时，要选择细长且足够坚硬的定位针并垂直进针。在使用电凝钩划定肿块边界及切除肿块期间，注意避免触碰到定位针，以避免烫伤。

六、操作难点与要点

（一）操作视野

单孔腔镜乳房肿物切除术需要将手术范围可视化，对肿瘤周围、肿瘤残腔、肿瘤标本定位尤为重要。腺体较厚时角度小，采用电凝钩手术时间长且烟雾大；电刀可选择电切键，以减少烟雾产生。

（二）手术入路

1. 后入路　乳腺后间隙有浅筋膜深层和胸大肌筋膜的清晰边界，并且乳腺后间隙结缔组织非常疏松，便于分离，可以在短时间内建立空间，出血少，空间大，故区段手术常规推荐选择后入路，尤其适合肿瘤位置较深，特别是胸大肌表面肿瘤的患者。后入路建腔时分离胸大肌表面，进入乳腺后间隙，可切除肿瘤底部胸大肌筋膜，此时应用充气法腔镜下切除可明显看到透明窗结构，指引术者进行完整的筋膜下层面分离。

2. 前入路　由于后入路有上述独到的优势，笔者所在团队单孔腔镜区段手术多以后入路为主，前入路主要适合肿瘤位置较浅的患者。建腔时分离皮下浅筋膜浅层，将切口保护套置于乳房前间隙进行分离，乳腺前间隙组织相对紧密，无明显的组织间隙，分离时需格外注意区分层次，避免损伤皮肤和重要神经、血管。

（三）肿瘤定位

1. 染色剂定位法　全层注射染色剂，如剂量过大，可导致视野模糊。笔者所在团队采用染色剂注射标记，每次 0.01 ml 1 : 5 稀释的亚甲蓝；单孔腔镜区段手术染色剂定位时一般选择腋窝切口和肿物连线的前后两个方向，无需多个象限注射亚甲蓝。注射前先回抽注射器，确认无出血再进行注射，以防将亚甲蓝注入血管。

2. 长针定位法　在开展染色剂定位法腔镜手术早期，常因亚甲蓝注射量或深度不足，术中无法进行定位，此时利用长针进行彩超引导下定位尤为重要，可确保手术顺利进行。值得注意的是，长针导热，需避免电凝钩触碰长针导致皮肤烧灼伤。具体手术操作技巧：先分离后间隙；在彩超引导下，根据肿瘤的位置置入定位针；按定位针指引范围在腺体后方划定边界。注意"热兵器"原理定位针的使用技巧，避免充气下彩超引导置入定位针时烫伤周围组织；选择细长且足够坚硬的定位针；垂直进针。

七、围手术期管理

（一）术前护理

1. 术前常规准备　术前常规行各项检查及准备，向患者介绍各项实验室检查的目的、注意事项。如心电图、乳腺 X 线检查、胸部 X 线检查、尿常规、粪便常规、肝功能、肾功能。术前一日备皮（剃去同侧腋毛、清洗胸部及同侧腋下皮肤）。术前禁饮食，嘱患者术前保证充足的睡眠。

2. 术前训练　指导患者深呼吸和腹式呼吸，有效咳嗽、咳痰，以防止术后并发肺部感染。训练床上大小便，教会患者练习握拳，活动腕、肘、肩关节的方法。

3. 心理护理　护理人员应利用时间进行护理理论宣教，介绍手术医师的水平，耐心、细致地解释腔镜区段的手术过程，并请术后痊愈的患者现身说法，使患者和家属解除思想顾虑，增强对疾病治疗的信心。

（二）术后护理

1. 术后常规护理　术后全身麻醉未清醒前应取平卧位，保持呼吸道通畅，常规吸氧 2 ～ 3 h。待血压平稳后改为半卧位，以利于引流和改善呼吸功能。术后 3 d 内患侧上肢制动并抬高，避免上臂外展。

2. 观察病情变化　术后严密监测患者的生命体征，如血压、脉搏、呼吸，尤其是呼吸情况。注意有无呼吸困难、气胸。观察切口敷料是否干燥、弹性绷带的松紧度，观察患侧肢端的温度、颜色、脉搏等，以减少切口积液，防止切口皮瓣坏死，利于愈合。

3. 引流管的护理　妥善固定引流管，保持引流通畅，维持有效的负压吸引，观察并记录引流液的性质、量、颜色、有无出血。引流管一般放置 3 ～ 5 d，引流液颜色变淡 24 h，引流液量＜ 10 ml，局部无出血、积液时可考虑拔管。

4. 术后饮食护理　患者术后 6 h 无恶心、呕吐，可给予清淡的半流质饮食。随时间推移，建议患者进食营养丰富、易消化的食物，有利于患者术后恢复。

八、病例

1. 简要病史　某 23 岁女性，因"发现左侧乳房肿物伴压痛 10 d"入院。

2. 肿物和淋巴结情况

（1）乳腺彩超：左侧乳房内象限腺体可见 1 个低回声肿块（图 5-2），大小约 78 mm×93 mm×34 mm，呈分叶状，平行方位，边缘完整，内部回声欠均匀，未除外叶状肿瘤可能（BI-RADS 4a 类）。双侧腋窝未见异常淋巴结回声。

（2）乳腺钼靶：左侧乳房内象限见一稍高密度肿物影（图 5-3），形态尚规则，边界尚清楚，大小约为 82 mm×65 mm×54 mm，内未见钙化，BI-RADS 4a 类。双侧腋前份未见淋巴结影。

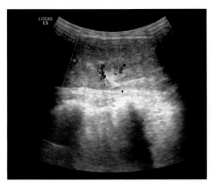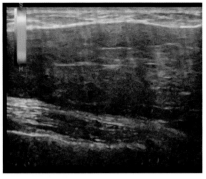

图 5-2　左侧乳房低回声区肿物

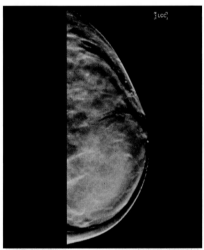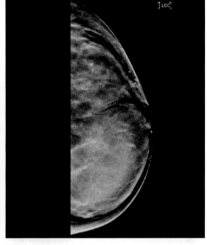

图 5-3　乳腺钼靶示左侧乳房肿物

（3）乳腺 MRI：左侧乳房内象限见一大小约为 70 mm×54 mm 的不规则肿块影（图 5-4），边缘不规则，呈分叶状，T1WI 呈等低信号，T2WI 呈等稍高信号，DWI 呈高信号，动态增强时间 - 信号强度曲线呈上升型，叶状肿瘤可能。双侧腋窝未见明确增大淋巴结。

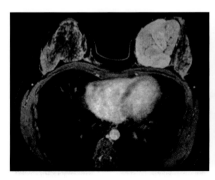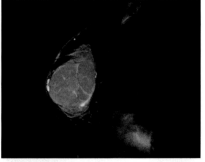

图 5-4　乳腺 MRI 示左侧乳房肿物

（4）手术名称：单孔腔镜左侧乳房腺体良性肿瘤切除术（图 5-5）。

内侧多发肿物切除

（5）术后病理：乳腺纤维腺瘤。

（6）患者术前和术后照片：术后 3 个月，双侧乳房对称，正面照片未见瘢痕，腋窝切口隐蔽，美观效果良好（图 5-6，图 5-7）。

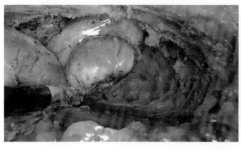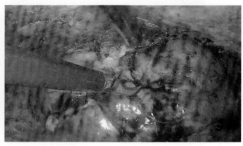

图 5-5　腔镜下显示乳房肿物

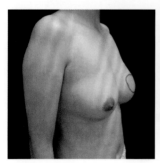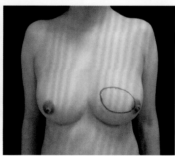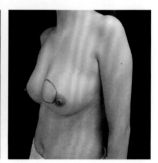

图 5-6　术前照片

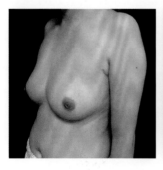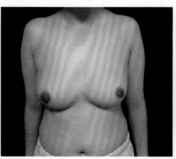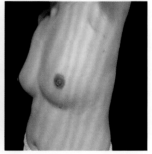

图 5-7　术后照片

术后 3 个月，正面未见瘢痕，腋窝瘢痕恢复良好

第二节　单孔腔镜乳腺癌保乳手术

一、概述

保乳手术是早期乳腺癌患者的首选术式，术后患者的无病存活率和总存活率与改良根治术相近，甚至相对更优。来自日本与中国台湾等的研究数据显示，与传统开放保乳手术相比，腔镜保乳手术10年总体死亡率、乳腺癌特异性死亡率和复发率与传统保乳手术相当，但是选择远离乳房的单个腋窝切口，可获得更高的满意度、术后舒适度和心理健康水平。腔镜保乳手术具有相对较好的肿瘤治疗安全性和更优的美学效果。

二、适应证

（1）TNM分期Ⅰ、Ⅱ期的早期浸润性乳腺癌或导管原位癌。

（2）乳腺MRI证实为单发病灶，并且未累及皮肤和胸壁。

（3）病灶距乳头乳晕复合体（NAC）> 1 cm。

（4）腺体与病灶的体积比例合适（< 20%）。

（5）不需要矫正乳房下垂及乳房对称。

三、相对禁忌证

（1）广泛导管原位癌。

（2）多中心、多象限病灶。

（3）不能接受术后放疗。

四、术前准备

1. 体位　全身麻醉诱导后，将患者安置于仰卧位，患侧靠近床缘，腋窝淋巴结操作时上肢外展90°，腔镜操作时患肢前臂屈曲90°，弯钳固定在头部上方。

2. 术前定位　站立位标记患侧乳房下皱襞、腋前线，若患者选择胸外侧切口，则患者身着内衣站立位标记内衣遮盖胸外侧部位，平卧位标记乳房外侧缘及彩超下肿瘤范围。

3. 手术器械　主要包括直径10 mm、视角30°的前斜视镜镜头、多通道单孔腔镜穿刺器（STARPORT）、智能排烟系统、腔镜切口保护套、电凝钩、超声刀、分离钳及电凝棒等。

五、手术流程

（一）前哨淋巴结活检（SLNB）

采用1 ml注射器抽取纳米碳与生理盐水以1∶1配制淋巴结示踪剂进行前哨淋巴结

示踪，分 3 点注入乳房外上象限实质内，按摩 5 min，等待 5 min。在腋窝切开 3 ~ 4 cm 的弧形切口，前端不超过腋前线，切开皮肤，分离皮下组织，寻找并获取染色淋巴结 3 ~ 5 枚，送冰冻组织进行病理学检查。若前哨淋巴结转移，则予腋窝淋巴结清扫。该切口也作为后续需经腋窝入路置入多通道单孔腔镜穿刺器的通道。

（二）建腔及层面解剖

采用非溶脂法进行建腔和层面解剖。先在直视下找到胸大肌外侧缘进行游离解剖，避免切开胸大肌筋膜，胸肌和乳腺实质之间的界限清晰可见。置入腔镜保护套，安装一次性多通道单孔腔镜穿刺器，连接智能排烟系统，建立气腔，CO_2 压力设定为 8 mmHg，气体流量选择 40 L/min。在腔镜引导下使用电凝钩游离乳房后间隙，然后使用电凝钩分离腺体浅层。使用电凝钩或超声刀对穿透血管进行凝固和切割，以确保充分止血，保持术野清晰。

（三）切除肿块及修复残腔

遵照术前定位和标记充分游离皮瓣后，使用电凝钩对肿块进行切除。为了指导手术范围和手术顺序，依据术中超声检查，笔者所在团队常用染色法或定位针法标记肿块的切缘。使用染色法时，在建腔及层面解剖之前，于肿块外 1 cm 环周注射亚甲蓝，深达乳房后间隙，浅至皮下组织，术中可见由染料所标记的肿块切除范围。使用笔者所在团队创新的定位针法时，需经建腔及层面解剖，充分显露乳房后间隙后，在彩超引导下于肿块外 1 cm 环周垂直置入定位针。依据定位针指导范围，使用电凝钩在腺体后方划定切除边界，再分离腺体浅层，并按照先前划定的边界切除肿块。值得注意的是，在使用定位针法时，要选择细长且足够坚硬的定位针并垂直进针。在使用电凝钩划定肿块边界及切除肿块期间，注意避免触碰到定位针，以避免烫伤。

腔镜下应用剪取切缘送冰冻组织行病理学检查，并使用缝线进行标记。于肿瘤底部胸大肌表面，肿瘤周围残腔 12 点、3 点、6 点、9 点分别缝合钛夹指引放疗。依据患者个体化的评估，可选择不缝合腺体，直接放置引流；必要时分离腔内腺体组织进行缝合关闭残腔。而对于切除的肿块体积 ≥ 70 cm³ 或者 ≥ 20% 乳房体积，要进行肿瘤整形术以预防畸形。

六、操作难点与要点

单孔腔镜保乳手术需要将手术范围可视化，术前定位肿瘤周围 2 cm 组织，术中标记肿瘤残腔，术后标记肿瘤标本尤为重要。腺体较厚时角度小，采用电凝钩手术时间长且烟雾大；电刀可选择电切键，以减少烟雾的产生。

（一）手术入路

1. 前入路　适合肿瘤位置较浅，无需全层切除腺体的患者。建腔时，分离皮下浅筋膜浅层，将切口保护套置于乳房前间隙进行分离，分离到目标位置后，采用单孔加一，在肿瘤投影皮肤中央处切开 2 mm 切口，置入电刀增加角度，向后方切除肿瘤，提高手术速度。若不在乳房增加 2 mm 切口，或者肿瘤较远时，可采用前入路肿瘤悬吊方法，将腺体进行缝合悬吊，利用电凝钩离断腺体。

具体手术操作技巧：使用 3-0 Vicryl 缝线从皮肤进针，缝合腺体，皮肤出针；弯针可掰直；皮肤表面打结，垫纱球，避免切割皮肤。

前入路单孔加一

前入路肿瘤悬吊

2. 后入路　适合肿瘤位置较深，特别是胸大肌表面肿瘤，无需全层切除腺体的患者。建腔时分离胸大肌表面，进入乳房后间隙，后入路可切除肿瘤底部胸大肌筋膜，此时应用充气法腔镜下切除可明显看到透明窗结构，即气体先于器械进入胸大肌筋膜下间隙。由于镜头的放大作用，胸大肌筋膜与胸大肌间层面，看似一排"透明窗"，指引主刀医师进行完整的筋膜下层面分离。

具体手术操作技巧：左手持分离钳弧面向上；将胸大肌下压，使"透明窗"更清晰；右手持电凝钩，用尖端线性滑动分离胸大肌筋膜。

3. 混合入路　前间隙、后间隙混合入路，齐头并进，可减少烟雾产生；减少悬吊，以提高手术速度。

具体手术操作技巧：先走左侧，再走右侧；大部分从右侧向左侧分离，少部分从左侧向右侧分离；离断 12 点时从右侧向左侧离断；使用电凝钩电切模式，不用超声刀离断腺体，减少烟雾产生，降低费用。

后入路透明窗

混合入路保乳

（二）肿瘤周围定位

1. 染色剂定位法　全层注射染色剂，剂量容易过大，导致视野模糊。笔者所在团队采用染色剂注射标记，每次 0.01 ml 1∶5 稀释的亚甲蓝；腋窝手术后，乳房手术前进行彩超引导定位；前间隙标记在术者方向的 11 点、12 点、1 点注射 3 处亚甲蓝，前间隙及后间隙 3 点、6 点、9 点注射亚甲蓝，具体如图 5-8。

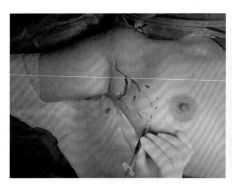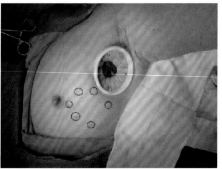

图 5-8　染色剂定位法

2. 长针定位法　在开展染色剂定位法腔镜保乳手术早期，常因亚甲蓝注射量或深度不足，术中无法进行定位，此时利用长针进行彩超引导下定位尤为重要，可确保手术顺利进行。值得注意的是，长针导热，需避免电凝钩触碰长针，以免导致皮肤烧灼伤。

具体手术操作技巧：先分离后间隙；在彩超引导下，根据肿瘤位置置入定位针；按定位针指引范围在腺体后方划定边界；分离前间隙，按划定边界切除肿瘤。注意"热兵器"原理定位针，避免烫伤；避免充气下彩超引导置入定位针，需关闭气腔后置针。选择细长且足够坚硬的定位针，垂直进针（图 5-9）。

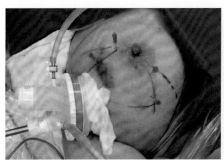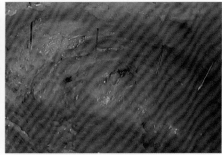

图 5-9　定位针确定肿瘤范围

（三）肿瘤标本定位

腔镜保乳手术需要辨认方向，以利于术中标本乳腺 X 线摄影和判断切缘不足之处进行补切，因此标本离体之前进行肿瘤方位标记尤其重要，笔者所在团队介绍两种标记方式。

1. Hemolok 结扎夹　标本在取出之前，在标本 3 点应用单个 Hemolok 结扎夹进行标记，6 点应用两个 Hemolok 结扎夹进行标记。或者单个标记腋窝方向；标记后再取出标本进行摄片和剖开。

2. 染色剂布局　手术标本浅面和深面是比较好的辨认点，术前在术者方向的 11

点、12 点、1 点注射 3 处亚甲蓝，在取出标本时作为辨认点，即可明确肿瘤点方向。若染色不满意，可结合血管夹进行单夹标记，在乳晕侧采用染色法，远离乳晕侧使用单个血管夹标记。

血管夹标记肿瘤

血管夹单夹标记

（四）肿瘤残腔定位

保乳手术残腔需常规放置定位夹以便放疗科医师对残腔进行瘤床加量，腔镜下放置钛夹需要应用一次性腔镜器械，费用较高。作为替代方式之一，可在腔镜下将钛夹缝合在标记处。

滑结缝合钛夹

渔夫结缝合腺体

七、围手术期管理

1. 负压引流 为保障术后美容效果，建议低负压引流，保持引流管通畅，及时发现引流管不完全引流的情况，必要时在彩超引导下穿刺抽液或者留置引流，避免观察不及时导致术后感染。

2. 加压包扎 术后适当加压包扎，如连续 3 d 引流量小于 20 ml，可拔除引流管。

八、病例

1. 患者情况 48 岁女性患者，左侧乳房外下象限有一直径约 1.5 cm 的肿块。术前穿刺病理提示：左侧乳房乳腺浸润性癌，并见导管原位癌，ER/PR（＋），HER2（3+），Ki-67 约 10%（＋）。患者有保乳意愿。

2. 手术记录及病理报告 患者经全身诱导麻醉后，接受经腋窝约 3 cm 弧形切口前哨淋巴结活检术及单孔法腔镜保乳术。术中快速冰冻病理结果显示前哨淋巴结为阴性，常规病理提示：ER/PR（＋），HER2（3+），Ki-67 约 30%（＋），T2N0M0。

3. 术后结果　患者未出现明显术后并发症，于术后 4 d 出院。患者将接受辅助放疗、化疗及内分泌治疗。术后 1 年随访结果显示，肿瘤无局部复发及远处转移，患者对手术美容效果满意（图 5-10，图 5-11）。

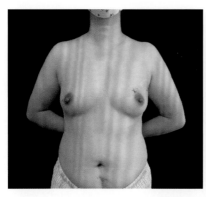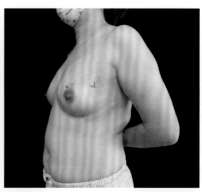

图 5-10　术前照片

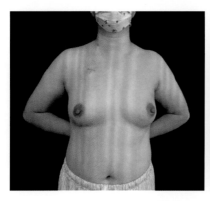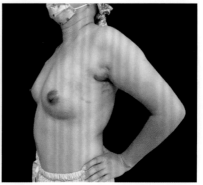

图 5-11　术后照片

第三节　单孔腔镜乳房皮下切除术

一、概述

传统乳房切除术要求切除乳头乳晕复合体，因此在乳房重建手术时需要对乳头乳晕复合体进行重建。但根据文献报道，有 36% 的乳房重建患者对乳头重建的效果不满意，此外，乳头缺失的经历也会引发患者的心理问题。保留乳头乳晕的乳房切除术（nipple-sparing mastectomy，NSM）或保留皮肤的乳房切除术（skin-sparing mastectomy，SSM）在肿瘤学上被证实是安全可行的，该术式保留了乳头乳晕复合体的形态，有利于乳腺癌患者自信心的建立和重返社会。采用腔镜技术行单孔腔镜乳房皮下切除术，优点为瘢痕隐蔽、手术视野清晰、损伤血管及神经的风险低、术后皮肤平整、切口恢复快、美容效果好等，特别适用于乳房较小、单侧重建不能获得对称的乳房，同时也适合男性乳房发育患者。

二、手术适应证

（1）较早期乳腺癌，肿瘤未侵及乳头、乳晕及皮下组织，但患者不愿行保乳手术，或因多中心病灶不宜接受保乳手术。

（2）较大范围的乳腺导管原位癌需行全乳切除术。

（3）有乳腺癌易感基因阳性或高危乳腺癌家族史、乳腺癌癌前病变需行预防性乳房切除术。

（4）导管内乳头状瘤病有不典型增生。

（5）乳腺增生，有较大范围的小钙化，且活检证实有不典型增生。

（6）男性乳腺发育。

三、手术禁忌证

（1）炎性乳腺癌。

（2）局部晚期，有皮肤、胸肌、胸壁侵犯。

（3）妊娠、哺乳期乳腺癌。

（4）乳房乳头平面以下瘢痕且既往有放疗史（如乳腺癌保乳术后放疗）。

（5）患者术前合并严重疾病，全身状况差，不能耐受手术。

四、术前准备

患者取站立位，双手于两侧髂前上棘水平叉腰，抬头挺胸，目视正前方，双足与肩同宽。标记手术切口及腺体四周边界，即需要切除的范围，标记需要扩展分离的范围（图5-12），扩展分离的目的是将多余的皮肤展平，减少术后积液，加速康复，同时提升美学效果。

五、操作流程

1. **器械准备**　准备30° 10 mm腔镜镜头、多通道单孔腔镜穿刺器、腔镜保护套、无烟气腹装置、电凝钩、电刀、超声刀、分离钳、电凝棒及腔镜剪刀。

2. **体位准备**　患者取仰卧位，双侧上肢外展90°，气管插管全身麻醉后使用延长管，管子固定于一侧，患者面部使用棉垫保护，不使用头架，常规消毒、铺巾，将患侧上肢包裹无菌巾并用无菌绷带从远心端向近心端缠绕后外展90°固定。

3. **手术切口选择**　取腋窝皮肤横纹皱褶长度为3 ~ 5 cm的弧形切口，切口前缘不超过胸大肌外侧缘外1 cm。

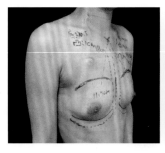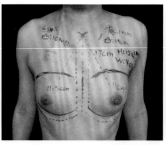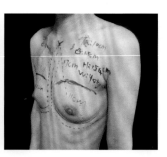

图 5-12　术前设计

标记乳腺切除的范围以及需要扩展分离的范围

4. 前哨淋巴结活检及腋窝淋巴结清扫　前哨淋巴结活检（图 5-13）采用亚甲蓝或纳米碳示踪法，术前于患者乳晕旁、乳房外上象限或者肿块周围皮下注射亚甲蓝或纳米碳，以示踪前哨淋巴结。于腋窝切口直视下切除第一站蓝染的前哨淋巴结，并送快速冰冻病理学检查，妥善止血。若前哨淋巴结阳性，则行腋窝淋巴结清扫术。

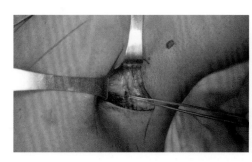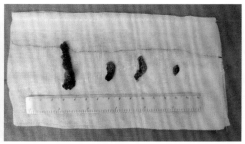

图 5-13　前哨淋巴结活检

5. 腔隙建立　经腋窝切口，游离切口周围皮下组织约 1 cm，以便固定切口保护套，游离外上象限乳房后间隙 2 ~ 4 cm，注意不要损伤胸大肌筋膜。将患者术侧上肢外展并置于额头固定，充分显露腋窝。从腋窝切口置入切口保护套，套上多通道单孔腔镜穿刺器。12 mm 戳卡孔位于上方，10 mm 戳卡孔位于下方。随后 12 mm 戳卡孔置入恒压气腹装置，10 mm 戳卡孔置入 10 mm 腔镜镜头。两个 5 mm 戳卡孔分别置入分离钳及电凝钩。充入 CO_2，设置压力为 8 mmHg（1 mmHg=0.133 kPa）、流量 40 L/min，形成气腔。

6. 游离后间隙　用电凝钩分离乳房后间隙的疏松纤维组织，上至乳房上缘，内至胸骨旁水平隔内侧韧带，处理胸廓内动脉穿支，下至乳房下皱襞，外至乳房腺体外侧缘，必要时切除肿瘤底部胸大肌筋膜（图 5-14）。当分离至乳房边缘时，向上分离脂肪组织至皮下，便于后续离断腺体。

7. 游离前间隙　取出切口保护套及多通道单孔腔镜穿刺器，经腋窝切口在直视下使用电刀沿浅筋膜浅层间隙分离乳房腺体表面 3 ~ 4 cm。再次置入切口保护套及多通

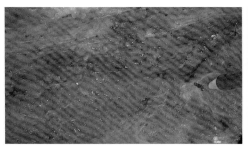
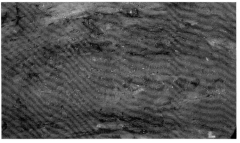

图 5-14　游离后间隙

道单孔腔镜穿刺器，在腔镜下使用电凝钩依次分离乳房外上、内上及外下腺体表面，然后向乳头后方游离，紧贴乳晕真皮游离中央区腺体，改用腔镜剪刀离断乳头后方腺体。取乳头后方组织切缘送术中冰冻病理学活检。男性乳腺发育患者乳头下方腺体保留 5 mm，过短会出现术后乳头凹陷，过长会造成术后乳头凸起，二者都会大大降低患者对本手术美观的满意度。乳腺癌患者乳头下方腺体保留厚度小于 2 mm，确保乳头乳晕缺血发生率低，兼顾乳房肿瘤治疗的安全性。继续使用电凝钩分离乳房内下象限的腺体表面，完成腺体切除。游离腺体表面时，可用分离钳向下牵拉腺体，便于显露浅筋膜浅层，电凝钩应沿着浅筋膜浅层分离，避免腺体残留。单孔腔镜下止血有一定的难度，使用电凝钩止血可能导致出血部位结痂而影响观察出血点，且容易烫伤皮肤，必要时可使用电凝棒或超声刀止血。

8. 检查标本的完整性　对于广泛导管原位癌患者，切除乳房后检查乳腺组织切除的完整性是保障肿瘤患者安全的一个重要步骤。对于泥沙样钙化患者，术中拍摄钼靶片明确切缘无钙化，是一种有效的方式（图 5-15）。

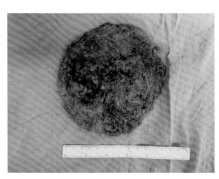
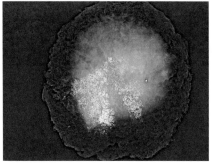

图 5-15　乳腺标本及钼靶下钙化

9. 放置引流　操作结束后，应于乳房下皱襞外侧方向及乳房上缘各放置 1 根引流管，引流管持续负压吸引，妥善固定引流管并保证引流通畅。皮内缝合关闭切口。乳房周围用弹性胸围或绷带加压包扎止血，且注意不要压迫乳头乳晕复合体，防止出现乳头乳晕缺血坏死。

六、术后管理

腋窝手术部位应适当加压包扎，切口换药时注意观察乳头、乳晕血运，必要时使用硝酸甘油涂抹于乳头、乳晕周围，促进血液循环。保持引流管通畅，每日观察并记录引流液的颜色、性状及引流量，连续 3 d 引流量 < 20 ml/d 可拔除引流管。术后 2 周逐步加强患侧上肢功能锻炼。根据术后病理及免疫组织化学检查结果决定后续治疗方案。男性乳房发育患者进行腔镜乳房皮下切除术后，需穿塑形胸衣 6 个月，促进皮肤伸展，以获得良好的美学效果（图 5-16）。

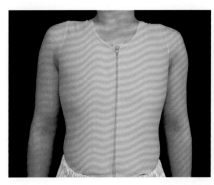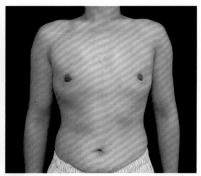

图 5-16　穿塑形胸衣

七、术后并发症处理

1. 皮下瘀血和积液　是手术后最常见的并发症。发生原因主要与以下因素相关：患者自身凝血机制障碍，术中、术后处理不佳，包括术中止血不彻底、用溶脂和吸脂的方法找平后未再检查出血点、拔除腔镜保护套后未发现受压迫组织的活动性出血、绷带及胸带绑缚时间不够、包扎松脱等。因此，术中应注意筛查患者，认真止血。另外，应选用合适的自黏性绷带及弹性胸带。对于已经发生术后活动性出血者，如经压迫无缓解，应及时使用腔镜再次检查或扩大切口止血，并清除血肿。少量积液可经细针穿刺抽吸后自行吸收，多量积液经细针抽吸无效者需小切口放置引流管引流再加压包扎，必要时可多点缝合皮肤与胸大肌筋膜固定。

2. 表皮水疱及破损　对胶布过敏或绑缚过紧会引起表皮水疱甚至破损，瘢痕体质者可因此形成瘢痕。可选择脱敏胶布少量粘贴或者不使用胶布直接使用绷带绑缚纱布。

3. 乳头麻木或坏死　支配乳头、乳晕感觉的主要神经为第 4 肋间神经外侧皮支，因此，应尽量保留皮下脂肪，避免过多损伤第 4 肋间神经外侧皮支。乳头坏死与患者乳头、乳晕的血供方式有关，术前可采用吲哚菁绿血管造影对皮瓣和乳头乳晕区血供进行实时评估。此外，切断乳头后方乳管时，电凝时间过长和术后压迫时间过长也是引起乳头乳晕缺血坏死的高危因素。因此，术中应尽量使用冷刀处理乳头后方导管；乳头后方腺体不宜保留过厚，以防"窃血"；术后乳头四周使用纱布垫起保护作用，每日检查乳头状况及敷料是否移位；术后即可涂抹硝酸甘油软膏，以改善血供，涂抹莫匹罗星软膏保持乳头湿润并预防感染。

4. 术后胸壁外观不自然　术后近期往往胸壁外观不自然，与术区脂肪和周围脂肪分布不均有关，可穿塑形胸衣 1 ~ 3 个月塑形，使局部脂肪重新分布。并将分离范围适当增大，给予皮肤铺开的机会。为了避免外周面包圈样畸形，分离外周浅筋膜浅层时脂肪不易保留过厚。必要时可术后借助抽脂技术改善外形。

5. 感染　术后较少出现切口感染。术中应注意无菌操作，一旦发生感染，按照外科学感染处理原则处理。

八、病例

1. 简要病史　50 岁女性，因"发现左侧乳房肿物 1 个月余"入院。

2. 影像学检查

（1）乳腺彩超（图 5-17）：左侧乳腺 12 点方向、乳头旁可见 1 个低回声灶，大小约 30 mm × 24 mm × 13 mm，形态不规则，平行方位，边缘不完整，可见成角、细分叶、毛刺等改变，内部回声不均匀，可见多发点状强回声，BI-RADS 4c 类。左侧腋窝腋下组见数个淋巴结回声，大小约 15 mm × 7 mm，边界清楚，呈椭圆形，皮质不均匀增厚，较厚处约 4 mm，淋巴结门可探及。

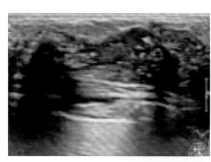
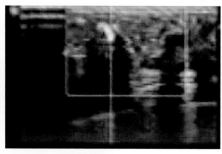
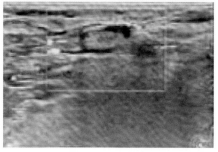

图 5-17　乳腺彩超

（2）乳腺 MRI（图 5-18）：左侧乳房上象限见一异常信号肿块影，大小约 32 mm×21 mm，边缘见毛刺，T1WI 呈等信号，T2WI 呈稍高信号，增强后呈明显不均匀强化，动态增强曲线呈上升平台型。左侧腋下见散在稍大淋巴结影，大者短径约 6 mm。

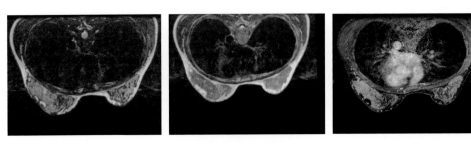

图 5-18　乳腺 MRI

左侧乳房上象限肿块影，边缘见毛刺，T1WI 呈等信号，T2WI 呈稍高信号

3. 术后病理

（1）前哨淋巴结：淋巴结 3 枚，均未见肿瘤转移（0/3）。

（2）肿物病灶：（左侧肿瘤）肿瘤主体为导管原位癌，中等核级，可见粉刺样坏死，伴微浸润，基底脂肪组织脉管内见癌栓。免疫组化结果显示：P63 和 Calponin 显示肌上皮（＋），CK5/6（－），ER90％（＋），PR80％（＋），HER2（－），E-cadherin（＋），P53（－），Ki-67 约 20％肿瘤细胞（＋）。

4. 手术前后照片　手术前后美学效果对比见图 5-19，图 5-20。

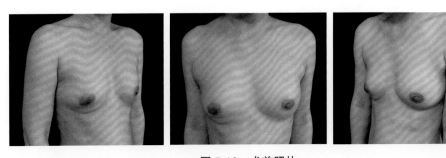

图 5-19　术前照片

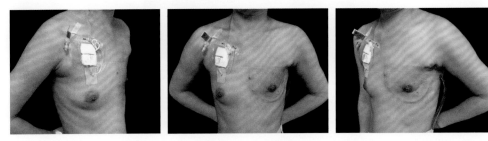

图 5-20　术后照片

5. 其他病例 见图 5-21 ~ 图 5-23。

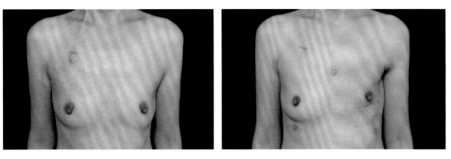

图 5-21 术前、术后正面对比，美观效果尚可

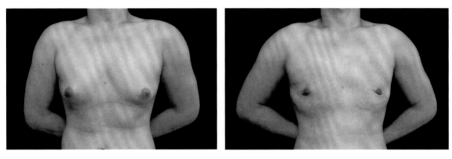

图 5-22 男性乳房发育皮下全切术前、术后正面对比，美观效果尚可

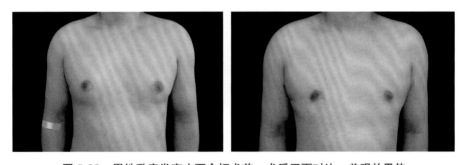

图 5-23 男性乳房发育皮下全切术前、术后正面对比，美观效果佳

第四节 单孔腔镜乳腺癌改良根治术

一、概述

美国外科学家 Halsted 提出"乳腺癌是局部性疾病"的理论，即乳腺癌是有序播散的，先在乳房部位发生局部浸润，再沿淋巴转移，最后出现血行播散。在此理论基础上，乳腺癌标准根治术（Halsted's radical mastectomy）应运而生，手术范围包括全部乳腺组织、乳腺引流区域的淋巴结和乳腺下方的胸肌组织，该术式为早期乳腺癌患者带来生存获益并沿用半个世纪。受到该理论的影响，有学者提出乳腺癌扩大根治术，在

乳腺癌根治术的同时一并切除乳房内侧部的胸壁，即在胸膜外将第 2、3、4 肋软骨，包括胸廓内动、静脉和胸骨旁淋巴结（即乳房内动、静脉及其周围的脂肪及淋巴组织）切除，但随后大量临床资料表明手术范围的扩大并未使患者的生存时间延长，反而影响其生活质量。

随着理念的更新和外科手术技术的进步，乳腺癌标准根治术已很少采用，多实施能够达到相同治疗疗效且明显改善患者生活质量的乳房改良根治术（modified radical mastectomy）。1948 年，英国米德尔塞克斯医院 Patey 等学者首次报道其改良的 Halsted 根治手术，即在术中保留胸大肌但切除胸小肌的方法，该术式能较好地保持胸壁的外形与功能。1951 年，哥伦比亚大学 Auchincloss 等学者在总结前人经验的基础上，创新性提出乳腺癌手术中保留胸大、小肌的概念。前者被称为改良根治术 II 式，后者被称为改良根治术 I 式。但在临床实践中，以改良根治术 I 式获得更为广泛的应用，因其不仅能达到 R0 切除目的，同时豁免胸小肌的切除，减少胸肌支配神经损伤的发生，降低胸肌萎缩的概率，更能改善患者术后的生活质量，所以 Auchincloss 手术是中国现阶段伴腋窝淋巴结转移的早期乳腺癌应用较为广泛的乳腺癌根治手术方式之一。

进入 21 世纪，腔镜手术在乳腺癌中的应用打破了传统手术的程序和理念，具有突出的微创效果而备受关注。我国陆军军医大学西南医院乳腺疾病中心姜军教授早在 2005 年报道了 47 例腔镜辅助小切口乳腺癌改良根治术获得良好的临床效果。腔镜下乳腺癌改良根治术有两种手术路径，即经腋窝入路和经肿瘤表面切除部分皮肤入路。两种入路建立操作空间的方法分别是充气法和悬吊法，各有特点，其优点在于手术范围小，减少损伤血管、神经的风险，术后切口恢复快，对机体损伤小。

二、手术适应证

（1）患者无保乳和重建意愿。

（2）不适宜行保乳手术的早期乳腺癌。

（3）腋窝淋巴结阳性。

（4）临床评价可以行 R0 切除。

三、手术禁忌证

（1）炎性乳腺癌。

（2）局部晚期，有皮肤、胸肌、胸壁侵犯可能完整切除。

（3）患者术前合并严重疾病，全身情况差，不能耐受手术。

四、术前准备

1. 术前设计　患者取仰卧位，标记切除范围上界在锁骨下方 1 ~ 2 cm，下界至肋弓水平，内侧界在胸骨旁线，外侧界至背阔肌前缘。

2. 术前备皮　使用备皮刀清理腋窝区毛发。

五、操作流程

1. 器械准备　准备 30° 10 mm 腔镜镜头、多通道单孔腔镜穿刺器（施耐德）、腔镜保护套、无烟气腹装置、电凝钩、电刀、超声刀、分离钳、电凝棒及腔镜剪刀。

2. 体位准备　患者取仰卧位，患侧上肢外展 90°，气管插管全身麻醉后使用延长管，管子固定于一侧，患者面部使用棉垫保护，不使用头架，常规消毒、铺巾，垫高患侧腋窝区，将患侧上肢包裹无菌巾并用无菌绷带从远心端向近心端缠绕后外展 90° 固定。

3. 手术切口选择　先取乳房外侧缘，通过平乳头平面纵切口行腋窝淋巴结清扫及乳房后间隙平面分离。再取横切口切除乳房，切除皮肤范围应包括乳头乳晕复合体及肿瘤表面皮肤，并切除穿刺针道。切缘距肿瘤边缘应 > 2 cm，以保证皮肤切缘安全。皮肤切口内侧一般不宜超过胸骨中线，外侧应尽量避免进入腋窝，以减少瘢痕挛缩影响上肢活动。

4. 腔隙建立　将患者术侧上肢外展并置于额头固定，充分显露腋窝。经乳房外侧缘切口，游离切口周围皮下组织约 5 cm，以便固定切口保护套，从腋窝切口置入切口保护套，套上多通道单孔腔镜穿刺器（图 5-24）。12 mm 戳卡孔位于上方，10 mm 戳卡孔位于下方。随后 12 mm 戳卡孔置入恒压气腹装置，10 mm 戳卡孔置入 10 mm 腔镜镜头。两个 5 mm 戳卡孔分别置入分离钳及电凝钩。充入 CO_2，设置压力为 8 mmHg（1 mmHg=0.133 kPa）、流量 40 L/min，形成气腔。

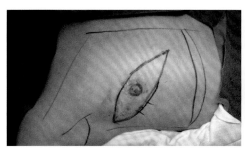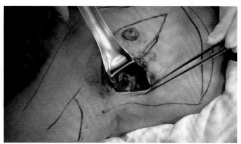

图 5-24　腔隙建立

5. 前哨淋巴结活检（图 5-25），必要时使用腔镜腋窝淋巴结清扫　使用无损伤钳提起胸大肌和胸小肌并向内上方牵拉，显露锁骨下区的锁胸筋膜，切开此筋膜，即可显露腋静脉。由腋静脉开始解剖，分离全部腋下脂肪组织及淋巴组织，并从胸壁上分离。再将腋静脉下方的腋动、静脉各分支一一分出、钳夹、切断和结扎，应注意的是，应妥当保护肩胛下血管和胸背血管。然后经胸小肌后方向深部继续解剖分离，直至腋顶。清除腋顶淋巴结和脂肪组织后，沿侧胸壁向下即可见到与胸外侧血管伴行的胸长神经和与肩胛下血管伴行的胸背神经，在分离过程中应注意避免损伤；锐性分离胸大、

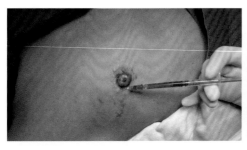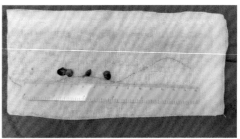

图 5-25　前哨淋巴结活检

小肌间的间隙，完整切除位于胸肌神经及其伴行血管周围的胸肌间淋巴结（Rotter 淋巴结）及脂肪组织。同时应注意保护支配胸大肌的神经，避免损伤。在胸大肌与背阔肌间切开深筋膜可良好显露腋静脉。向内侧锐性分离腋静脉表面的脂肪结缔组织，可清晰地显露胸肩峰动脉起始部，并完成第 Ⅱ 水平淋巴结清扫。取出腋窝组织标本。

6. 分离乳房后间隙　用电凝钩分离乳房后间隙的疏松纤维组织，上至锁骨下方 1 ~ 2 cm，下至肋弓水平，内至在胸骨旁线，外至背阔肌前缘。当分离至乳房边缘时，向上分离脂肪组织至皮下，便于后续离断腺体。取出切口保护套及多通道单孔腔镜穿刺器。

7. 分离乳房前间隙　沿术前设计切口切除乳房，皮瓣游离范围以可以完全切除乳腺腺体为原则。一般上界在锁骨下方 1 ~ 2 cm，下界至肋弓水平，内侧界在胸骨旁线，外侧界至背阔肌前缘。皮瓣游离应在乳房组织浅筋膜浅层进行，在分离过程中保留真皮下血管网是皮瓣存活的基本条件。选择高频电刀分离皮瓣具有减少出血量、术野清晰的优点。在顺利完成皮瓣分离的前提下，推荐选择较低的输出功率以减少热损伤。

8. 腺体切除　分离过程中要切除胸大肌筋膜，但要避免损伤胸大肌纤维。近胸骨旁的第 2、3 肋间隙有胸廓内动脉穿支，应注意结扎或电凝止血，从胸大肌穿出的多支细小穿支血管损伤是造成术后出血的原因之一，应充分止血。检查标本的完整性，表面脂肪均匀（图 5-26A），背面筋膜完整（图 5-26B）。对于钙化或肿瘤在边缘的患者，需通过术中钼靶确认肿瘤完整切除（图 5-26C）。

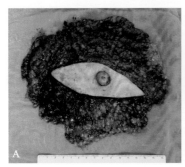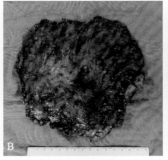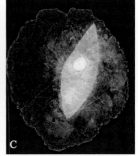

图 5-26　标本及术中钼靶
A. 标本表面脂肪均匀；B. 标本背面筋膜完整；C. 术中钼靶确认肿瘤完整切除

9. 放置引流　手术后应确认止血是否彻底，腋下和胸壁各放置 1 根多孔引流管，抽吸引流管为负压状态。使用敷料覆盖切口，酌情加压包扎。皮内缝合，关闭切口。乳房周围用弹性胸围或绷带加压包扎止血，且注意不要压迫乳头乳晕复合体，防止出现乳头乳晕缺血坏死。

六、术后管理

腋窝手术部位适当加压包扎。保持引流管通畅，每日观察并记录引流液的颜色、性状及引流量，如连续 3 d 引流量 < 20 ml/d 可拔除引流管。术后 2 周逐步加强患侧上肢功能锻炼。根据术后病理及免疫组织化学检查结果决定后续治疗方案。

七、术后皮下瘀血和积液

皮下瘀血和积液是腔镜改良根治术最常见的并发症。发生原因主要与以下因素相关：患者自身凝血机制障碍，术中、术后处理不佳，包括术中止血不彻底、吸脂找平后未再检查出血点、拔除腔镜保护套后未发现受压迫组织的活动性出血、绷带及胸带绑缚时间不够、包扎松脱等。因此，应注意筛查患者，认真止血，另外，选用合适的自黏性绷带及弹性胸带。对于已经发生术后活动出血者，如经压迫无缓解，应及时使用腔镜再次检查或扩大切口止血，并清除血肿。少量积液可经细针穿刺抽吸后自行吸收，多量积液经细针抽吸无效者需小切口放置引流管引流再加压包扎，必要时可多点缝合皮肤与胸大肌筋膜固定。

八、病例

1. 简要病史　某 62 岁女性，因"左侧乳房乳腺癌术后 18 年，发现右侧乳房肿物 3 个月余"入院。

2. 影像学检查

（1）乳腺彩超：右侧乳房外上象限（9 ～ 11 点）可见多发稍低回声灶，边界不清，形态不规则，似沿导管分布，病灶内可见多发点状强回声。右侧乳房外上象限考虑病变，考虑 BI-RADS 4b 类。

（2）乳腺钼靶：右侧乳房外上象限及乳头后方中央区局部腺体密度增高，内见区域分布沙砾样钙化灶，边缘模糊。右侧乳房内下象限见圆形钙化，边缘光滑，考虑 BI-RADS 4 类。

3. 术后病理

（1）淋巴结：前哨淋巴结（1/3），行腋窝淋巴结清扫，总淋巴结情况为 1/18。

（2）肿物病灶：（右侧乳房）大部分为乳腺导管原位癌，高级别，伴坏死，小灶为乳腺浸润性导管癌，Ⅰ级，脉管内未见癌栓，神经束未见癌浸润，上、下、左、右、基底均未见癌累及，乳头未见癌累及。免疫组化：HER2（3+），ER（-），PR（-），P53（+），Ki-67 约 10%（+），P63、CK5/6 小部分显示肌上皮缺失。

4. 手术前后照片　见图 5-27，图 5-28。

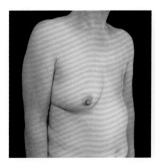 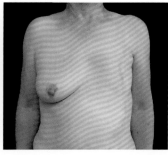 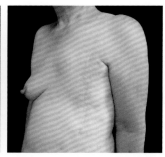

图 5-27　术前照片

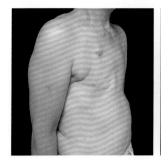 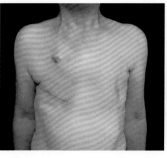 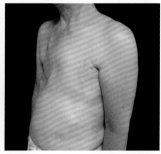

图 5-28　术后照片

第六章 单孔腔镜乳房肿瘤切除与重建

第一节 单孔腔镜乳腺癌胸肌后乳房假体重建

一、概述

腔镜胸肌后乳房假体重建是一种常见的乳房重建手术，适用于因乳腺癌手术、乳房创伤或其他原因导致乳房缺失或变形的患者。手术通常在原有的乳房组织或缺失组织上植入乳房假体，以重建乳房形态和外观。常用的假体为硅胶填充物，尺寸和形状可以根据患者的需要和外形来定制。胸肌后乳房假体重建可以在手术中直接调整乳房的形态和大小，使患者更加自信和满意。

传统的经腋窝开放手术植入假体容易受手术视野的影响，术中出现出血往往难以迅速止血，且离断胸大肌的位置需要更丰富的手术经验。腔镜胸肌后乳房假体重建，由于腔镜的视野放大作用及腔镜 CO_2 充气作用下，视野更加清晰，能最大限度地避免神经、血管损伤，减少术后并发症的发生。

二、腔镜胸肌后乳房假体重建的适应证

（1）穿刺活检明确诊断为乳腺癌，并无远处转移。

（2）导管原位癌肿瘤大小无明确限制。

（3）患者有较高的美容需求且心理上能够接受假体重建。

具有一定指导意义的推荐适应证：

（1）研究表明，随着肿瘤体积增大，乳头乳晕复合体累及率增加。当肿瘤直径 ≥ 5 cm 时，乳头乳晕复合体累及率高达 31.8%，而腔镜乳腺癌手术中理论上乳腺全切后无皮肤及胸大肌上的肿瘤残留即可认为肿瘤已经切除干净。因此我们推荐适应证为浸润性癌肿块直径 < 3 cm，或经新辅助化疗后肿块直径 < 3 cm，距腺体表面最近处 > 0.2 cm，

与胸壁无固定，无明显酒窝征，无新近出现的乳头内陷或偏斜，无橘皮样改变。

（2）对于乳房过大及乳房下垂明显的患者，行胸肌后乳房重建可能导致与健侧不对称或皮肤残余过多的情况，因此推荐适应证为乳房体积 < 500 ml，无明显乳房下垂，或考虑对侧行乳房对称性缩小术。

三、腔镜胸肌后乳房假体重建的禁忌证

（1）乳房较大，明显下垂，重建后难以获得较好的美观效果。

（2）乳腺癌侵犯皮肤或胸大肌。

（3）患者拒绝行假体重建。

四、术前准备

1. 体位　全身麻醉诱导后，将患者置于仰卧位，患侧靠近床缘，乳腺癌需行腋窝淋巴结操作时上肢外展 90°，腔镜行乳房部位操作时患肢前臂屈曲 90°，弯钳固定在头部上方。

2. 手术器械　30° 腔镜镜头、多通道单孔腔镜穿刺器、腔镜保护套、恒压排烟气腹机、S 拉钩、电凝钩、电刀、超声刀、分离钳、电凝棒和电剪刀（图 6-1）。

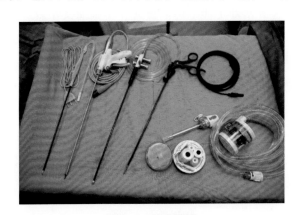

图 6-1　手术器械

3. 术前设计　选择备用假体，可参考整形外科方法选择假体。

（1）术前观察乳房形态：双侧胸部的对称性、大小，有无乳房下垂及下垂的分级、乳房上下极比例，乳头位置、乳房下皱襞位置是否有差异，乳房内侧组织量，有无副乳，乳房皮肤厚度、颜色与松弛度，乳房表面浅表静脉情况，有无皮纹，乳晕大小、颜色，乳头大小、颜色、角度、长度等。

（2）确定假体的宽度、高度和凸度

1）宽度选择：首先测量乳房基底宽度（BW），通过乳头乳晕复合体的上缘测量乳房两端的距离，同时让患者向外和（或）向内推动乳房，记录其理想的乳房宽度。经

过微调，即可得到假体的宽度。然后测量皮肤拉伸度，应最大程度向前拉伸乳晕内侧缘。皮肤拉伸度< 2 cm，表示乳房皮肤紧张，假体宽度计算公式为 BW–0.5（cm）；皮肤拉伸度 2 ~ 3 cm，表示乳房皮肤正常，假体宽度等于 BW（cm）；皮肤拉伸度> 3 cm，表示乳房皮肤松弛，假体宽度计算公式为 BW+0.5（cm）。

2）高度选择：了解乳房在躯干的位置、双侧对称性和乳房下垂度。选择不同高度的解剖型假体较为重要。对胸骨上切迹 - 乳头（SN-N）> 19 cm 者，建议选择全高假体；对 SN-N ≤ 19 cm 者，建议选择中高假体。

3）凸度选择：假体凸度的选择首先考虑乳房组织的厚度，并结合患者的要求，选择最适合与目前乳房软组织和皮肤情况相当的假体凸度，亦可考虑患者需求，适当增加乳房凸度。

（3）准备多个假体手术中备用：准备一个预估乳房切除体积大小相当的假体，并再备用体积 +25 ml 及体积 –25 ml 假体各一个。术前的测量数据仍需要结合术中乳房切除的重量，共同决策植入假体的选择。

五、手术流程

1. 体位及切口　进行乳腺癌腋窝手术时，患者手臂外展 90°，皮下注射淋巴结示踪染料，按摩 10 min 后，取胸大肌后缘沿腋窝皮肤横纹皱褶 3 ~ 5 cm 弧形切口，进行前哨淋巴结活检（必要时行腋窝淋巴结清扫），切口前缘不超过腋前线。若乳房体积较大，可适当向后延长切口。

2. 单孔腔镜手术空间的建立　胸肌后重建的建腔关键点在于准确定位胸大肌深面，分离胸大、小肌间疏松组织，为切口保护套提供固定位置。需特别注意以下关键点：①先寻找胸大肌表面，再定位胸大肌深面；②保留胸大、小肌外侧由前至后的血管神经束；③分离胸大、小肌间时可探查 Rotter 淋巴结，必要时可行肌间淋巴结活检；④保护胸大、小肌间血管和神经，避免胸大、小肌萎缩；⑤适当分离皮下组织，避免切口保护套对皮缘的损伤；⑥避免损伤上臂内侧皮神经。置入直径为 70 mm 的切口保护套，连接一次性多通道单孔腔镜穿刺器，12 mm 孔径的穿刺口置于上方连接恒压系统戳孔器，左侧 5 mm 孔径的穿刺口置入分离钳，右侧 5 mm 孔径的穿刺口置入带负压吸引电钩，下方 10 mm 孔径的穿刺口置入直径 10 mm 的 30° 腔镜镜头（图 6-2）。

3. 建腔和层面解剖　腔镜下进行乳房手术时前臂屈曲 90° 固定在头侧，采用非溶脂法进行建腔（图 6-3）和层面解剖，具体方法如下。

（1）假体腔层面（图 6-4）：从腋窝切口寻找胸大肌外侧缘，向下分离纤维结缔组织至胸大小肌间隙，打开胸大小肌间隙。从腋窝切口置入切口保护套，套上多通道单孔腔镜穿刺器。充入 CO_2，形成气腔。腔镜下用电凝钩分离胸大、小肌间的疏松结缔组织至胸大肌，改用超声刀离断胸大肌，下至乳房下皱襞下 1.5 cm，内至胸骨旁线外

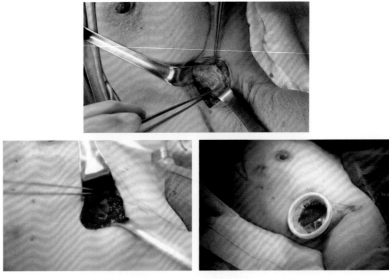

图 6-2　开放分离层面

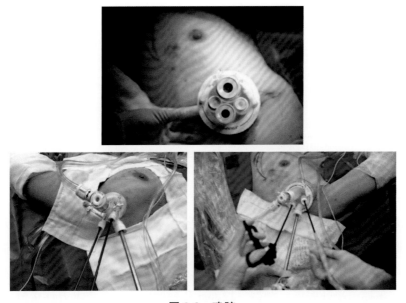

图 6-3　建腔

1 cm，外至腋前线，上至第 4 肋上缘。距离胸大肌起点 0.3 ～ 0.5 cm 处离断胸大肌，以避免穿支血管止血困难，且保留少量肌肉包裹假体下缘。使用电凝钩离断胸大肌易导致血管收缩而难以止血，注意保护第 4 肋间穿支血管，一旦损伤，可能导致出血而中转开放手术。

　　（2）后间隙层面（图 6-5）：取出切口保护套，开放下游离乳房后间隙约 2 cm，前间隙约 3 cm，置入切口保护套、穿刺器、恒压气腹装置，充入 CO_2，形成气腔。用电凝钩分离乳房后间隙的疏松纤维组织，上至锁骨下韧带，内至胸骨旁韧带，下至乳房

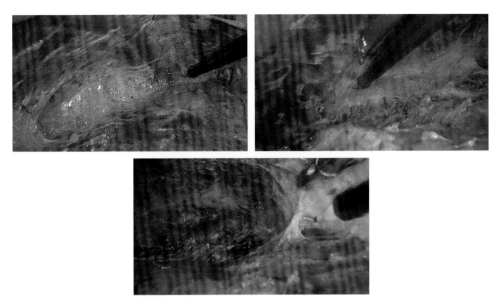

图 6-4　假体腔层面

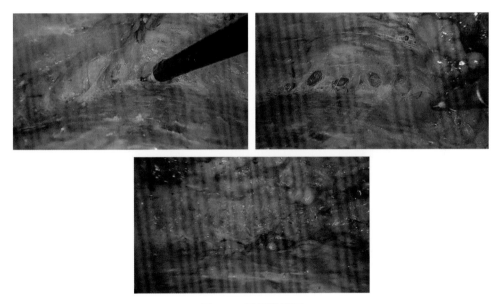

图 6-5　后间隙层面

下皱襞三角集束韧带，外至乳房腺体外侧缘。当分离至乳房边缘时，提前分离脂肪组织至真皮层，便于后续离断腺体。肿瘤投影后方需切除胸大肌筋膜，其他部位可根据需要进行切除。

（3）前间隙层面（图 6-6）：牵拉切口保护套到达前间隙层面，腔镜下使用电凝钩分离，分离顺序依次为乳房外上、内上、外下象限，乳头后方、内下或乳房外上、外下、内上象限，乳头后方、内下（图 6-7）。采用单板电剪分离乳房内下象限，最后离断头侧锁骨下韧带和足侧三角集束韧带，完成腺体切除。游离腺体表面时可用分离钳向下牵拉腺

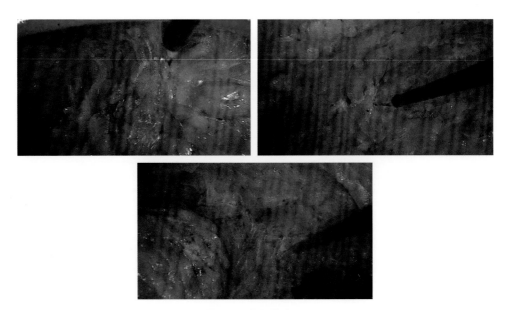

图 6-6　前间隙层面

体，便于显露浅筋膜浅层，电凝钩应沿着浅筋膜浅层分离，避免腺体残留。采用腔镜剪刀分离乳头乳晕后方组织，以避免乳头乳晕缺血坏死。取乳头后方组织切缘送术中冰冻病理学检查。保持手术标本完整，从切口保护套内取出，避免标本直接接触切口，以防止切口种植转移。用 2000 ml 温蒸馏水冲洗术腔，检查术腔，彻底止血。使用 0.45% ~ 0.55% 聚维酮碘溶液浸泡假体腔 10 min，更换手套。

（4）乳头后方的处理：见图 6-8。

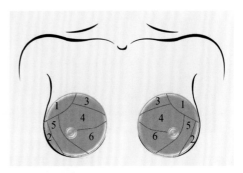

图 6-7　腔镜下乳房全切除手术顺序（按数字顺序 123456 或 132456 依次切除）

分离前间隙

悬挂乳房内景

悬挂乳房外景

4. 选择假体　取出标本（图 6-9）后进行标本称重，测量假体腔直径，作为基底宽度参考，结合术前测量结果，在准备的多个备用假体中选取合适的假体，明确假体所需大小。

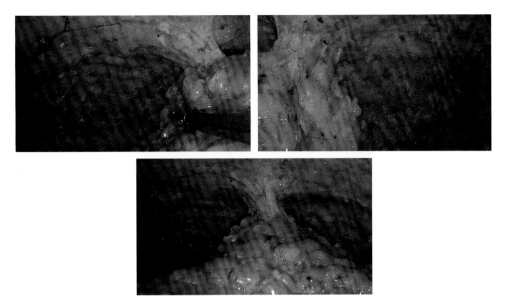

图 6-8 悬挂乳房

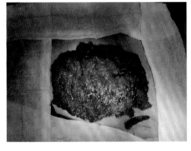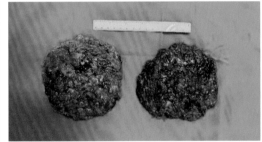

图 6-9 标本

5. 缝合补片　使用 3-0 Vicryl 缝线固定于补片一端，将补片置入乳房皮下层，腔镜下将补片与三角集束韧带、胸大肌断端连续缝合。

6. 植入假体　使用 S 拉钩牵拉腋窝切口及胸大肌，将假体植入胸大、小肌之间，使假体上半部分位于胸大肌后方，下半部分位于补片后方。取出腔镜保护套，使用 S 拉钩牵拉腋窝切口，外侧补片与前锯肌缝合、胸大肌与胸小肌缝合，关闭假体腔，必要时缝合假体上方胸大肌和胸小肌以防止假体上移。

7. 引流及包扎　于皮下腔隙乳房下皱襞及腋窝各放置 1 根引流管，持续低负压吸引，妥善固定后皮下缝合关闭切口。乳房周围用弹性胸围或绷带加压包扎，主要加压于假体上缘和下缘，避免压迫乳头乳晕复合体，防止乳头、乳晕缺血坏死。预防性使用抗生素 24 h。腋窝手术部位适当加压包扎，切口换药时注意观察乳头、乳晕血运，必要时使用硝酸甘油涂抹于乳头、乳晕周围，促进血液循环。

单孔腔镜乳腺癌胸肌后乳房假体重建手术流程见图 6-10。

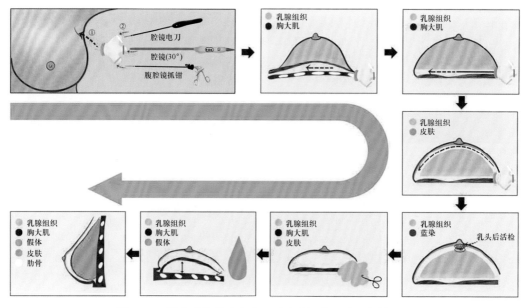

图 6-10　单孔腔镜乳腺癌胸肌后乳腺假体重建手术模式图

六、操作难点与要点

（1）获得安全、满意的腔镜操作空间。

（2）离断胸大肌时需预留胸大肌起点 0.3 ~ 0.5 cm，避免肌肉回缩导致术中止血困难。

（3）术中假体选择需参考的内容：①称重：将标本放入精细秤中称量组织重量，获得切除组织的重量。②测量切除组织直径：将乳腺标本平置，以标尺或卡尺测量其直径。③考虑患者个人需求，选择与切除乳房相当或更大的假体。

（4）在胸肌后乳房假体重建手术时，应用假体需要有足够的组织覆盖，且被覆组织应有一定的强度。对于不下垂的乳房，若胸大肌筋膜和乳房后间隙脂肪垫的组织充足且强度良好，可考虑不放置覆盖假体下半部分的补片。若假体体积较大，组织空间有限，则需要切断胸大肌，导致部分假体直接暴露于皮下，此时需要补片充分覆盖假体（图 6-11）。

保留胸大肌筋膜

透明窗概念

补片缝合

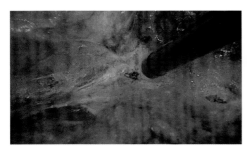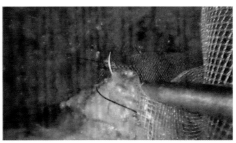

图 6-11 特殊结构

（5）胸肌后下侧一般游离至乳房下皱襞以下 1 ~ 2 cm，目的是预留松弛的空间承载假体下部，避免假体位置过于靠上。实际手术操作时游离距离可以根据术中植入假体或扩张器调整。

七、围手术期管理

（1）全身麻醉清醒前取平卧位吸氧 2 ~ 3 h，待血压平稳后改为半卧位，以利于引流、假体位置下移、改善呼吸功能。

（2）术后 3 d 内患侧肩关节制动，避免上臂外展。

（3）观察切口敷料使其保持干燥，检查弹性绷带的松紧度。

（4）观察乳房皮肤，特别是乳头乳晕区。

（5）引流管：妥善固定，低负压引流 3 ~ 7 d，如连续 3 d 引流量＜ 30 ml/d 可拔管。

（6）饮食：营养丰富、易消化，有利于患者术后恢复。

八、术后并发症

保留乳头乳晕乳房皮下切除术通常用于乳腺癌的治疗或预防，总体并发症发生率为 9.15%，乳头坏死率为 1.20%。与预防性乳房切除术相比，治疗性乳房切除术有更高的并发症发生率。与单侧手术相比，双侧乳房切除术并发症的风险增加，与直接植入重建相比，组织扩张器重建的乳头坏死、感染发生率更高。胸肌后平面重建和胸肌前重建的并发症发生率相似。钛补片重建与脱细胞真皮基质（acellular dermal matrix，ADM）补片的全部或部分肌肉覆盖重建的并发症发生率无差异。然而，术前放疗、吸烟和乳环周围切口是并发症和乳头坏死的高危因素。

九、病例

1. 简要病史　某 41 岁女性，因"体检发现乳房肿物 3 周"入院。家族中有 2 名一级家属乳腺癌病史。

2. 辅助检查

（1）乳腺彩超：右侧乳房 10 点距离乳头 4.3 cm 处可见 1 个低回声灶，大小约 23 mm×15 mm×10 mm，边缘不完整，可见成角、毛刺等改变。右侧腋窝腋下组可见一个低回声光团，大小约 12 mm×5 mm，边界清楚，形态规则，淋巴结门未见。

（2）乳腺 X 线摄影：右侧乳房外上象限可见无定型细小钙化灶，边界不清，呈团簇状分布。

（3）乳腺 MRI：右侧乳房外上象限见团片状异常信号影，边缘不规则，增强后病灶较明显强化，病灶范围约为 19 mm×13 mm。双侧腋下未见异常肿大淋巴结。

（4）穿刺活检病理：乳腺浸润性导管癌。

（5）胸部 CT：右侧腋窝见数个稍大淋巴结，大者短径约 5 mm，强化尚均匀。

3. 术前照片　见图 6-12。

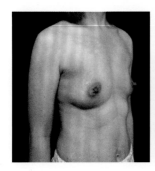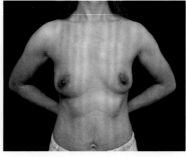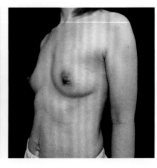

图 6-12　术前照片

4. 皮肤和切口定位　见图 6-13。

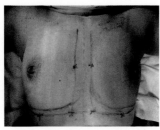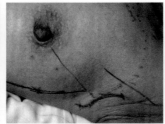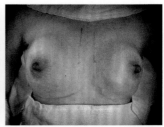

图 6-13　皮肤和切口定位

5. 手术视频

6. 术后病理

（1）前哨淋巴结：淋巴结 4 枚，均未见肿瘤转移（0/4）。

（2）肿物病灶：右侧乳腺导管原位癌，中等核级，呈多灶性散在分布，最大径约 5 mm，脉管内未见癌栓，神经束未见癌浸润。

单孔腔镜乳腺癌
胸肌后假体重建

（3）免疫组化：ER 约 5% 弱（+），PR（–），HER2（3+），Ki-67 约 10%（+），P63 示肌上皮存在，CK5/6（–）。

7. 术后照片　见图 6-14。

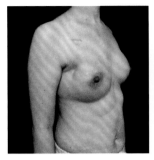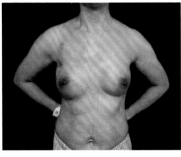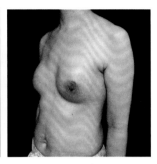

图 6-14　术后照片

第二节　单孔腔镜巨大幼年纤维腺瘤皮下切除联合胸肌后假体重建

一、概述

巨大幼年纤维腺瘤（giant juvenile fibroadenoma）是临床较罕见的乳腺疾病，占纤维腺瘤总数的 0.5% ~ 4%。Michael Sosin 等在一项基于 153 例患者的系统文献综述中报道，其平均发病年龄为 16.7 岁，平均病变直径为 11.2 cm。Sosin 等在系统综述中纳入了患者年龄 25 岁前诊断的病例，因此包括青春期后的巨大纤维腺瘤病例。Sosin 等报告的诊断时患者的平均年龄高于巨大幼年纤维腺瘤病例的分析结果。临床表现为年轻、双侧、多发和肿块巨大，甚至多个肿块充满乳房，研究报道与 PTEN 突变相关，有一定的遗传易感性，在非裔美国女性中更常见。因乳房内纤维腺瘤过度增大，肿块直径大于 5 cm 或重于 500 g，完全累及双乳，患者常会有腰背疼痛等不适，皮肤褶皱处易发生湿疹。更重要的是，肿块严重破坏患者正常的乳房美学形态，导致患者自信心下降，社会功能受损，是皮下乳房切除的罕见指征。

超声检查是初步评估儿童或青少年乳房肿块的首选成像方式，它有助于评估病变是实性还是囊性，并区分良性或恶性。由于年轻女性乳腺致密，乳房 X 线摄影检查对于该类疾病适用性较低。典型的纤维腺瘤边界清楚，呈低回声，卵圆形或圆形，大分叶（不超过 3 个分叶）肿块，纵横比小于 1。迅速增大的乳房肿块需送病理学检查排除恶性。巨大幼年纤维腺瘤在组织学上是纤维腺瘤的一种特殊类型，良性纤维上皮肿瘤由间质（结缔组织）和上皮（导管）增生组成。与普通纤维腺瘤相比，其上皮增生更显著。另外，该病发病机制尚未明确，流行病学和临床病理证据提示雌激素可能发挥了一定的作用。在鉴别诊断方面，巨大幼年纤维腺瘤应与其他导致乳房明显增大的肿瘤相鉴别，主要是乳腺叶状肿瘤。乳腺叶状肿瘤间质细胞成分较纤维腺瘤更为丰富。在手术前应用空芯针穿刺活检区分肿块的良、恶性，但很难准确区分幼年纤维瘤和叶状肿瘤。

临床上在处理该类罕见良性病变时，多学科的协同配合显得尤为重要。超声科、放射科、病理科在诊断此类疾病中发挥了不可替代的重要作用，乳腺外科医师需要进行充分的美学考量，这对提升患者的生活质量具有重要意义。主张在治疗上尽快手术切除乳房全部瘤体组织，并根据每个患者的年龄和体型特点，决定乳房缩小成形或即刻重建手术。

二、适应证

（1）双侧乳房严重不对称。
（2）肿物快速生长，导致乳房持续疼痛。
（3）腰背疼痛，皮肤褶皱处发生湿疹。
（4）严重破坏患者正常的乳房美学形态。

三、禁忌证

（1）重建后难以获得较好的美观效果。
（2）患者拒绝重建。
（3）乳头乳晕血供严重破坏，需行二步法重建。

四、术前准备

1. 体位　全身麻醉诱导后，将患者置于仰卧位，患侧靠近床缘，需行腋窝淋巴结操作时上肢外展 90°，腔镜行乳房部位操作时患肢前臂屈曲 90°，弯钳固定在头部上方。

2. 手术器械　30° 腔镜镜头、多通道单孔腔镜穿刺器、腔镜保护套、恒压排烟气腹机、电凝钩、电刀、超声刀、分离钳、电凝棒和电剪刀。

3. 术前设计　术前患者取站立位，描绘乳房投影皮肤范围（图 6-15）。

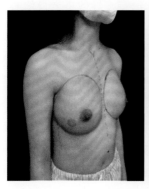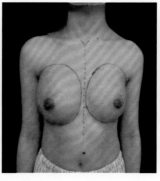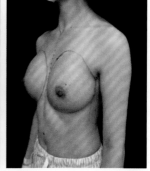

图 6-15　术前设计

五、手术流程

1. 腋窝切口建腔　由于本病为良性疾病，因此建立气腔时需避免对腋窝的干扰，减少对腋窝脂肪的破坏以及对神经和血管的损伤。从腋窝切口寻找胸大肌外侧缘，向下分离纤维结缔组织至胸大小肌间隙，打开胸大小肌间隙。在腋窝切口置入切口保护套，套上多通道单孔腔镜穿刺器，充入 CO_2，形成气腔。

2. 采用充气非溶脂法进行层面解剖

（1）假体腔层面（图 6-16）：腔镜下用电凝钩分离胸大、小肌之间的疏松结缔组织至胸大肌起点处，改用超声刀离断胸大肌起点，内至胸骨旁线外 1.5 cm，下至乳房下皱襞下 1.5 cm，外至腋前线，上至第 5 肋上缘。在胸大肌附着点以上 0.3 ~ 0.5 cm 处离断胸大肌，一方面避免穿支血管出血时肌肉收缩导致止血困难，另一方面保留少量肌肉包裹假体下缘，减少假体可见度。另外，需注意保护肋间穿支血管，特别是内侧、外侧，因为一旦损伤，可能导致出血而中转开放手术。

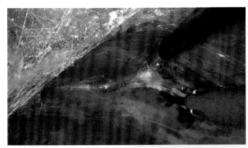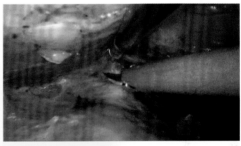
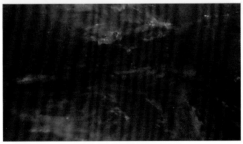

图 6-16　假体腔层面

（2）后间隙层面（图 6-17）：牵拉胸大肌，使用电凝钩分离胸大肌表面乳房后间隙疏松组织，保留后间隙上方为浅筋膜深层水平走向的血管，后间隙下方深筋膜浅层水平走向的血管，保留胸大肌筋膜，上至锁骨下韧带，内至胸骨旁韧带，下至乳房下皱襞三角集束韧带，外至乳房腺体外侧缘。当分离至乳房边缘时，提前分离脂肪组织至真皮层，便于后续离断腺体。因乳房被纤维腺瘤占满，较常规腺体重，充气法下的后间隙游离空间小，需用分离钳协助空间显露。

（3）前间隙层面（图 6-18）：牵拉切口保护套到达前间隙层面，腔镜下使用电凝

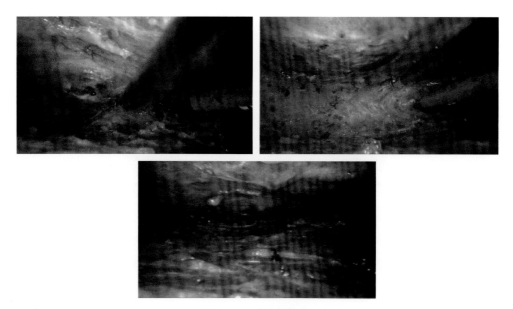

图 6-17　后间隙层面

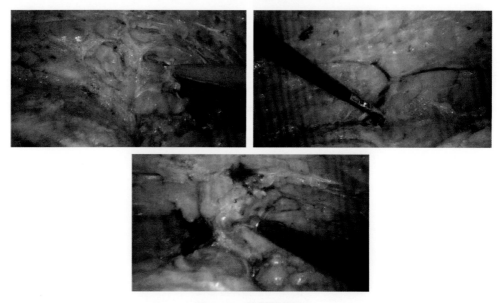

图 6-18　前间隙层面

钩分离前间隙层面，分离顺序依次为乳房外上、内上、外下象限，乳头后方和内下组织，如技术娴熟，可先分离乳房内下象限，最后游离乳头后方。游离腺体表面时，可用分离钳向下牵拉腺体，便于显露浅筋膜浅层，电凝钩应沿着浅筋膜浅层分离，在避免肿物残留的情况下，尽可能保留皮下脂肪及乳房脂肪组织。采用腔镜剪刀分离乳头乳晕后方组织，以避免乳头、乳晕缺血坏死，良性患者予保留乳房后方腺体组织 0.5 cm。

（4）取出标本：保持手术标本完整（图 6-19），从切口保护套内取出。用 2000 ml

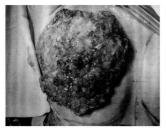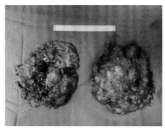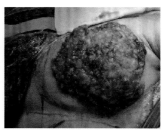

图 6-19　标本

温蒸馏水冲洗术腔，检查术腔，彻底止血。使用 0.45%～0.55% 聚维酮碘溶液浸泡假体腔 10 min，更换手套。

3. 选择假体　取出标本后进行标本称重，测量假体腔直径作为基底宽度参考，结合术前测量结果，选择所需假体。

4. 缝合补片　使用 3-0Vicryl 缝线固定于补片一端，将补片置入乳房皮下层，腔镜下将补片与三角集束韧带、胸大肌断端连续缝合。

5. 植入假体　使用 S 拉钩牵拉腋窝切口及胸大肌，将假体植入胸大、小肌之间，使假体上半部分位于胸大肌后方，下半部分位于补片后方。取出腔镜保护套，使用 S 拉钩牵拉腋窝切口，外侧补片与前锯肌缝合、胸大肌与胸小肌缝合，关闭假体腔，必要时缝合假体上方胸大肌和胸小肌，以防止假体上移。

6. 引流及包扎　于皮下腔隙乳房下皱襞及腋窝各放置 1 根引流管，持续低负压吸引，妥善固定后皮下缝合关闭切口。乳房周围用弹性胸围或绷带加压包扎，主要加压于假体上缘和下缘，避免压迫乳头乳晕复合体，防止乳头、乳晕缺血坏死。预防性使用抗生素 24 h。腋窝手术部位适当加压包扎，切口换药时注意观察乳头、乳晕血运，必要时使用硝酸甘油涂抹于乳头、乳晕周围，促进血液循环。

六、操作难点与要点

（1）该手术很难获得满意的操作空间（图 6-20）。

（2）离断胸大肌时需预留胸大肌起点 0.3～0.5 cm，避免肌肉回缩导致术中止血困难。

（3）术中假体选择需参考如下内容：①标本重量：纤维腺瘤标本比腺体标本重，因此根据重量选择假体时需要适当减少，由 80% 减少为 75%。②测量切除组织直径：将乳腺标本平置，以标尺或卡尺测量其直径。③测量假体腔直径。④考虑患者的个人需求，选择与切除乳房相当或更大的假体。

（4）胸肌后重建时，假体腔游离至乳房下皱襞以下 1～2 cm，目的是预留松弛的空间承载假体下部，避免假体位置上移。实际手术操作时游离距离可以根据术中植入假体或扩张器调整。

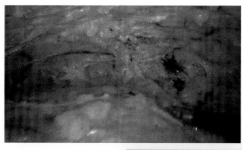
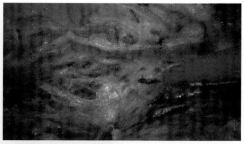
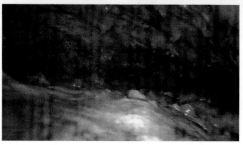

图 6-20　狭窄的操作空间

七、围手术期管理

（1）全身麻醉清醒前取平卧位，吸氧 2 ~ 3 h，待血压平稳后改为半卧位，以利于引流、假体位置下移、改善呼吸功能。

（2）术后 3 d 内患侧肩关节制动，避免上臂外展。

（3）观察切口敷料使其保持干燥，检查弹性绷带的松紧度。

（4）观察乳房皮肤，特别是乳头乳晕区。

（5）引流管应妥善固定，低负压引流 3 ~ 7 d，观察引流液性状及引流量，以便及时发现出血或引流不畅，如连续 3 d 引流量＜ 30 ml/d 可拔管。

（6）饮食指导：选择营养丰富、易消化的食物，有利于患者术后恢复。

八、病例

1. 简要病史　某 20 岁女性，因"体检发现乳房肿物 3 周"入院。

2. 辅助检查

（1）术前乳腺彩超：双侧乳腺可见弥漫多发低回声结节，紧密相邻，腺体组织较少，较大结节大小约为 49 mm×30 mm（R）、38 mm×22 mm（L），形态规则，平行方位，边缘完整，内部回声均匀，未见点状强回声，后方回声无明显改变，病灶局部浅筋膜浅层、深层回声连续。CDFI：上述病变内部可见较丰富血流信号。双侧腋窝未见异常淋巴结回声。结论：双侧乳腺弥漫多发实性结节（BI-RADS 3 类）（图 6-21）。

（2）术前胸部 CT：双肺野透亮度正常，支气管血管束走行自然，右肺下叶背段见少许高密度条索影，邻近胸膜粘连、增厚，余肺内未见异常实变或占位。纵隔无偏移，

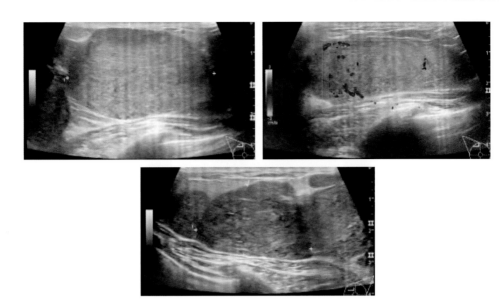

图 6-21　乳腺彩超

双肺门结构清晰，纵隔未见肿块或肿大淋巴结。心脏及大血管形态正常。双侧胸腔无积液。胸壁结构未见异常。扫描甲状腺右侧叶见一强化减低结节，直径约为 3 mm，类圆形，边缘清晰。扫描肝 S8 见一类圆形低密度灶，直径约为 3 mm，边界清晰，增强扫描无强化。双侧乳腺呈致密型，内可见多发强化结节，大者直径约为 12 mm。第 6 胸椎呈蝴蝶形改变，密度欠均匀（图 6-22）。

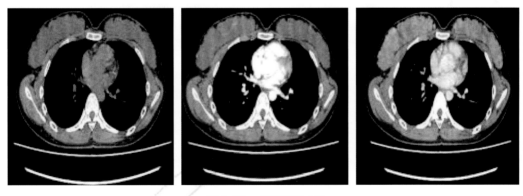

图 6-22　术前胸部 CT

（3）术前乳腺 MRI：双侧乳腺正常腺体组织信号稀少，T2WI 及 T2 压脂相双侧乳腺多发结节样 / 团样高信号，密集分布，T1WI 呈等信号，增强扫描呈中度强化，时间 - 信号动态曲线呈上升型。腺体周围结构清晰。双侧皮肤未见增厚。乳头未见回缩。双侧腋窝见增大淋巴结，大者约 5.5 mm × 6.7 mm。所见骨质未见异常信号影（图 6-23）。

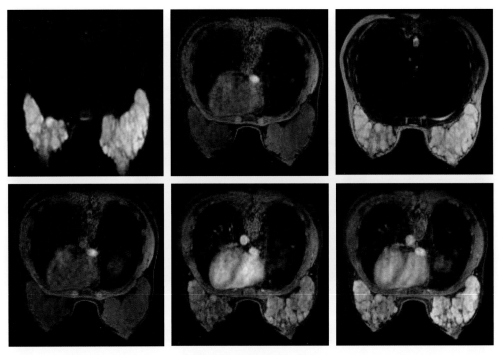

图 6-23　术前乳腺 MRI

3. 手术视频

4. 手术前后形体视频

5. 术后病理　病理报告：①（右侧乳腺）送检乳腺组织，大小为 16 cm×15 cm× 5 cm，书页状切开，切面均呈多结节状；②（左侧乳腺）送检乳腺组织，大小为 17 cm× 12 cm×3.5 cm，书页状切开，切面均呈多结节状。结论：①（右侧乳腺）乳腺幼年纤

维腺瘤。②（左侧乳腺）乳腺幼年纤维腺瘤。

6. 患者术后情况

（1）术后乳腺 B 超：双侧乳房切除术及双侧假体植入术后，双侧胸部各见一个扁圆形囊性暗区，边缘清晰、规则，内部呈无回声区，后方回声增强。双侧腋窝未见异常光团或暗区（图 6-24）。

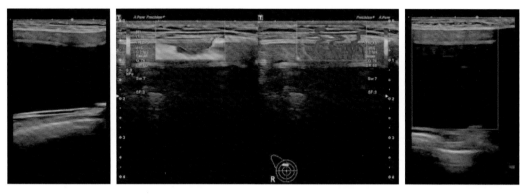

图 6-24　术后乳腺 B 超

结论：双侧乳房切除术及双侧假体植入术后，双侧腋窝未见异常肿大淋巴结声像。

（2）术后乳腺 MRI：双侧乳房假体植入后改变，假体边缘稍褶皱，未见破裂及露出。左侧乳头水平见微小圆形 STIR 高信号，边界清晰，余各序列未见显示。双侧乳腺皮肤未见增厚，乳头未见内陷。双侧腋窝未见肿大淋巴结（图 6-25）。

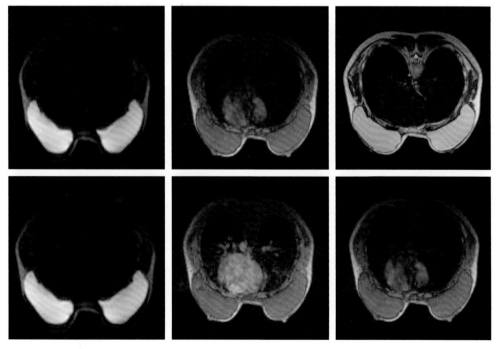

图 6-25　术后乳腺 MRI

结论：双侧乳房假体植入术后改变，假体边缘稍褶皱，未见破裂及露出。

（3）术后患者照片：见图6-26。

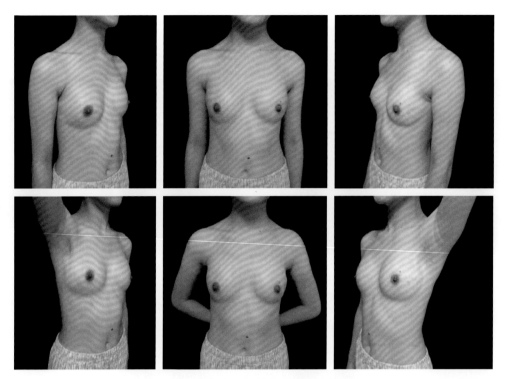

图 6-26　患者术后左侧位、正面、右侧位

第三节　单孔腔镜乳腺癌胸肌前乳房假体重建

一、概述

近年来，乳房假体重建在临床应用上呈现上升趋势，主要是利用硅胶材料假体或自体组织来重建乳房形态，其中胸肌前乳房假体重建是一种较为新兴的乳房重建方式，医师对其比较熟悉。胸肌前乳房假体重建是在乳房切除手术后，利用自体组织或假体在胸肌前重建乳房形态的术式。尽管需要面对不利的、危险的皮下平面，该术式保留乳房形态，保留患者自身完整感，消除动画畸形，提高美学效果，有利于患者术后自信的恢复。

20世纪70年代，Snyderman 和 Guthrie 首次描述胸肌前乳房假体重建，其因手术结果美观性差，乳房皮瓣坏死、假体外露和包膜挛缩等并发症发生率高而被搁置。随后，胸肌后乳房假体重建逐渐成为临床乳房重建的应用热点，然而因为手术中需要分离甚至离断胸大肌，所带来的动画畸形及肌肉疼痛等并发症降低了患者术后满意度。

另有研究报道，相较于胸肌前乳房假体重建，胸肌后乳房假体重建放疗后包膜挛缩的风险增加 3 倍以上，且 Baker Ⅲ 级和Ⅳ级严重包膜挛缩比例显著增加。随着乳腺癌肿瘤生物学研究进展、材料学的发展及肿瘤整形理念的进步，脱细胞真皮生物基质和假体补片可固定并减轻乳房切除术皮瓣的压力，加上乳房切除术后保留乳头乳晕及皮肤保存技术，胸肌前乳房重建在部分合适的患者中取得了较为满意的整形效果。

由于二步法重建手术具有较低报销比例的经济劣势，技术改进推动了即刻重建手术的发展。乳腺腔镜的迅速发展，也最大程度地减少了假体外露等并发症。目前，腔镜下胸肌前乳房假体重建是一项操作时间短、美学效果佳、对患者胸肌活动影响小的手术。

二、腔镜胸肌前乳房假体重建的适应证

（1）穿刺活检明确诊断为乳腺癌，并无远处转移。

（2）乳腺癌切除术后或预防性乳房切除术后的乳房重建。

（3）导管原位癌肿瘤大小无明确限制。

（4）患者有较高的美容需求且心理上能接受假体重建。

具有一定指导意义的推荐适应证：

（1）浸润性癌肿块直径 < 3 cm，或经新辅助化疗后肿块直径 < 3 cm，距腺体表面最近处 > 0.2 cm，与胸壁无固定，无明显酒窝征，无新近出现的乳头内陷或偏斜，无橘皮样改变。

（2）在一项由 14 个国家 44 位乳腺外科医师组成的专家组达成的有关 NSM 的共识文件中，约 90% 的专家认为皮瓣厚度取决于浅筋膜所在的位置和深度，皮瓣分离应该沿浅筋膜层进行。然而胸肌前乳房假体重建对于皮下脂肪有一定的要求，若皮下脂肪层过薄，易导致局部皮肤或乳头出现缺血坏死。另一项研究表明，有缺血并发症组的术后皮瓣平均厚度为 7.3 mm，而无缺血并发症的术后皮瓣平均厚度为 9.0 mm（$P=0.028$）。因此我们推荐预估乳腺切除后皮下脂肪厚度 > 0.5 cm 的患者行胸肌前乳房重建，且严格在前间隙解剖分离时保护皮下脂肪的完整性。

（3）乳房体积 < 500 ml，Ⅰ ~ Ⅱ度以内乳房下垂为最佳适应证；对于乳房体积 > 500 ml 者，建议采用二步法胸肌前乳房重建。

三、腔镜胸肌前乳房假体重建的禁忌证

（1）肿瘤位置表浅、肿瘤负荷大、胸壁复发风险高、侵犯皮肤或胸大肌。

（2）一些会增加皮瓣坏死风险的危险因素也应视为胸肌前乳房假体重建的禁忌证，如肥胖、控制不佳的糖尿病、吸烟和既往放疗史、乳房较大、乳房明显下垂，重建后难以获得较好的美观效果。

（3）患者拒绝行假体重建。

四、术前准备

1. 体位　全身麻醉诱导后，将患者置于仰卧位，患侧靠近床缘，乳腺癌需行腋窝淋巴结操作时上肢外展90°，腔镜行乳房部位操作时患肢前臂屈曲90°，弯钳固定在头部上方。

2. 手术器械　30°腔镜镜头、多通道单孔腔镜穿刺器、腔镜保护套、恒压排烟气腹机、S拉钩、电凝钩、电刀、超声刀、分离钳、电凝棒和电剪刀。

3. 术前设计　选择备用假体，可参考整形外科方法选择假体，同胸肌后乳房假体重建部分。

五、手术流程

1. 体位及切口　进行乳腺癌腋窝手术时，患者手臂外展90°，术前皮下注射淋巴结示踪染料，按摩5 min后，等待5 min，腋窝取长2.5～3 cm切口进行前哨淋巴结活检（必要时行腋窝淋巴结清扫）。

2. 建腔和层面解剖　腔镜下进行乳房手术时前臂屈曲90°固定在头侧，采用非溶脂法进行建腔和层面解剖，具体方法如下。

（1）后间隙层面：游离乳房后间隙约2 cm，前间隙约3 cm，置入切口保护套、穿刺器、恒压气腹装置，充入CO_2，形成气腔。用电凝钩分离乳房后间隙的疏松纤维组织，上至锁骨下韧带，内至胸骨旁韧带，下至乳房下皱襞三角集束韧带，外至乳房腺体外侧缘。当分离至乳房边缘时，提前分离脂肪组织至真皮层，便于后续离断腺体。肿瘤投影后方需切除胸大肌筋膜，其他部位可根据需要进行切除。

（2）前间隙层面：牵拉切口保护套到达前间隙层面，腔镜下使用电凝钩分离，分离顺序依次为乳房外上、内上、外下、乳头后方、内下。采用电剪刀分离乳房内下象限，最后离断头侧锁骨下韧带和足侧三角集束韧带，完成腺体切除。游离腺体表面时，可用分离钳向下牵拉腺体，便于显露浅筋膜浅层，电凝钩应沿着浅筋膜浅层分离，避免腺体残留。采用腔镜剪刀分离乳头乳晕后方组织，以避免乳头乳晕缺血坏死。取乳头后方组织切缘送术中冰冻病理学检查。保持手术标本完整，从切口保护套内取出，避免标本直接接触切口，以防切口种植转移。用2000 ml温蒸馏水冲洗术腔，检查术腔，彻底止血。使用0.45%～0.55%聚维酮碘溶液浸泡假体腔10 min，更换手套。

3. 选择假体　取出标本后进行标本称重，测量假体腔直径作为基底宽度参考，结合术前测量数值选取对应体积的假体，明确假体所需大小。

4. 缝合补片　使用2-0 Vicryl缝线于假体正面进行全覆盖缝合，背面可保留少量补片覆盖。

5. 植入假体　使用S拉钩牵拉腋窝切口，将假体植入乳房皮下。坐位调整假体位置。

6. 引流　彻底止血，皮下腔隙乳房下皱襞及腋窝各放置 1 根引流管，妥善固定，持续低负压吸引。如皮下引流量＜ 20 ～ 25 ml/d，予拔除引流管。通常在术后 5 ～ 10 d 拔除引流管。

7. 修整皮肤，缝合切口　观察切口周围皮肤血运情况，进行必要的皮肤切口修整。使用 4-0 Vicryl 缝线缝合皮下组织后，5-0 Vicryl 缝线皮内缝合，用 3-M 免缝胶带进一步减小切口张力，减少瘢痕形成。

8. 包扎　乳房周围用弹性胸围或绷带加压包扎，根据对侧乳房的位置和形态，选择主要加压于假体上缘还是下缘，避免压迫乳头乳晕复合体，防止乳头、乳晕缺血坏死。预防性使用抗生素 24 h。腋窝手术部位适当加压包扎，切口换药时注意观察乳头、乳晕血运，必要时使用硝酸甘油涂抹于乳头、乳晕周围，促进血液循环，使用莫西沙星软膏涂抹于乳管开口处，预防经乳头乳晕感染。

六、操作难点与要点

（1）皮瓣厚度和血运情况是选择胸肌前乳房假体重建需考虑的最重要因素。已知皮瓣过薄与缺血性并发症风险增加有关。传统开放胸肌前乳房假体植入建议皮瓣厚度至少需达到 5 mm 及以上才能预防切口并发症；一项研究表明，保留 52％皮瓣厚度比例时仍有缺血并发症发生，而当比例达到 74％时，缺血并发症消失（52.0％ vs. 74.0％，$P < 0.001$）。

（2）研究表明，局部使用硝酸甘油软膏使得假体重建后缺血的发生率下降 22％。因此，若早期发现皮肤血运欠佳的表现，可外用硝酸甘油软膏。

（3）推荐使用 0.45％ ～ 0.55％聚维酮碘溶液浸泡假体腔 10 min。文献推荐应用抗菌溶液进行假体植入腔隙的灌注。抗菌液配制：1∶50 000 U 杆菌肽、1 g 头孢唑林、80 mg 庆大霉素和 500 ml 生理盐水。

（4）乳头后方腺体组织术中快速冷冻切片与术后常规石蜡包埋组织切片病理学检查的一致性较高，文献报道在 90％以上。但术中快速冷冻切片病理学评估存在假阴性的可能，可能是因为送检的组织量较少。因此，对于乳头乳晕复合体取材组织量较小，可以考虑乳头乳晕后方及切除乳腺组织的原乳头后方处行双份活检，尤其是对于乳头溢血、溢液的病例。

（5）术中对于乳头乳晕复合体附近血管的保留尤为重要，即使术后未产生乳头乳晕复合体缺血坏死，仍可能因血供欠佳出现乳头乳晕脱色素化（图 6-27）。因此，建议对于冷刀处理乳头乳晕后的出血不予处理，以避免热损伤。

（6）乳头缺血坏死分级：G0：无坏死；G1：体积未丢失；G2：部分坏死伴体积丢失；G3：完全坏死脱落。

乳头、乳晕后方的处理

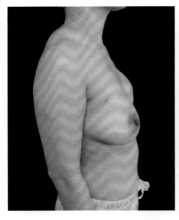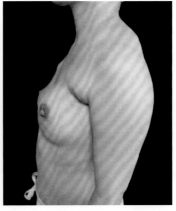

图 6-27　患者术后右侧乳房乳头、乳晕颜色与术前一致，
左侧乳房乳头出现因热损伤导致脱色素化

七、围手术期管理

（1）全身麻醉清醒前取平卧位，吸氧 2 ~ 3 h，待血压平稳后改为半卧位，以利于引流、假体位置下移、改善呼吸功能。

（2）术后 3 d 内患侧肩关节制动，避免上臂外展。

（3）观察切口敷料干燥、调整弹性绷带的松紧度；术后 2 周乳房塑形完毕后佩戴乳房塑形固定压力胸衣 3 个月。

（4）观察乳房皮肤，特别是乳头乳晕区。

（5）妥善固定引流管，低负压引流 3 ~ 7 d，如连续 3 d 引流量 < 30 ml/d 可拔管。

（6）饮食指导：进食营养丰富、易消化的食物，有利于患者术后恢复。

八、并发症及处理

并发症包括感染、血肿、血清肿、皮瓣坏死及切口裂开等。包膜挛缩、植入物破裂、植入物可触及、植入物皱折或波纹征、植入物移位、植入物转位（解剖型植入物）、植入物取出及乳房植入物相关的间变性大细胞淋巴瘤等。

波纹征：首选内聚性较高的假体，可预防潜在上极波纹征。预先估计补片带来的松紧度，选择的假体略大于乳房切除后的囊袋，确保囊袋的紧密性。在开放手术中，有研究可用 2-0 Vicryl 缝线于上侧、内侧、外侧缝合脱细胞真皮补片，下方进行补片反折，允许调整，确保左右对称。

包膜挛缩：利用凯勒漏斗（Allergan 公司）将假体放入腔隙 / 口袋，减少与假体的接触。

九、病例

1. 简要病史　某 38 岁女性，因"发现左侧乳房肿物 7 个月余"入院。

2. 辅助检查

（1）乳腺彩超：左侧乳腺 6 点，距离乳头 2.4 cm 处可见单个低回声结节，大小为 22 mm×11 mm，形态不规则，平行方位，边缘不完整，可见成角、细分叶、毛刺等改变，内部回声不均匀，可见点状强回声，后方回声无明显改变，病灶局部浅筋膜浅层不连续，深层回声连续。CDFI：上述病变内部见较丰富的血流信号。

（2）乳腺钼靶：左乳下象限广泛泥沙样钙化，范围约 30 mm×25 mm。

（3）乳腺 MRI：左侧乳腺下方见一不规则结节，大小约为 19 mm×11 mm，边界不清，边缘模糊，T1WI 呈等或低信号，T2WI 呈稍高信号，增强后呈明显强化，早期强化明显，晚期强化逐渐增强，时间 - 信号强度曲线呈渐增型。

3. 穿刺活检病理　术前穿刺，病理示左乳导管原位癌，伴浸润。

4. 腋窝淋巴结情况

（1）乳腺彩超：左侧腋窝见一枚淋巴结，边界清楚，大小约为 9 mm×4 mm，淋巴结门可见。CDFI：见淋巴门型血流信号。

（2）胸部 CT：左侧腋窝见稍大淋巴结影，短径约为 5 mm。

（3）乳腺 MRI：扫描范围内左侧腋窝可见多个稍大淋巴结，大者短径约为 6 mm，强化明显。

5. 术前照片　见图 6-28。

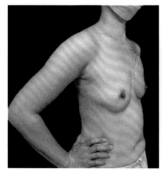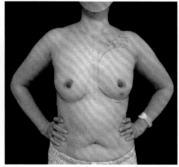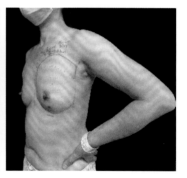

图 6-28　患者术前左侧位、正面、右侧位照片

7. 术中照片　见图 6-29。

补片包裹假体后，植入胸肌前，调整位置后关闭切口，无须将补片与胸大肌固定（图 6-30）。

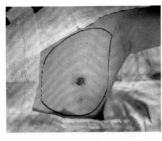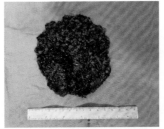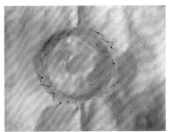

图 6-29　术前乳房、切除标本及补片包裹后假体

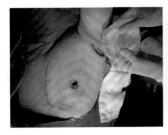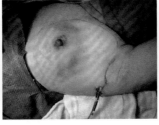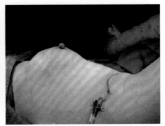

图 6-30　植入假体

8. 手术视频

9. 术后病理

（1）前哨淋巴结：淋巴结 5 枚，均未见肿瘤转移（0/5）。

（2）肿物病灶：（左侧乳房乳腺癌病灶）乳腺浸润性癌，伴髓样特征，Ⅲ级（腺管形成 3 分 + 细胞多形性 3 分 + 核分裂象 2 分，总分 8 分），癌灶最大径 1.5 cm，周围见导管原位癌，中等核级，脉管内未见癌栓，神经束未见癌浸润，周边切缘未见癌累及。

（3）免疫组化：HER2（3+），ER（−），PR（−），E-cadherin（+），P53（−），Ki-67 约为 40%，肿瘤细胞（+），P63 肌上皮（+），P120 膜（+）。

10. 患者术后照片　见图 6-31。

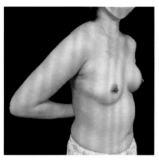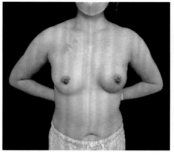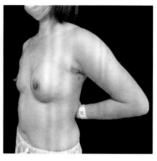

图 6-31　患者术后左侧位、正面、右侧位照片

十、其他患者手术前后照片

该病例不足之处：

（1）左侧乳房乳晕旁存在染色剂残留，注射染色剂较浅可能会增加乳头乳晕复合体缺血的风险（文献支持）。

（2）左侧乳房加压包扎过度，出现了部分皮肤水疱（图 6-32）。

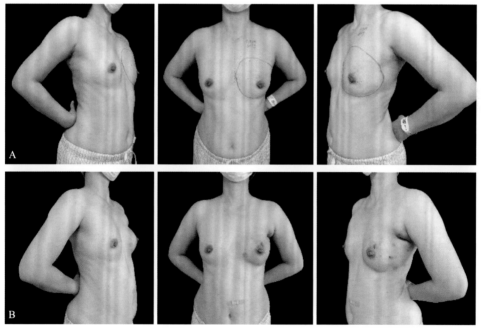

图 6-32　患者术前（A）及术后（B）左侧位、正面、右侧位照片

第四节　单孔腔镜乳腺癌背阔肌乳房重建

一、概述

背阔肌肌皮瓣不仅具有软组织量大、血管蒂长且血供障碍发生率低等特点，而且其可根据术中需要选择部分或全部背阔肌肌皮瓣的优势，是乳腺外科医师最常在保乳手术、重建手术和胸壁修复手术中选取的皮瓣，但美中不足的是传统开放性获取背阔肌会在背部留下一道长 15 ~ 30 cm 的瘢痕。有研究显示，多数背阔肌乳房重建的患者认为背部的瘢痕破坏了她们背部的生理曲线，很难在心理上接受该手术方式，因而如何减少甚至豁免背部的瘢痕成了临床医师追求的目标。

早在 20 世纪 90 年代，国外学者已经率先在微创切取背阔肌皮瓣方面做了尝试。1994 年，耶鲁大学 Friedlander 等学者首先报道了在大体模型上实施免充气法的腔镜背阔肌获取。1997 年，杜克大学医学中心 Buskirk 等报道了利用球囊分离技术建立空间在腔镜辅助下进行背阔肌的切取对下肢和腹壁肌肉缺损的修补和整形。2003 年，古斯塔夫鲁西研究所 Pomel 等首次报道利用腔镜技术获取背阔肌肌皮瓣进行乳房重建。2004 年，埃默里大学医学院 Losken 等报道对 39 例乳腺癌患者局部扩大切除后，在腔镜辅助下切取部分背阔肌肌瓣转移修补缺损。2007 年，古斯塔夫鲁西研究所 Missana 等报道对 52 例乳腺癌患者行保留皮肤和乳头乳晕根治术后，在腔镜下通过 CO_2 气体建立空间切取整个背阔肌进行乳房重建。此后，不断有研究对腔镜背阔肌乳房重建技术的程序进行优化，亦由腔镜辅助手术发展到全腔镜手术，实现了背部供区的无痕化。

二、腔镜背阔肌乳房重建适应证

（1）中小型乳房。

（2）肿瘤分期为 Ⅰ 期或 Ⅱ 期。

（3）预计切除病灶占腺体比例 > 20%。

（4）未累及乳头乳晕复合体、皮肤和胸壁。

三、腔镜背阔肌乳房重建禁忌证

（1）炎性乳腺癌。

（2）背部供区既往有手术史或外伤。

（3）腋窝操作时损伤肩胛下血管或胸背血管。

（4）转移性乳腺癌。

（5）对乳房外观抱有不切实际的幻想。

（6）体质衰弱或伴有重要器官衰竭。

四、术前准备

1. 体位 腋窝操作时，将患者置于仰卧位，患侧靠近床缘并外展上肢90°，凝胶体位垫放置在肩胛骨下方，充分暴露腋窝区；腔镜操作时，患肢前臂屈曲90°，固定在头部上方，注意避免肩关节过度后伸。

（1）皮瓣获取：将患者置于健侧卧位，健侧靠近床缘，患肢固定在头部上方，健肢外展90°。

（2）乳房塑形：将患者置于半坐位，双侧上肢外展90°。

2. 术前定位 患者取站立位，标记肿瘤边界、双侧乳房下皱襞线、胸骨正中线、腋窝切口、肩胛下角、腔镜入路及准备切取背阔肌的范围。

3. 手术器械 主要包括电刀、超声刀、深部直角拉钩、16号腰穿针、可装20号刀片的21 cm长刀柄，直径为5 mm或10 mm的视角为30°广角腔镜镜头、一次性套管穿刺器（康基，70凝胶型）、电凝钩、电剪刀等。

五、手术流程

1. 前哨淋巴结活检 与开放手术相同，此处不再赘述，但需要注意的是，在腋窝操作时，需将胸背血管和神经显露并做好保护。

2. 单孔腔镜皮下腺体切除 在腺体边缘注入亚甲蓝，通过腋窝切口，先在直视下找到胸大肌外侧缘进行游离解剖，显露胸肌与乳腺实质之间的界线，在甲状腺拉钩的配合下，向内分离深度约为3 cm。置入腔镜保护套，安装一次性多通道单孔腔镜穿刺器，连接负压系统，建立气腔，CO_2压力设定为12 mmHg，气体流量选择40 L/min。在腔镜引导下使用电凝钩游离乳房后间隙，直至看到注射的亚甲蓝点，注意游离到胸骨旁时凝闭穿支。取出腔镜穿刺器，用直钳向外提拉腋窝切口处的皮瓣，配好肾上腺素盐水（1 mg盐酸肾上腺素注射液：500 ml 0.9%氯化钠注射液），使用30 ml注射器抽取，再用16号腰穿针沿皮下浅筋膜浅层进针注入肾上腺素盐水，利用手术刀沿注水层次进入分离浅层皮瓣。再安装腔镜穿刺器，用腔镜剪刀取乳头后方组织送检冰冻病理学检查确定无癌残留。若有癌细胞浸润，则需将乳头切除，在乳晕缺损处用双荷包缝合法再造乳头。最后用超声刀先从锁骨韧带下方开始分离到三角集束韧带6点方向处，再从外侧韧带旁开始分离，直至将腺体完全游离。

3. 单孔腔镜背阔肌皮瓣获取 患者由仰卧位调整为健侧卧位，通过腋窝切口，先在直视下进行背阔肌肌瓣近端部分的游离。当直视不能到达时，置入腔镜保护套，安装一次性多通道单孔腔镜穿刺器，连接负压系统，建立气腔。在腔镜引导下用电凝钩进行肌瓣远端部分的游离，用超声刀切断背阔肌肌瓣远端部分，由远而近用腔镜弯钳将肌瓣掀起，向近端游离至背阔肌止点。在游离过程中，要注意不损伤胸背血管，切断大部分背阔肌止点，使之充分活动游离，经皮下隧道转移至胸前区受区。供区仔细止血后放置负压引流管。

4. 乳房的重建与塑形　患者由健侧卧位调整为半坐位，检查皮瓣血运情况，裁剪皮瓣，使其大小与切除腺体体积相仿，调整皮瓣形状，缝合固定胸壁，最后在乳房下皱襞、腋窝等切口处常规放置负压引流管，逐层缝合各切口。

六、操作难点及要点

单孔腔镜分离乳房皮瓣的技巧：首先，在腔镜入路分离皮瓣时，靠近腋窝处的脂肪需要尽可能保留，否则容易在术后形成一个凹陷，影响乳房的整体外观。其次，在分离腺体四周时，一般先从锁骨韧带开始分离到乳房 6 点处，再从胸外侧韧带同样分离到乳房 6 点处，这种方式更容易将空间展开，避免腔镜器械在乳房内侧操作不便的问题。最后，乳腺因缺少自然腔隙，腔镜操作最难解决的是烟雾问题，如果手术室内没有恒压系统，可采取一手操作电凝钩或者超声刀，另一手持吸引器进行辅助吸烟，这可以极大地减少烟雾对操作者的影响。

1. 单孔腔镜获取背阔肌的入路选择　一般而言，在腔镜下获取背阔肌皮瓣有 3 种入路。第一种入路是采用腋窝切口分离背阔肌前缘。在背部取三角形排列的 3 个戳卡孔用于微创视野下分离、切取背阔肌。第二种入路是在腋窝切口处放置一次性套管穿刺针（相当于一个戳卡孔），第二个戳卡孔沿腋窝前线放置在腋窝切口下方 2 ~ 6 cm处，第三个戳卡孔沿腋窝后线放置在距离第二切口 4 ~ 6 cm 处。第三种入路是免充气式腔镜法，可选择在腋毛下方沿皮纹做一长 6 ~ 8 cm 的小 S 形切口，但要避免前方不要超过胸大肌外缘和后方达背阔肌前缘，再利用腔镜特定的拉钩悬吊背部的皮瓣，将背阔肌进行游离。

2. 单孔腔镜腺体和背阔肌方向的判定　在腔镜乳房手术中，术中往往很容易迷失方向，对于术中方向的判定可以采取 3 种方法：第一种是在腺体和背阔肌的边界注射亚甲蓝注射液，利用染色的方法判断方向；第二种是利用腔镜的光源去判断术中的边界；第三种是在助手的配合下，用手指垂直按压边界，帮助判断方向。

七、围手术期管理

1. 负压引流　为了减少背部供区血清肿，供区可放置高负压引流，尽可能使背部皮瓣与组织形成贴合，减少血清肿发生的机会。若发生拔管后背部积液的情况，可在彩超引导下穿刺抽液或者留置引流；而在腋窝处可用低负压引流，避免负压管将血管蒂吸附损伤。

2. 观察皮瓣血运　术后 3 d 是皮瓣并发症高发期，也是皮瓣术后血供监控的关键期，及时发现血管异常情况，恢复皮瓣的血流灌注，可以将其挽救，提高手术成功率。物理检查是术后皮瓣血运监测的基础，具体包括：①皮瓣颜色；②皮瓣温度，可以通过触摸、温度探测仪、热敏带及手持非接触温度计等监测；③组织肿胀程度：皮瓣出现干瘪是动脉供血不足的表现，皮瓣过度肿胀需要考虑静脉回流障碍的可能。血液灌注量也会影响组织肿胀程度。一般建议监测的频率为术后第 1 个 24 h 内每小时 1 次，第 2 个 24 h 内每 2 h 1 次，第 3 个 24 h 内每 3 ～ 4 h 1 次。

3. 乳头乳晕复合体的管理　皮下腺体切除后，乳头乳晕复合体可与外界相通，换药时需将乳头乳晕复合体用薄膜敷贴覆盖，避免术后发生感染。此外，由于乳头乳晕复合体大部分血运来源已经在术中被破坏，术后容易出现坏死的情况，所以当术后出现血运不良的情况时，局部可用乙醇纱布湿敷或者用硝酸甘油涂抹，可给予贝前列素钠片口服或者低分子量肝素皮下注射进一步改善血运。

八、病例

1. 简要病史　某患者，女性，33 岁，因"发现右侧乳腺癌 1 个月余"入院。

2. 影像学检查

（1）术前彩超检查：右侧乳腺 9 ～ 10 点方向见一片状低回声区，范围约为 4.7 cm×2.1 cm，边界欠清，形态不规则，内部回声不均匀，可见多发扩张导管回声（图 6-33）。超声造影检查：注入 4.8 ml 造影剂，主要观察右侧乳腺 9 ～ 10 点方向病灶，呈向心性均匀高增强，增强范围较二维范围增大，内可见充盈缺损，周边可见放射状增强。考虑 BI-RADS 4c 类，双侧腋窝未见异常肿大的淋巴结回声。

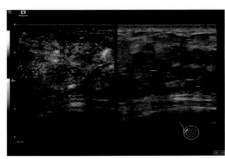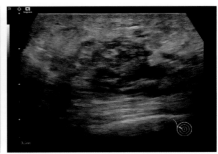

图 6-33　乳腺彩超

（2）术前钼靶：双侧乳腺呈 C 形腺体，结构混乱，局部致密，双乳腺内未见明确肿块、结节，右侧乳房外上象限见较密集多形态钙化，部分沿导管走行，双乳腺皮肤、乳头及皮下脂肪层未见异常，血运无明显增加，双腋前份见淋巴结显示（图 6-34）。

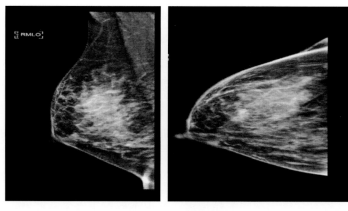

图 6-34　术前钼靶

3. 术后病理

（1）右侧乳房见广泛导管原位癌（高核级，粉刺样、实体型、筛孔型），见多灶间质微小浸润，符合乳腺微浸润性癌；未见明确神经束及脉管侵犯，其余乳腺组织显示纤维腺瘤并纤维囊性乳腺病改变，部分小叶呈分泌性改变；基底切缘未见癌。

（2）右侧腋窝前哨淋巴结未见癌转移（0/4）。

（3）免疫组化：原位癌 ER（ - ），PR（ - ），Ki-67（热点区域约 25%），HER-2（3+，阳）（由于浸润灶癌细胞少，免疫组化切片中该区域已不存在）。

4. 术前设计　见图 6-35。

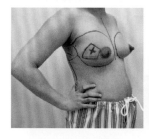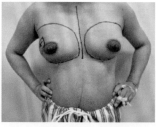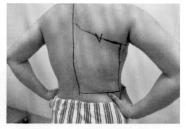

图 6-35　术前设计

5. 术后照片　见图 6-36。

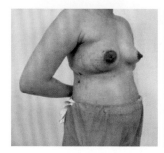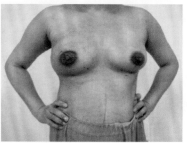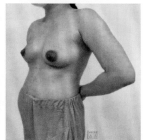

图 6-36　术后 3 个月照片

第七章　单孔腔镜腋窝淋巴结手术

一、概述

腋窝淋巴结清扫是乳腺癌根治术的关键步骤之一。传统开放手术进行腋窝淋巴结清扫，往往仅能清扫到第Ⅰ、Ⅱ水平淋巴结，而第Ⅲ水平淋巴结由于位置较深，传统开放手术方式比较难以触及并完整切除；再者，传统开放腋窝淋巴结清扫术创伤大，容易误伤血管和神经，增加术区疼痛、麻木、水肿等并发症的发生率，患者生活质量受到一定的影响。腔镜乳房手术经过10余年的探索和发展，以其特有的治疗效果和美容优势，改变了传统手术流程，打破了传统手术"顺序"。腋窝处建腔主要有溶脂联合充气法、溶脂联合悬吊法、非溶脂联合充气法、非溶脂联合悬吊法、气囊扩张法等。早在1993年，Suzanne等学者报道首例采用脂肪抽吸术可完成乳房腔镜腋窝淋巴结清扫（mastoscopic axillary lymph node dissection，MALND），其关键点是利用脂肪溶解液的溶脂技术清晰地显露腋窝解剖，通过腔镜的放大作用，在腋窝建立视野清晰的操作空间，有效地避免了神经、血管损伤。但溶脂法不符合传统肿瘤根治手术的整块切除及无瘤原则，可能造成肿瘤的种植和播散，仍存在一定的争议，所以目前更推荐非溶脂法作为腋窝淋巴结清扫的首选方法。

相对于传统开放手术，单孔腔镜腋窝非溶脂法淋巴结清扫由于腔镜放大视野的作用而不受限于淋巴结的位置和大小，可以比较完整地切除淋巴脂肪组织，并且手术操作更加精细，视野更加清晰，手术过程中可以最大限度地避免神经、血管损伤，在一定程度上可减少术后并发症的发生。

二、单孔腔镜腋窝淋巴结清扫术的适应证

（1）患者具有常规腋窝淋巴结清扫指征。

（2）临床检查和影像学检查腋窝淋巴结分级均≤ N_2。

三、单孔腔镜腋窝淋巴结清扫术的相对禁忌证

（1）肿大的淋巴结与腋窝重要神经和血管粘连，不能完整切除。

（2）既往有腋窝手术史。

四、术前准备

1. 体位　全身麻醉诱导后，将患者置于仰卧位，患侧靠近床缘，腋窝淋巴结操作时上肢外展 90°，垫高腋窝区，腔镜操作时患肢前臂屈曲 90°，弯钳固定在头部上方。

2. 手术器械　主要包括直径为 10 mm、视角为 30° 的前斜视镜镜头、多通道单孔腔镜穿刺器（STARPORT）、智能排烟系统、腔镜切口保护套、电凝钩、超声刀、分离钳及电凝棒等。

五、手术步骤

1. 建腔和层面解剖　采用非溶脂法进行建腔和层面解剖。取右侧胸壁斜形切口，长 3 ~ 5 cm，切开皮肤，分离皮下组织至胸大肌表面，从切口置入一次性腔镜切口保护套，安装一次性多通道单孔腔镜穿刺器，连接智能排烟系统，建立气腔，CO_2 压力设定为 8 mmHg，气体流量选择 40 L/min。

2. 显露肋间臂神经　使用电凝钩沿前锯肌筋膜层向上分离，显露胸大肌表面，由胸大肌表面向外侧游离，注意电凝钩轻触组织，利用充气法带来的张力撑开，以便更好地显露，避免用力切割离断肋间臂神经，显露和保护肋间臂神经（图 7-1）。

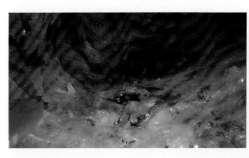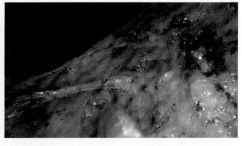

图 7-1　显露肋间臂神经

3. 显露腋静脉　继续向上解剖，内侧贴近前锯肌，外侧贴近皮肤，向上钝性分离，显露腋静脉（图 7-2）。

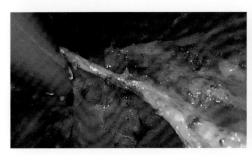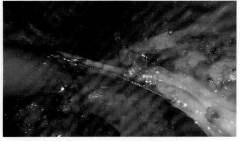

图 7-2　显露腋静脉

4. 显露肩胛下血管 平行腋静脉下方向外侧分离，直至将肩胛下血管显露，使用超声刀离断腋静脉其他分支，但要注意保护胸背血管和神经。此时，换一个方向由腋筋膜腔的后间隙开始向下分离显露背阔肌前缘，再向上分离采用"会师法"将腋窝清扫的上界完全显露。

5. 显露胸长神经 沿前锯肌表面筋膜继续向下分离，可见与胸背血管前锯肌支伴行的胸长神经。

6. 显露胸背血管和神经 以肩胛下血管作为指引，继续往下分离，可逐渐暴露胸背血管及其前锯肌支和背阔肌支，还有胸背神经（图 7-3），此时可完整地将第 I 水平腋窝淋巴结整块切除。

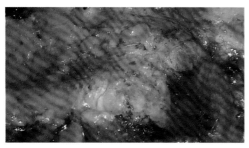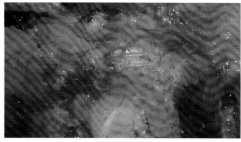

图 7-3 显露胸背血管和神经

7. 清扫胸肌间淋巴结 打开胸小肌筋膜，紧贴胸大、小肌分离其中的淋巴结（图 7-4）和脂肪组织，要注意保护胸肩峰动脉及上、中、下胸肌神经。

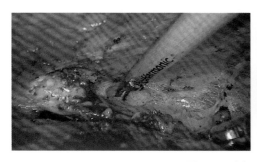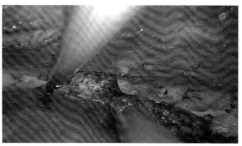

图 7-4 清扫胸肌间淋巴结

8. 清扫第 III 水平淋巴结 上界为腋静脉，下方为胸廓，完成该区域内的淋巴结及脂肪组织清扫。需要离断部分胸小肌止点（图 7-5，图 7-6）。

六、操作难点与要点

（1）难以获得安全满意的腔镜操作空间。

（2）在没有手指触摸的方式下，腔镜视野下准确辨认淋巴结组织的位置。

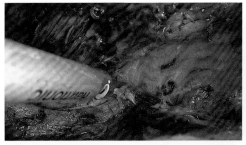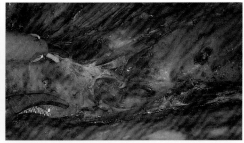

图 7-5　离断部分胸小肌止点

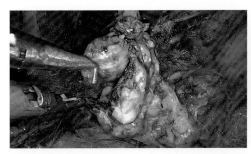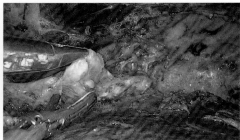

图 7-6　清扫第 III 水平淋巴结

七、围手术期管理

（1）术前完善相关检查，充分评估腋窝淋巴结状态。

（2）术后放置负压引流管，适当加压包扎术区，如连续 3 d 引流量少于 20 ml/d，可拔除引流管。

八、病例

（一）病例 1：腔镜前哨淋巴结活检术

1. 简要病史　某 57 岁女性，因"发现右侧乳房肿物 2 年余"入院。

2. 肿物情况

（1）乳腺彩超：右侧乳腺 10 点距离乳头 4 cm 处可见 1 个低回声灶，大小约为 13 mm×10 mm×15 mm，形态不规则，非平行方位，边缘不完整，可见成角、细分叶、毛刺等改变，内部回声不均匀，未见点状强回声，后方回声衰减，病灶局部浅筋膜浅层连续，深层回声连续性中断；BI-RADS 4c 类。右侧腋窝腋下组见 1 个淋巴结回声，大小约为 36 mm×17 mm，边界清楚，呈椭圆形，皮质及髓质分界清，皮质不均匀增厚，较厚处约 5 mm，淋巴结门可探及；右侧腋窝淋巴结不除外转移可能。

（2）钼靶：CC 位示右侧乳房外象限见一圆形高密度分叶状结节，边缘毛糙，周围结构稍扭曲，大小约为 11 mm×10 mm，其内未见异常钙化灶，MLO 位显示不清（图 7-7）；BI-RADS 4c 类。

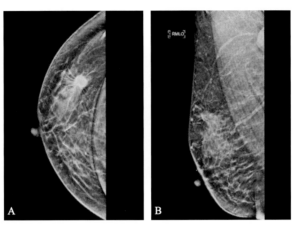

图 7-7　乳腺钼靶 CC 位（A）及 MLO 位（B）

（3）胸部 CT：右侧乳房外上象限见一个欠规则肿物影，大小约为 13 mm×10 mm，平扫密度均匀，增强后呈中度强化，边缘不完整，与右侧胸大肌分界清晰。双侧腋窝可见多枚稍大淋巴结，形态规则，淋巴门存在（图 7-8A）。

（4）乳腺 MRI：右侧乳房外上象限见一异常信号肿块，呈分叶状，边缘见毛刺，T1WI 压脂相呈等信号，T2WI 压脂相呈稍高信号，增强后呈较明显不均匀强化，中心见小片状低信号，结节最大层面大小约为 23 mm×13 mm，动态增强曲线呈平台型及轻度流出型；BI-RADS 6 类。右侧腋下见一不规则稍大淋巴结，短径约为 8 mm（图 7-8B）。

（5）穿刺活检病理：（右侧乳房）乳腺浸润性癌，I 级（腺管形成 2 分 + 核级 2 分 + 核分裂象 1 分，总分 5 分）。免疫组化：HER2（–），ER 约 80% 强（+），PR 约 80% 强（+），Ki-67 约 5%（+）。

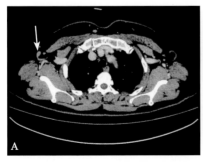
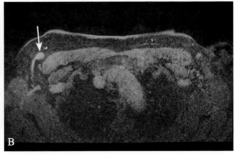

图 7-8　胸部 CT（A）和乳腺 MRI（B）

箭头所指为右侧腋窝淋巴结

3. 手术视频

LSZ-SLNB

LSZ 腋静脉裸化

4. 术后病理

（1）淋巴结：前哨淋巴结 5 枚，2 枚见癌转移（2/5），总淋巴结（2/14）。

（2）肿物病灶：（右侧乳房）乳腺浸润性癌，Ⅱ级（腺管形成 2 分 + 核级 2 分 + 核分裂象 2 分，总分 6 分），伴导管原位癌（中等核级，伴粉刺样坏死），浸润癌最大径约为 15 mm，脉管内未见癌栓，神经束未见癌浸润；乳腺四侧切缘及基底切缘均未见癌累及。浸润性癌免疫组化：HER2（1+），ER > 90% 强（+），PR > 90% 强（+），Ki-67 约 30%（+）。

（二）病例 2：腔镜腋窝淋巴结切除术

1. 简要病史　某 50 岁女性，因"发现右侧乳房肿物 1 周"入院。

2. 肿物情况

（1）乳腺彩超：右侧乳房 12 点方向乳头旁可见 1 个低回声灶，大小约为 30 mm × 24 mm × 13 mm，形态不规则，平行方位，边缘不完整，可见成角、细分叶、毛刺等改变，内部回声不均匀，可见多发点状强回声；BI-RADS 4c 类（图 7-9）。

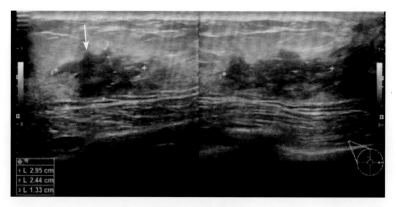

图 7-9　乳腺彩超

箭头所指为肿物

（2）胸部 CT：右侧乳房见一个 14 mm × 25 mm 不规则结节，增强扫描明显强化（图 7-10A）。

（3）乳腺 MRI：右侧乳房 12 点钟见一异常信号肿块影，大小约为 32 mm ×

21 mm，边缘见毛刺，T1WI 呈等信号，T2WI 呈稍高、等信号，增强后呈明显不均匀强化（图 7-10B，图 7-11）。

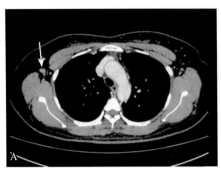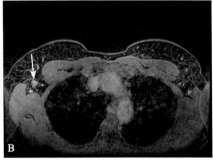

图 7-10　胸部 CT（A）和乳腺 MRI（B）

箭头所指为腋窝淋巴结

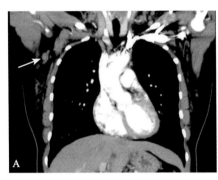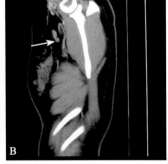

图 7-11　胸部 CT 冠状位（A）和矢状位（B）

箭头所指为腋窝淋巴结

（4）穿刺活检病理：术前穿刺，病理示右乳浸润性导管癌。

3. 腋窝淋巴结情况

（1）乳腺彩超：右侧腋窝腋下组见数个淋巴结回声，大小约为 15 mm×7 mm，边界清楚，呈椭圆形，皮质不均匀增厚，较厚处约 4 mm，淋巴结门可探及。

（2）胸部 CT：右侧腋窝见多个淋巴结，大者约 6 mm×9 mm。

（3）乳腺 MRI：右侧腋下见散在稍大淋巴结影，大者短径约 6 mm。

（4）新辅助治疗情况：未行新辅助治疗。

4. 手术视频　术中所见见图 7-12。

5. 术后病理

（1）腋窝淋巴结：淋巴结 5 枚，均未见肿瘤转移（0/5）。

（2）肿物病灶：（右侧乳房）肿瘤主体为导管原位癌，中等核级，可见粉刺样坏死，伴微浸润，基底脂肪组织脉管内见癌栓。免疫组化：导管原位癌：Ki-67 约 30% 肿瘤细胞

XJZ 腋窝淋巴结清扫

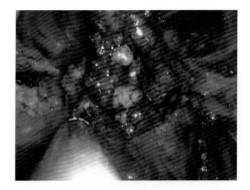

图 7-12 术中所见

箭头所指为需要切除的淋巴结组织

（+），HER2（−），ER（强，>90 ％+），PR（强，80％+）；微浸润癌：ER（中等强度，>90％+），PR（强，>90％+），HER2（−），Ki-67 约 50% 肿瘤细胞（+）。

6. 患者术后照片　见图 7-13。

（三）病例 3：胸肌间淋巴结清扫术

1. 简要病史　某 58 岁女性，因"发现左侧乳房肿物 3 年余，破溃出血 3 d"入院。

2. 肿物情况

（1）乳腺彩超：左侧乳腺 5 ~ 9 点乳头深方可见 1 个低回声灶，大小约为 37 mm×28 mm×31 mm，

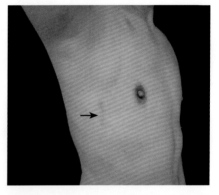

图 7-13　患者术后 1 年半的照片（胸壁外侧切口）

箭头所指为手术切口愈合后的瘢痕

形态不规则，非平行方位，边缘不完整，可见成角、细分叶、毛刺等改变，内部回声不均匀，后方回声增强，病灶局部浅筋膜浅层、深层回声连续性中断。CDFI：上述病变内部见较丰富血流信号；BI-RADS 5 类。左侧腋窝腋下组见数个淋巴结回声，较大者大小约为 17 mm×10 mm，边界清楚，呈椭圆形，淋巴结门未探及，皮质不均匀增厚，内可见多发稍高回声团。腋上组及腋中组未见明显异常淋巴结回声（图 7-14）。

（2）钼靶：左侧乳头后方中央区见一不规则高密度肿块伴钙化，呈分叶状，边缘可见毛刺影，大小约为 30 mm×24 mm，BI-RADS 5 类。左侧乳头凹陷，周围皮肤略增厚（图 7-15）。

（3）胸部 CT：左侧乳头后方中央见一不规则软组织异常密度影，呈分叶状，边缘稍见毛刺影，大小约为 35 mm×17 mm×30 mm，内未见明确钙化影，增强扫描见明显不均匀强化；左侧乳头受累凹陷，周围皮肤稍增厚。左侧腋窝、纵隔内、双侧肺门可见少许淋巴结肿大影，边界清晰，增强扫描呈明显强化，最大者位于左侧腋窝，短径约为 10 mm（图 7-16 ~ 图 7-18）。

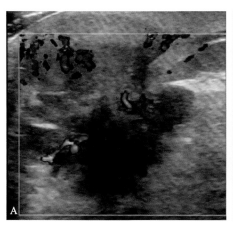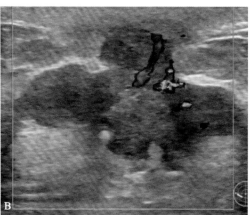

图 7-14 乳腺彩超

A. 新辅助治疗前，肿物大小约为 37 mm×28 mm×31 mm；B. 新辅助治疗后，肿物大小约为 32 mm×22 mm×26 mm

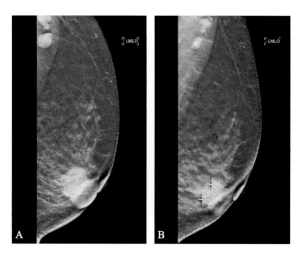

图 7-15 乳腺钼靶 MLO 位

A. 新辅助治疗前；B. 新辅助治疗后

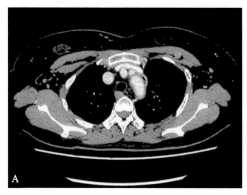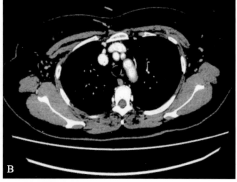

图 7-16 胸部 CT 横断位，胸肌间淋巴结

A. 新辅助治疗前；B. 新辅助治疗后

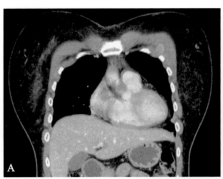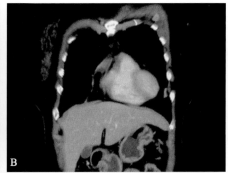

图 7-17　胸部 CT 冠状位，胸肌间淋巴结

A. 新辅助治疗前；B. 新辅助治疗后

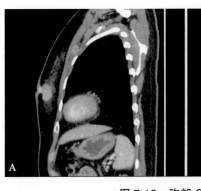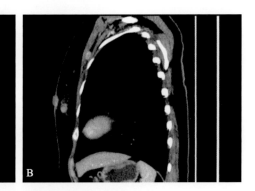

图 7-18　胸部 CT 矢状位，胸肌间淋巴结

A. 新辅助治疗前；B. 新辅助治疗后

（4）乳腺 MRI：左侧乳腺内上及内下象限见一不规则结节，大小约为 31 mm ×
21 mm，边界不清，边缘模糊，T1WI 呈等或低信号，T2WI 呈稍高或低信号，增强后呈明
显强化，早期强化明显，晚期强化逐渐增强，时间 - 信号强度曲线呈渐增型。左侧乳头
内陷，周围皮肤稍隆起。左侧腋窝可见多个肿大淋巴结，大者短径约为 12 mm，强化明
显。另外，胸大肌及胸小肌间隙内可见一枚淋巴结，短径约为 13 mm，局部与胸大肌
分界不清（图 7-19）。

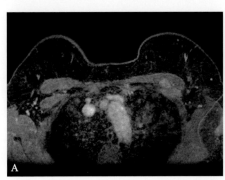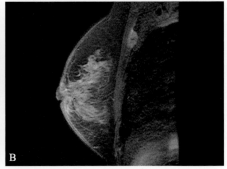

图 7-19　乳腺 MRI（新辅助治疗前）胸肌间淋巴结，短径约为 13 mm

A. 轴位；B. 矢状位

（5）穿刺活检病理：（左侧乳房）乳腺浸润性癌，免疫组化：HER2（1+），ER约90%强（+），PR约70%强至中等（+），Ki-67热点区约10%（+）。

3. 新辅助治疗情况　EC-T方案化疗（表柔比星＋环磷酰胺4个疗程，序贯白蛋白结合型紫杉醇4个疗程）。

4. 手术视频

YYX 胸肌间淋巴结清扫

5. 术后病理

（1）前哨淋巴结组织：淋巴结5枚，4枚见癌转移（4/5）。

（2）腋窝淋巴结：腋窝淋巴结19枚，1枚见癌转移（1/19）。

（3）胸大、小肌间淋巴结：淋巴结2枚，1枚见癌转移（1/2）。

（4）癌灶：（左侧乳房乳腺癌病灶）乳腺浸润性癌，Ⅱ级（腺管形成3分＋核级2分＋核分裂象1分，总分6分），皮肤切缘未见癌累及，乳头见癌累及，基底切缘未见癌累及。免疫组化：HER2（－），ER约90%强（+），PR约85%中等强（+），Ki-67＜5%（+）。

（四）病例4：第Ⅱ水平淋巴结清扫术

1. 简要病史　某43岁女性，因"确诊乳腺癌半年余"入院。

2. 肿物情况

（1）乳腺彩超：病灶主要位于右侧乳房外上象限及乳头周围，较大切面范围约为44 mm×28 mm，形态不规则，非平行方位，边缘不完整，可见成角、细分叶、毛刺等改变，BI-RADS 6类。

（2）钼靶：右侧乳房腺体后1/3偏上象限见一不规则高密度肿块影，边缘模糊，可见毛刺，大小约为30 mm×26 mm，其内见细小多形性钙化及无定形钙化，邻近腺体密度增高，BI-RADS 6类（图7-20）。

（3）胸部CT：右侧乳房内见多发不规则、类圆形结节及肿块灶，部分融合，大者大小约为43 mm×28 mm，增强呈明显不均匀强化（图7-21）。

（4）乳腺MRI：右侧乳房内上象限见一不规则异常信号肿块，大小约为59 mm×39 mm，累及乳头，伴乳头凹陷（图7-22）。

（5）穿刺活检病理：（右侧乳腺穿刺）浸润性导管癌，伴灶性坏死，3级。免疫组化：HER2（2+），ER（－），PR（－），Ki-67约60%（+），HER2 FISH检测扩增阴性。（右侧腋窝穿刺）淋巴结转移性浸润性导管癌。

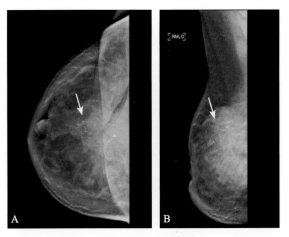

图 7-20 乳腺钼靶

A. CC 位；B. MLO 位，箭头所指为肿物

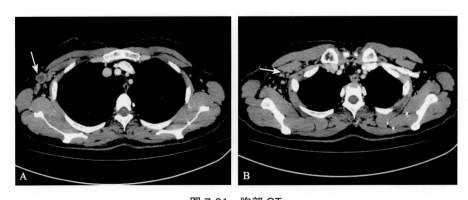

图 7-21 胸部 CT

A. 箭头所指为胸小肌外侧淋巴结；B. 箭头所指为胸小肌后方和胸小肌内侧淋巴结

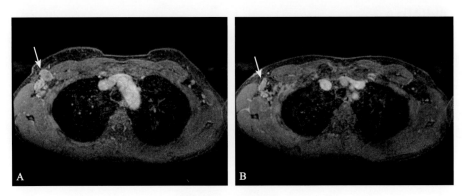

图 7-22 乳腺 MRI

A. 箭头所指为胸小肌外侧淋巴结；B. 箭头所指为胸小肌后方淋巴结

3. 腋窝淋巴结情况

（1）乳腺彩超：右侧腋窝腋中组及腋下组见多个淋巴结回声，最大者约为 24 mm×15 mm，边界清楚，形态不规则，皮质、髓质分界不清，淋巴结门未探及。腋上组未见明显异常淋巴结回声。

（2）锁骨下淋巴结彩超：右侧锁骨下区见多个淋巴结回声，较大者约为 11 mm×4 mm，边界清楚，类圆形，淋巴结门未探及，内未见强回声斑点及不规则液性暗区。

（3）未除外转移性淋巴结可能。

（4）胸部 CT：右侧腋窝见多发肿大淋巴结，增强呈边缘强化，大者大小约为 18 mm×14 mm。

（5）乳腺 MRI：右侧腋窝见多发肿大淋巴结，较大者约为 19 mm×17 mm。

（6）新辅助治疗情况：患者拒绝行新辅助治疗。

4. 手术视频　术中所见见图 7-23。

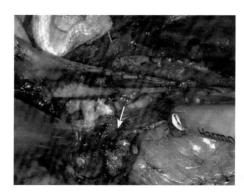

图 7-23　术中所见

箭头所指为需要切除的淋巴结组织

5. 术后病理

（1）右侧腋窝淋巴结：淋巴结 13 枚，6 枚见癌转移（6/13），另见 2 枚癌结节。

（2）胸小肌后方及内侧淋巴结：淋巴结 7 枚，6 枚见癌转移（6/7），另见 3 枚癌结节。

（3）肿瘤病灶：（右侧乳房）乳腺浸润性导管癌，3 级（腺管形成 3 分 + 核级 3 分 + 核分裂象 2 分，总分 8 分），浸润癌最大径约为 7.0 cm，脉管内未见癌栓，神经束未见癌浸润，并可见导管内癌成分（中核级），四周及基底部切缘均未见癌累及，皮肤切缘未见癌累及，乳头皮肤未见癌累及。免疫组化：HER2（2+），FISH 检测为扩增阴性；ER（−），PR（−），Ki-67 约 40%（+）。

（五）病例 5：第Ⅲ水平淋巴结清扫术

1. 简要病史　某 61 岁女性，因"右侧乳房乳腺癌术后 6 个月余，发现右侧腋窝淋巴结转移近 1 个月"入院。患者 6 个月余前因右侧乳房肿物于外院行彩超引导下乳房肿物穿刺活检术，病理为浸润性癌，在外院行"右侧乳腺癌改良根治术"。术后病理：右侧乳腺浸润性乳腺癌；腋窝淋巴结可见癌转移，共29/45，肿瘤病理分期pT2N3aMx。免疫组化：Her-2（0）、PR：（0）、ER（0）、Ki-67（+，肿瘤增殖指数约为80%）。外院行肿瘤组织PD-1/PD-L1免疫组化示：浸润癌细胞PD-1（MRQ-22）（淋巴细胞+）；PD-L1（22C3）（CPS：15）。术后行AC方案（环磷酰胺＋多柔比星脂质体）化疗4个疗程，序贯紫杉醇（白蛋白结合型）＋特瑞普利单抗治疗4个疗程。1个月前复查乳腺彩超，提示右侧腋窝多发淋巴结声像，右侧腋窝淋巴结穿刺病理考虑为转移性乳腺癌。

2. 淋巴结情况

（1）胸部CT：右侧腋窝术后改变，右侧胸小肌深面仍可见多枚增大淋巴结影，其中短径5 mm以上者约4枚，较大者短径约为10 mm，较前稍增大。左侧腋窝未见明显肿大淋巴结影（图7-24）。

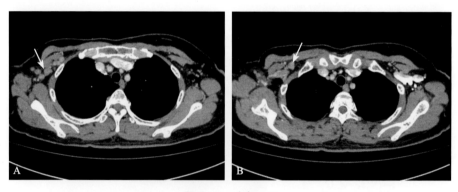

图 7-24　胸部 CT

A. 箭头所指为胸小肌后方淋巴结；B. 箭头所指为胸小肌内侧淋巴结

（2）乳腺MRI：右侧乳房切除术后改变，术区长T1长T2水样信号灶较前明显局限，现最宽处约2 mm，增强扫描边缘呈环形强化，术区皮肤稍增厚，较前稍减轻。左侧乳房呈中量腺体型，腺体呈斑片状。左侧乳房信号较均匀，增强后未见异常信号影。左侧乳房皮肤未见增厚，乳头未见内陷。右侧腋窝可见肿大的淋巴结（图7-25）。

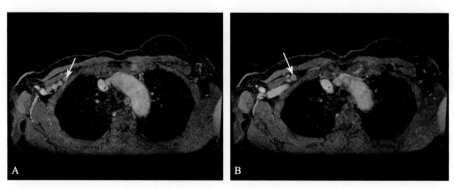

图 7-25　乳腺 MRI

A. 箭头所指为胸小肌后方淋巴结；B. 箭头所指为胸小肌内侧淋巴结

（3）乳腺彩超：右侧腋窝腋中组可见多个低回声光团，最大者约 9 mm×7 mm，边界清楚，类圆形，淋巴结门未见，CDFI 内可见少量血流信号。右侧腋窝多发淋巴结声像（图 7-26），未除外转移性可能。左侧腋窝未见明显肿大淋巴结。

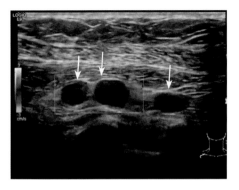

图 7-26 乳腺彩超
箭头所指为右侧腋窝淋巴结

3. 手术视频 术中所见见图 7-27。

4. 术后病理 胸小肌后方及内侧淋巴结：11 枚，8 枚见癌转移（8/11）。免疫组化：HER2（0），ER（－），PR（－），P63（－），Gata3（＋），E-cadherin（＋），Ki-67 约 60％肿瘤细胞（＋），结合免疫组化结果及病史，考虑为乳腺来源。

LYL 第Ⅲ水平
淋巴结清扫

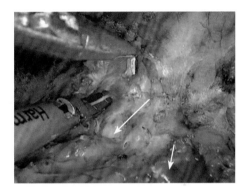

图 7-27 术中所见
短箭头所指为胸小肌后方和内侧淋巴结，长箭头所指为切断的胸小肌

5. 患者术前及术后照片 见图 7-28。

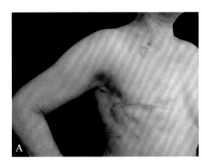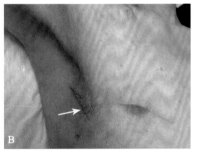

图 7-28 术前照片（A）和术后 1.5 个月照片（B）
箭头所指为腋窝手术切口愈合后的瘢痕

第八章 乳房缩小整形技术

乳腺癌保乳手术（breast conservation surgery，BCS）联合术后放疗已成为大多数早期乳腺癌患者首选的局部治疗方法，其生存期与乳房切除术相当，并可改善身体形象和生活方式评分。乳腺癌保乳手术治疗乳腺癌的成功是基于在保留乳房自然形状和外观的同时，以足够的手术切缘完全切除肿瘤的原则。在同一手术中同时实现这两个目标可能具有挑战性，并且乳腺癌保乳手术并不总是在所有患者中产生良好的美容效果。其中一个限制因素是切除组织的量，这不仅与绝对体积有关，而且与肿瘤的位置和乳房的相对大小有关。如果这两个目标中的任何一个都不能实现，通常建议患者接受乳房切除术。另一种选择是术前通过化疗和（或）靶向、免疫治疗缩小肿瘤。然而，并不是所有的肿瘤都对新辅助治疗有反应。在过去的 10 年中，传统的乳腺癌保乳手术技术无法为具有挑战性的情况提供解决方案，这促进了乳腺外科新技术的发展和进步。

接受保乳手术的患者长期生存率与行根治性乳房切除术患者的长期生存率相同，但是保留乳房术后患者的生存质量明显升高，因此保乳手术成为早期乳腺癌患者的首选。常规保乳手术患者中有 5% ~ 40% 术后美学效果不佳。患者进行保乳手术时需要矫正肿瘤切除后的组织缺损、乳头乳晕的位置变化、放疗引起的乳房形状改变所引起的畸形。尤其是当肿瘤与乳腺大小比例不理想时，这种情况则更为常见。

肿瘤适应性整形手术（tumor adaptive plastic surgery，TAPS）是一种较新的治疗方法，允许广泛切除乳腺癌而保证乳房的自然形状。它整合整形外科技术，广泛切除乳腺癌后立即进行乳房重塑。肿瘤整形的概念并不新鲜，其在切缘状态和复发方面的疗效优于传统的乳腺癌保乳手术。肿瘤适应性整形技术从简单的乳房组织重塑和动员到更多的乳房周围组织重塑，可以切除多达 50% 的乳房组织。

Hester 是首先提出这个概念的学者。通过将组织向中央转移和减少蒂下缘组织量，可以改善乳房下垂问题。与传统手术相比较，应用下蒂缩小整形术进行乳房肿瘤美学治疗的目标是既能够保证乳房肿瘤患者的生存质量，又能获得更好的美学效果。如何保证肿瘤切缘阴性的同时塑造良好外形，保留乳头乳晕感觉及年轻女性泌乳功能。对于符合保留乳房手术条件的乳腺癌伴乳房肥大的患者，在手术切除肿瘤的同时，进行患侧以及对侧乳房缩小成形术，既切除了病灶，又解决了外形的问题。

第一节 下蒂整形技术

一、概述

应用乳房缩小术的概念对肿瘤进行切除，同时对乳房进行塑形，其中下蒂整形技术是乳房缩小术较常用的术式之一，在临床的使用已经超过 30 年。下蒂整形技术成功的关键是对蒂进行适当的塑形，以防止发生下垂复发。选择合适的患者，设计良好的组织蒂和皮肤被覆。通过调整蒂部的形状，使蒂部组织向中央转移，置于乳头乳晕复合体下，并减少下蒂下缘部的组织量。

下蒂整形技术常结合倒 T 切口。在过去，较长的横切口成为此术式的主要缺点，现在此术式已经用较短的横切口。倒 T 切口的优点是减少乳晕底部与乳房下皱襞之间的皮肤量。如果设计合理，沿乳房下皱襞处的水平切口瘢痕可以很短，以避免乳房内、外侧出现可视性瘢痕。瘢痕向内侧不要接近中线，向外侧不要超过腋前线。尽量去除乳头乳晕复合体内侧、外侧、上侧的大部分腺体，并限制蒂部乳腺组织量，尽量保留上方皮瓣，以保证乳房上极的凸度。

二、适应证

（1）乳房内侧、外侧、上方肿瘤。

（2）被覆皮肤与乳腺组织存在明显偏差的巨大乳房。

（3）乳房宽大。

（4）方形乳房，特别是上、下极都较宽。

（5）乳房过重下垂，乳头乳晕指向下方。

（6）乳房双侧明显不对称。

（7）因乳房重量过大引起背部、颈部和肩部疼痛。

（8）乳房下方皮肤因受刺激而感染，出现疼痛。

三、禁忌证

（1）身体主要脏器（如心脏、肝、肾）和全身系统病变未能控制。

（2）有凝血功能障碍。

（3）手术动机不纯或有精神症状。

四、术前设计与标记

术前设计是参考，术中可以适当调整，但术中大多数步骤需要基于术前标记，术中可应用"钉合 - 剪裁"技术进行调整。在站立位对患者进行术前标记，首先沿锁骨中线进行标记，起点为锁骨中点，可采用的简便方式是胸骨上窝向外侧 4 个手指的距离基本为锁骨中点，乳房下皱襞的锁骨中点线在乳房表面的投影，初定为新乳头点位置。标记两侧锁骨中线后，标记胸骨中线，以确保双侧锁骨中线与乳头距离相同。

1. 站立位测量和设计　术前设计乳房数据表（表 8-1）。患者身高 159 cm，体重 48 kg。设计图见图 8-1。

表 8-1　乳房数据表（cm）

	术前值		目标值
	右侧	左侧	
锁骨中线 - 乳头	28.5	27.5	19
胸骨上切迹 - 乳头	28.5	27.5	19
乳房基底宽度	16	16.5	13
乳头 - 乳房下皱襞（N-IMF）	16	15	7
乳头 - 中线	14	14	12
乳晕直径	9	9	4
乳头 - 乳头		25	19

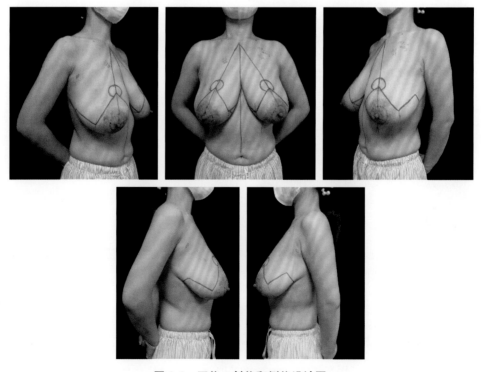

图 8-1　正位、斜位和侧位设计图

2. 新三角形设计　基于乳房下皱襞在乳房表面的投影，确定新乳头在锁骨中线上的位置，以该点为顶点，绘制一个三角形。对于乳房较小的乳房肥大患者，边长不超过 7 cm，而乳房较大者，边长可达 8 ~ 9 cm。乳房很宽呈方形者，可以绘制等腰三角形，三角形底边应比两边稍长，以利于缩窄乳房和改善方形外观。

（1）顶角最好是 60°，新三角形最好是等边三角形，至少是等腰三角形。

（2）腰长 =IMF，7 cm 对应 B 杯，8 cm 对应 C 杯，9 cm 对应 D 杯（表 8-2）。

表 8-2　目标乳房数据

	顶角角度	腰长	底边长度	顶点 - 乳头距离
数值	60°	7 cm	10 cm	9 cm

3. 穹窿顶设计　可应用固定模型进行标记，再做适当的调整。

（1）乳头上侧、左侧、右侧 2.5 cm，乳头下侧 1.5 cm，呈扁椭圆形。

（2）考虑张力的影响，须站立位收紧观察乳晕形状和大小是否合适。

4. 横切口设计（图 8-2）　由三角形底边向乳房下皱襞内侧和外侧延伸，画出一条轻度倾斜的曲线，笔者多数采用 90° 倾斜，并初步牵拉和折叠乳房，以标记外侧延伸线。为了获得良好的乳房形态，术中可以适当调整内侧的标记线。应用皮肤钉暂时关闭切口后，如果存在多余皮肤，再进一步调整乳房内侧的形态。

（1）横切口画线与腰垂直。

（2）内侧横切口与中线外 2 cm 平行线相交，长度可在术中稍作调整。

（3）外侧横切口与腋前线内 2 cm 平行线相交，该点为新乳房下皱襞外缘，长度和角度将根据外下乳房量及皮肤量进行调整。

（4）外侧横切口与乳房下皱襞之间的连线需平卧位调整，原则是外侧横切口与新乳房下皱襞外 1/2 重叠，此处如设计良好，可避免外侧的猫耳畸形。

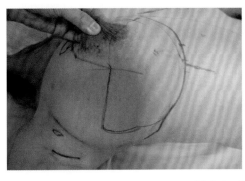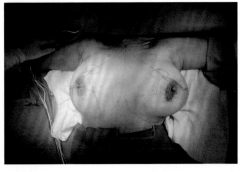

图 8-2　横切口设计

5. 标记乳房下皱襞　患者直立位时标记乳房下皱襞。轻度摆动乳房，注意不要将乳房过度向上牵拉，以免改变乳房下皱襞的形态。应将乳房轻轻地握在手中，再分别标记乳房下皱襞。标记乳房下皱襞后，拨动乳房，在乳房表面锁骨中线远端的投影点就是切口远端的最远范围，切除乳房皮肤或切口需在该范围内，避免术后皮肤张力过大。对于年轻腺体致密型患者，乳房原张力较大，皮肤松弛度低，需根据具体情况保守调整皮肤的切除量（图 8-3），在术中再采用"钉合 - 剪裁"技术进行微调。

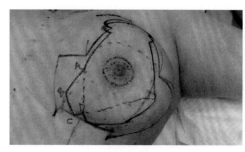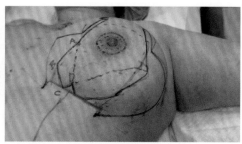

图 8-3　调整皮肤的切除量（将蓝色标记线调整为黑色）

6. 评估标记线的对称性　患者取直立位，用卷尺以胸骨上窝中点为原点，如钟摆再次评估乳头乳晕复合体、三角形底部、横切口内外端的对称性，并进行必要的修正。新乳头的位置还可参考在患者上臂的中点。可将展开的卷尺夹在患者双臂间置于胸壁表面，前面横向通过新乳头的标记，并进行摄影记录。在照片的查看过程中，更容易发现患者乳房及相关标记线的对称程度。

五、手术步骤

1. 体位准备　患者取平卧位，上臂外展，轻度抬高，固定于手臂板上，尽量小于90°，防止缝合时乳房的形态改变。保留所有标记可见。第一步是标记乳头乳晕复合体。应用乳晕环模型（图 8-4）在乳头乳晕复合体处于无张力状态下进行标记。避免标记时皮肤被过度牵拉，否则在缝合时出现因张力较大而带来的切口愈合不良的风险增加，且在张力下标记将导致术后乳晕形态不自然。标记完成后，缝合胸骨上窝，使用丝线进行钟摆模拟，以评估标记线的对称性。

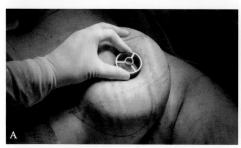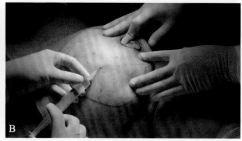

图 8-4　应用乳晕环模型标记（Ａ），皮内注射局部麻醉药（Ｂ）

2. 前哨淋巴结活检　患侧乳房外上象限注射染色剂亚甲蓝或纳米碳，按前述方式取 3～5 枚前哨淋巴结进行冰冻活检。若冰冻病理学检查显示淋巴结转移，予腋窝淋巴结清扫。

3. 蒂部去表皮　局部可注射稀释过的含肾上腺素的局部麻醉药，配方为 250 ml 生理盐水 +10 ml 利多卡因 +1 ml 肾上腺素，注意肾上腺素对血压的影响，尽量不在下蒂部位进行注射。根据标记线切开乳晕和下蒂的边界，将新乳晕外的下蒂皮肤去除表皮。采用剪的方式去除蒂部表皮（图 8-5）。

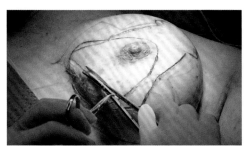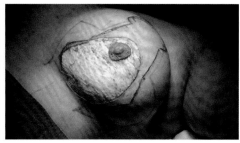

图 8-5　蒂部去表皮

4. 分离保留蒂部组织　使用 5-0 单股线缝合标记垂直臂上端和下端，在确认对称的情况下，切开所有皮肤标记线的表皮。按标记线分离和保留蒂部组织，在保证血供的同时尽可能减少蒂部的组织量。注意避免过度向内侧或外侧牵拉组织，以免造成下蒂深面组织广泛剥离。需尽量保留深部来源的血管，因此离断蒂部腺体组织，保留后间隙的脂肪筋膜组织（图 8-6）。乳房缩小术的一个重要难点是如何确保双侧乳房术后的对称性，特别是对于原本不对称的乳房，蒂部的长度不同，想得到对称的乳房更是困难。笔者的经验是切除腺体组织量可作为参考，而更重要的是保留蒂部的组织量。确保术后双侧对称的最佳方法是，比较左、右乳房蒂的宽度，中央组织量和内侧、上部、外侧皮瓣的厚度。可用主刀医师的双手测量蒂部组织量，进行双侧对比。

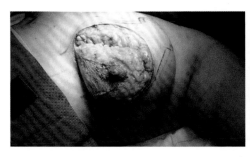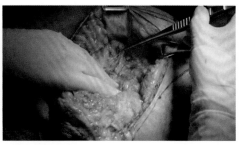

图 8-6　分离保留蒂部组织

5. 切除内三角　切除皮肤和乳腺组织的内侧部分，浅层真皮下剥离减少猫耳畸形，修薄皮瓣的边缘，深层胸肌筋膜上保留部分脂肪或乳腺组织，保留乳房内侧的丰满度，以避免人为造成乳房内侧扁平的乳房外观（图 8-7）。切开内三角时应轻柔牵拉，避免对深部血管的损伤。此外，在内侧皮瓣的去除中，注意保留胸大肌表面少量腺体，以减轻术后疼痛。

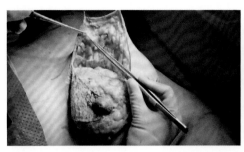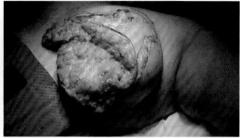

图 8-7　切除内三角

6. 切除外三角　乳房缩小术中切除的乳腺组织大部分位于外侧皮瓣。超过 60% 的乳腺切除组织位于外侧，尤其是巨大和方形乳房患者。仍然需要注意避免用力牵拉外侧皮瓣，降低横向牵引导致下蒂血运的破坏。乳头乳晕的感觉神经第 4、5 肋间神经外侧皮支走行于乳腺外侧深面，因此剥离、切除外侧皮瓣深面时，保留一定的皮瓣厚度和深面的脂肪结缔组织，术中通过切除患者外侧皮瓣内手臂下方的乳腺组织使其变平，减轻术后臃肿，增强最终美学效果（图 8-8）。也有专家采用吸脂方法使这一部位变平，但是与乳房缩小术同时进行吸脂，可能增加术后引流量，延长引流时间。

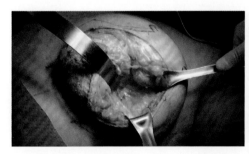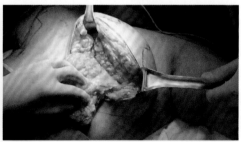

图 8-8　切除外三角

7. 剥离上部皮瓣　上部皮瓣对于乳房上极的丰满度尤其重要，保留上部皮瓣较多组织既可以防止乳房上极变平，又能保留乳房组织附着于乳房上极，降低继发乳房下垂的可能。皮瓣越薄，活动度越好，但过薄的皮瓣可使乳房的上极失去丰满度。因此建议保留较厚的上极皮瓣。但是过厚的皮瓣影响乳头乳晕复合体的嵌入，因此在乳头乳晕复合体上缘仍然需要适当的剥离并修薄皮瓣。上部皮瓣需向深面剥离至接近胸肌，并向上方继续剥离，以增加皮瓣的活动度（图 8-9）。需要注意的是，过度向上剥离会影响上部皮瓣血运，随着时间的推移，乳房下垂复发的概率会增加，因此在满足皮瓣活动度的同时，需尽量保留和增加皮瓣上部与胸肌筋膜的附着，以保证乳房上极丰满

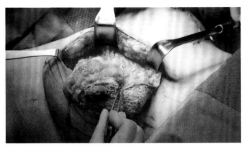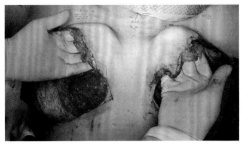

图 8-9　剥离上部皮瓣

和效果的持久。

切除乳房内侧、上侧、外侧组织后，标本离体，切开肿瘤位置，测量肿瘤直径及肿瘤切缘。应用下蒂整形技术对于乳房内侧、上侧、外侧的肿瘤，多数可以达到 2 cm 以上大切缘，从而降低术后肿瘤复发率。缝线标记肿瘤位置，并送术后病理学检查。

8. 修剪下蒂　确保术后双侧对称的最佳方法是测量双侧乳房蒂部的宽度和组织量，内侧、上侧、外侧皮瓣的厚度。判断乳头乳晕复合体及其周围组织的血供，适当修薄下蒂，并修整下蒂的形状，保留乳头乳晕复合体下乳腺组织有助于预防术后乳房下垂，将下蒂转移至乳房的中央隆起。双侧垂直臂下端初步固定于锁骨中线与乳房下皱襞的交点，调整患者为坐位，观察双侧乳头位置、双侧乳房大小和形状是否对称。如果保留乳腺组织的大部分位于下蒂下极，术后乳房下垂复发风险增加。

9. "钉合 - 剪裁"　完成一侧乳房缩小术，将患者调整至坐位，采用"钉合 - 剪裁"技术（图 8-10），暂时用皮肤钉关闭水平和垂直切口。首先将内、外侧皮瓣的顶端缝合并置于锁骨中线上的适当位置，一般位于锁骨中线偏内侧 1 ~ 2 cm。倒 T 切口技术需要在皮瓣尖端缝合时可能修剪内、外侧皮瓣的皮下组织，并根据乳房大小和形状调整，切除内三角、外三角皮肤。保留可修剪皮肤，既可以避免首次切除过多导致皮肤张力过大，又可以避免反复钉合损伤皮瓣尖端皮肤。"钉合 - 剪裁"时需用手握住皮瓣与深面腺体组织，可以降低皮瓣的剪应力。

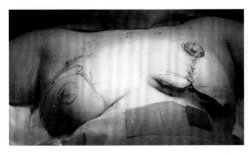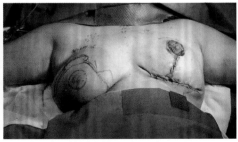

图 8-10　"钉合 - 剪裁"技术

10. 缝合　检查保留组织的对称性，坐位检查双侧乳房对称性和形态之后开始缝合。在胸骨上窝中点使用缝线打结，采用钟摆方式确保乳头乳晕的高度和对称性。还可以将上臂中点、乳房下皱襞以上 6 cm 作为新乳头的参考位置。测量并设定垂直臂为 4 ~ 5 cm，兼顾包裹下蒂组织量，重力导致垂直臂在术后 3 ~ 6 个月时会逐步增大，因此较短的垂直臂有利于降低术后乳房下垂复发的风险。同等张力下，较长的垂直臂可包裹更大的下蒂组织，但术后远期效果可能会下降。多余的垂直臂可置于乳晕区进行缝合。

应在最小张力下缝合皮瓣的尖端（图 8-11），否则可能造成皮瓣尖端缝合处皮肤坏死。先对合垂直臂上端与乳晕 6 点皮缘，再对合垂直臂下端于乳房下皱襞锁骨中线内侧 1 cm 处。用 3-0 Vicryl 缝线牵拉缝合数针深层筋膜组织，4-0 Vicryl 缝线缝合，采用内翻缝合确保线结埋在深部，降低缝线外露的风险。对于大部分患者来说，手术结束时乳头位置稍低并轻度偏向外侧，术后乳房看起来更自然。

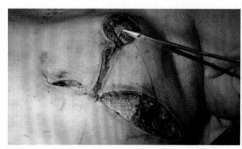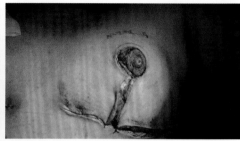

图 8-11　尖端对合

11. 引流和包扎　在蒂内侧和外侧各放置 1 根引流管，接负压吸引，缝合并固定引流管（图 8-12），使用弹性绷带轻微加压保护乳房，手术结束。术后第 1 日更换塑形胸衣。术后早期阶段，乳房下极应稍扁平，乳头乳晕距离乳房下皱襞不超过 6 cm。待术后 3 ~ 6 个月，乳房将逐步恢复自然状态。

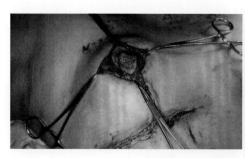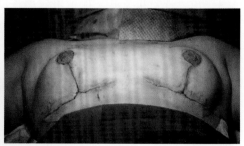

图 8-12　缝合乳晕区并放置引流管

六、技术要点和误区

（1）对于乳房内侧、上侧、外侧的肿瘤，下蒂缩小整形术是优选。

（2）坚持术前设计的标记，减少术中反复调整，如确实需要调整，需采用"钉合-剪裁"技术，并且将双侧乳房同时进行微调。

（3）为了获得更隐蔽的瘢痕，横向切开向内距离中线最好大于 2 cm，向外距离腋前线最好大于 2 cm。

（4）采用倒 T 切口去除水平多余皮肤和乳腺组织，调整内侧和外侧切口，并在缝合时适当锚定底部，避免猫耳畸形。

（5）下蒂长度与宽度比值最好为 1.5，对于 IMF 过长的患者，可以调整到 2，减少乳头乳晕坏死的风险。

（6）倒 T 切口可减少乳房下极的皮肤量，使用皮罩来保持乳房形状，但是在张力下进行皮肤修复增加切口愈合不良的风险，特别是倒 T 三角区域。

（7）在下蒂法中，切除下极腺体比上极更重要，保留真皮及中央区血管，保证乳头乳晕供血的同时尽可能减少下蒂的厚度。增加上极乳房皮瓣的厚度，以保留上极乳房丰满度，降低下垂复发率。

（8）乳头的感觉主要来自第 4 肋间神经前外侧支、前内侧支。在剥离过程中，要注意保护感觉神经。外侧的感觉神经自腋中线从前锯肌传出后，走行于前锯肌筋膜的浅层。当剥离乳房外侧区域时，最好是贴着腺体进行切除，保留前锯肌筋膜表面的组织。感觉神经向内侧斜行，并向前穿过乳房到达乳头乳晕区，常有伴行的小动脉，尽量予以保留。

七、术后注意事项

（1）术后当日患者睡觉时要采用平躺式，避免剧烈活动，以防止术后出血，不要用力牵拉患者的上臂。

（2）术后 24 h 内要观察乳头和乳晕的血运，乳头乳晕区感觉。

（3）术后多食用含有高蛋白质的食物，有利于切口恢复。

（4）术后 1 ~ 3 个月穿塑形胸衣，最大限度地保证手术效果。

八、并发症及处理

1. 血肿　术后早期和晚期均有血肿形成的可能，如前所述，为缩短瘢痕，患者乳房内下象限皮下剥离后空腔未能闭合，可出现血肿。一方面，术后防止小管接注射器负压引流；另一方面，缝合关闭死腔。部分患者术后剧烈活动后，导致早期出血，形成血肿。晚期血肿的形成多为严重的咳嗽、呕吐造成血管周围组织和缝线的牵拉，或引流管拔除过早等其他原因。若血肿已初步形成，可拆开几针缝合线，挤出血肿。若有活动性出血，需尽早进行加压包扎并制动，极少数患者需要手术止血。对于少量的或已无法抽吸的血肿，可密切随访观察，待 12 ~ 14 d 血肿机化后可自行吸收或抽液。

2. 切口裂开或愈合不良　多与组织张力过大、缝合不佳、脂肪坏死有关，少数出现感染（图 8-13）。术后采用免缝胶布减轻切口张力，加强营养可加快切口愈合。注意清洁切口，预防切口感染。若出现组织坏死，需彻底清创，直至有新鲜的出血创面，并口服抗生素防治感染。如需进一步修整，可行二次手术修整，清创或修整均有可能导致瘢痕形成和加重。

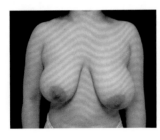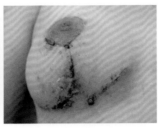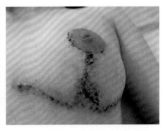

图 8-13　切口愈合不良

19 岁患者，切口愈合不良，年轻患者皮肤张力较大，需在设计时保留较多皮肤，减少皮肤张力，且该病例三角区皮肤大于 1 cm，缝合时对合困难

3. 瘢痕外露　见图 8-14。

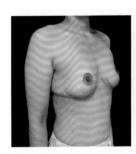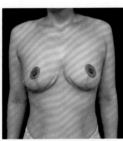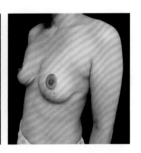

图 8-14　瘢痕外露

患者为广泛肉芽肿性乳腺炎，切除病变后，瘢痕未良好隐藏

4. 感染　感染的原因很多，包括缝线反应、切口渗液、隐性感染、脓肿形成。缝线反应等多采用拆线后局部应用抗生素软膏的方法处理（图 8-15）。皮肤红肿可口服抗生素，脓肿则需切开引流，并及时静脉注射抗生素治疗。术中抗生素的应用应视为常

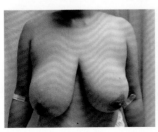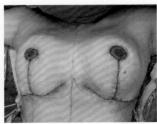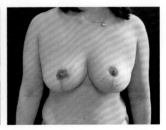

图 8-15　术后 1 个月出现的缝线反应

规操作，术后 24 h 停用抗生素。

5. 乳头缺血或坏死　乳头坏死是罕见的并发症，主要由于乳头乳晕动脉供血不足或静脉回流不畅所致。血供障碍的征象通常会在术中或术后即刻出现。术中需严密观察，若怀疑术中乳头乳晕复合体缺血，应立即拆除任何有可能影响血供的缝线，对组织血流情况进行评估，并采用适当的加压包扎方法减少引流，但加压包扎本身也可能加重乳头乳晕坏死的风险（图 8-16）。采用吲哚菁绿等荧光素有利于术中判断组织灌流情况。静脉回流障碍常常是自限性的，即使全力抢救，皮瓣也无法恢复活力。采用高压氧疗，或必要时进行乳头乳晕复合体移植，可取得一定的效果。该并发症应该强调预防，而不是治疗。

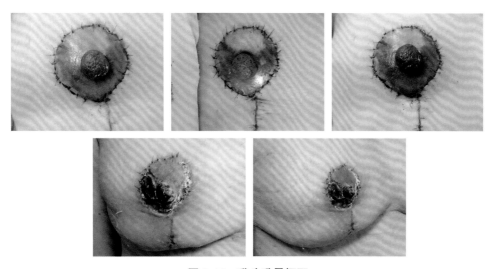

图 8-16　乳头乳晕坏死

术中未见缺血，术后第 1 日考虑上部分乳头乳晕复合体动脉供血不足，下部分乳头乳晕复合体静脉回流不畅，尽早解除加压包扎，并使用扩血管药改善微循环，及时拆线排出积液

6. 三角区皮肤坏死　下蒂术式皮瓣顶尖缝合三角区皮肤坏死是相对常见的并发症，如前所述，术前设计需要降低内侧和外侧皮肤切口、皮下脂肪、乳腺组织的张力。避免通过皮肤来承担乳房塑形的压力，需通过腺体、组织筋膜瓣深层缝合进行塑形，尽量保留皮瓣厚度，保留足够内、外侧皮瓣的面积。如果三角区出现坏死，经过换药处理多数可痊愈，但也不可避免地带来更大的瘢痕。

九、病例

1. 病例一　双侧巨乳患者，术前（A）患者左侧乳房反复红、肿，经抗感染治疗 1 周后，皮肤红、肿消退。术后 1 年（B）和术后 2 年（C）恢复良好（图 8-17）。

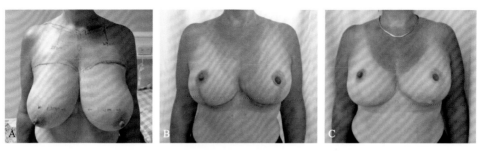

图 8-17　病例一

2. 病例二　术前患者双侧乳房明显不对称伴双侧乳房皮肤红、肿，左侧乳房皮下静脉明显扩张伴乳头乳晕区缺血。术后恢复良好（图 8-18）。

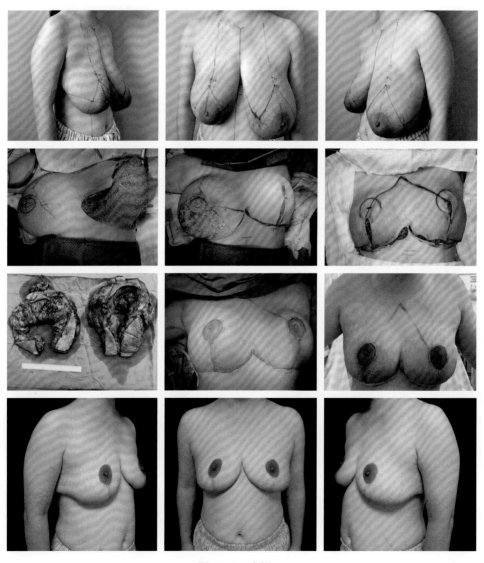

图 8-18　病例二

3. 病例三 术前患者双侧乳房明显下垂，伴乳晕明显增大。术中采用坐位"钉合 - 剪裁"技术。术后内侧积液导致猫耳畸形，予穿刺抽液后局部加压包扎，效果良好。术后 1 周引流管拔除后，双侧乳房下垂得到矫正，双乳基本对称（图 8-19）。

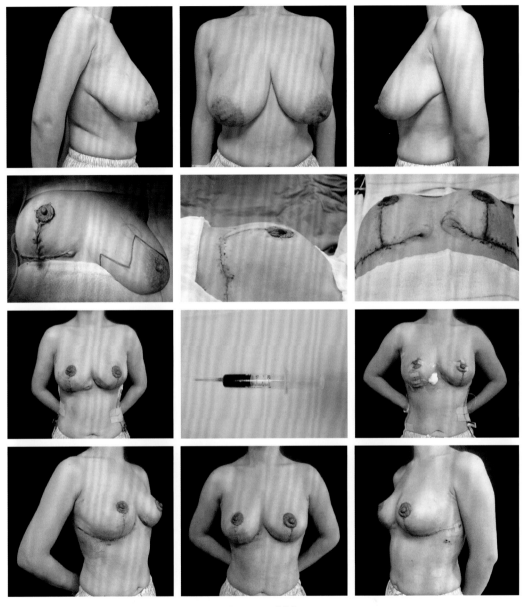

图 8-19 病例三

4. 病例四 术前患者双侧乳房明显下垂，胸骨上窝 - 乳头距离 40 cm。右侧乳房穿刺结果为乳腺浸润性导管癌，术中可见肿物广切缘。术后 1 年照片可见双乳下垂得到矫正，双乳对称，轮廓圆润。右侧皮肤染色为纳米碳示踪前哨淋巴结色素沉着（图 8-20）。

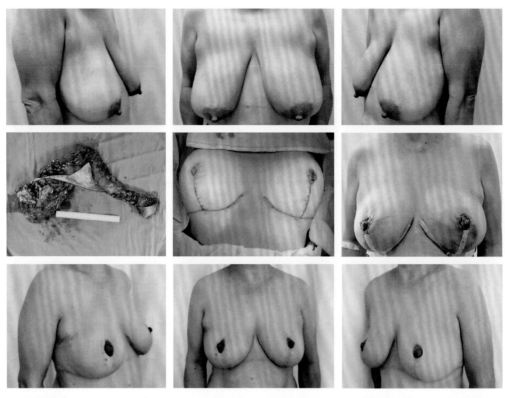

图 8-20　病例四

5. 病例五　术前患者双侧巨大方形乳房，胸骨上窝 - 乳头距离 35 cm。术后半年照片可见双乳巨乳及下垂得到矫正，双乳对称（图 8-21）。

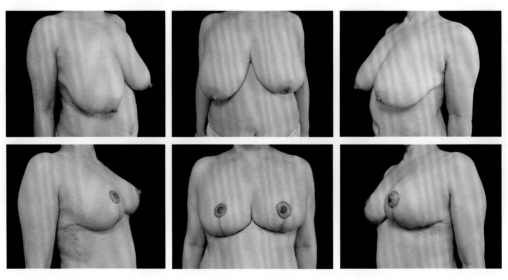

图 8-21　病例五

6. 病例六　左侧 12 点距离乳头 4 cm 处乳房肿物，术前穿刺确诊乳腺浸润性导管癌，双侧巨大方形乳房，胸骨上窝 - 乳头距离 35 cm。术前磁共振成像显示左侧乳房上方单发肿物。术后半年照片可见双乳巨乳及下垂得到矫正，双乳对称（图 8-22）。

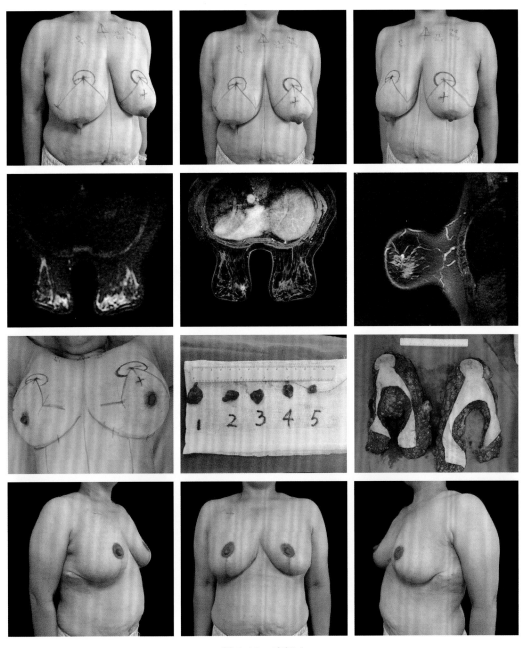

图 8-22　病例六

十、总结

目前有越来越多新的乳房缩小术式，对于巨大方形乳房患者，正确的术前设计，严格的术中执行，严谨的微调整，倒 T 术式会展现很好的术后效果。关键手术步骤包括去除乳头乳晕复合体下腺体组织，限制下蒂部分腺体组织量，保持皮瓣一定的厚度，降低皮肤张力，尽量减少横切口长度。该术式可作为肿瘤位于乳房外侧、上侧和内侧的大部分巨大乳房患者进行乳房肿瘤适应性整形术的首选。

第二节　上蒂整形技术

乳房肿瘤整形分为 3 型：Ⅰ型，乳房不对称，治疗乳房没有畸形；Ⅱ型，治疗乳房畸形，可行部分整形，以获得美观的乳房；Ⅲ型，乳房严重畸形，需要切除乳房，使用皮瓣或假体重建。其中Ⅱ型畸形患者后期美容效果满意的仅占 43.8%，需采用各种乳房成形技术，在最初的乳房肿瘤切除术时，整合整形外科技术，从而减少延迟重建手术的需要。联合应用整形外科技术，实现组织置换或组织重新排布，可更广泛地进行局部切除，同时实现更大范围的肿瘤切除、更低的复发率、更好的乳房形状和对称性，提高放射治疗的有效性，减轻肥大乳房下垂带来的躯体症状，增强患者术后的自信心。肿瘤适应性整形技术包含不同的皮肤切除方式、蒂的选择和乳腺组织重排。上蒂法是乳房较小的东方女性应用较广泛的方法之一，在肿瘤切缘和美学方面均可获得良好的效果。对于下象限较大病灶的乳腺癌患者，传统的保乳手术因局部缺损较大，从而极大地影响了乳房术后外观，因此肿瘤整形保乳技术是保乳手术后修复局部缺损的重要方法。

一、概述

1957 年 Arie 首次描述垂直瘢痕法，但由于瘢痕通常超过乳房下皱襞，此方法没有得到普及。1969 年 Lassus 描述了一种垂直技术，实现自然持久的乳房形状和最小的瘢痕，但垂直瘢痕的末端也超过乳房下皱襞，使得瘢痕可以在文胸外可见，1977 年在这项技术的基础上增加一个小的水平短瘢痕，消除垂直瘢痕的可见部分。Lejour 在 1994 年再次改进这一技术，并重新引起了人们对这一技术的兴趣。乳房的形状是通过缝合腺体形成的，而不依赖于皮肤，抽脂作为手术缩小前的补充手术，包含肿瘤的乳房部分切除的量从 120 g 到 1600 g 不等，术后并发症少，无需早期再手术，并获得较小的瘢痕，取得一致和稳定的美学效果。1999 年，Hall-Findlay 改进 Lejour 技术，切口围绕乳头乳晕复合体并向下延伸到乳房下皱襞以上 2 cm，沿着标准垂直切口的标记线可以将下极组织进行广泛切除，因此大乳房 6 点肿瘤的切除很适合采用此切口。研究报道，该技术的优点包括皮肤切口较短、切除腺体简单以及蒂较短，较短的蒂可以为乳头提供可靠的血供。

垂直瘢痕法上蒂适应性肿瘤整形技术在肿瘤切除的基础上，通过楔形切除乳房下象限肿物及多余乳房组织，缝合内侧柱及外侧柱乳房腺体组织，能很好地维持乳房的锥形外观，较好地防止乳房下垂，提升乳房美观度和紧致度。由于其设计思路简单，执行度高，成为许多外科医师的首选。同时，该术式对原解剖结构的破坏相对较小，术后并发症发生率低，能够在缩小乳房基底部的同时避免切除乳房上部组织，在保持乳房上极丰满的前提下降低乳房的整体高度，在临床可以得到很好的应用。通过对患者乳房组织进行合理规划后，切除三角柱状乳房组织，随后进行整形，是一种乳房精细塑形手术。该术式很好地保留了上蒂及乳房上象限的血供，极大地保留了乳头乳晕的血供，因而发生乳头乳晕复合体坏死的可能性较小。在这个手术中，相比于切除组织，更需要关注保留组织的体积和形态，因为这将直接影响术后整形的效果。

本节将针对上蒂短瘢痕乳房上提在保乳术中的应用进行探讨，上蒂法多应用于乳房下象限体积较大的肿瘤，该术式应用于乳房下象限病灶体积较大需行乳腺癌保乳手术的乳房下垂或肥大患者，较好地改善了外上方缺损，同时改善乳房下垂或肥大。

二、手术适应证

（1）乳房 4 ~ 8 点肿瘤。

（2）轻度至中度乳房肥大，单侧乳房重量 ≤ 1000 g 应用垂直短瘢痕；乳房肥大明显的患者多数会采用倒 T 法。

（3）年轻患者拥有较多腺体组织且皮肤上没有褶皱，轻度乳房下垂。

（4）中等量冗余皮肤。

三、手术禁忌证

（1）乳房过度肥大、高龄以及吸烟；对于吸烟的患者，应告知其术前至少戒烟 4 周，以防止术后出现创面愈合不佳。

（2）严重下垂的乳房。

四、术前设计和标记

评估患者术前照片，术前标记应在患者站立位进行，预期术后的乳头位置位于乳房下皱襞在乳房表面的投影处，新乳头的位置常与上臂中点平行。距离锁骨上窝中点 18 ~ 22 cm，通常短瘢痕法比倒 T 法低 2 cm，新建乳晕上缘对应新的乳房下皱襞。也可根据患者对术后乳房的要求进行调整。对于乳头乳晕复合组织瓣的转移多采用上蒂法。

蒂的选择取决于乳头乳晕复合体相对于皮肤标记的位置（图 8-23）。乳头乳晕复合体在封闭三角以上选择上蒂法；乳头乳晕复合体在封闭三角以下则多选用内侧蒂法。

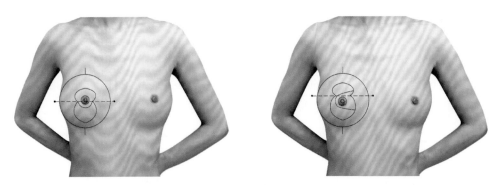

图 8-23　蒂的选择取决于乳头乳晕复合体相对于皮肤标记的位置

采用 Hall-Findlay 推荐的方法。切除范围的内侧线和外侧线标记可通过将乳房组织向内、外侧推挤来观察乳房的皮肤松弛情况而确定，同时考虑术后患者乳头乳晕的位置并标记内侧边界线和外侧边界线，即被切除的内、外侧缘，这与采用 Wise 法进行乳房缩小的标记方法相同。这样可以大体估算出术后乳房的体积和形状。通过这些标记线，可大体判断去除软组织的量，并且可以通过标记调整去除组织的量（图 8-24）。

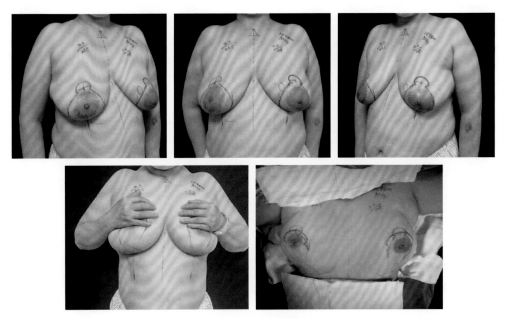

图 8-24　术前站立位穹隆顶设计

乳房下象限表面标记线即需要手术切除的范围，也就是短瘢痕包括的组织，垂直线下端连成 V 形，而不是 U 形，距其 V 字形切口的尖部位于原乳房下皱襞上 2 ～ 3 cm

处。以乳房下皱襞为底边画一个等边三角形，三角形的顶点与新乳头保持在同一条线上，并贴近真皮组织切除三角区域的腺体组织，以使乳房下皱襞上移。同时使乳头乳晕周围皮肤伸展开。

利用乳晕环模型以乳头为圆心画出周长为 14 cm 的圆圈为新的乳晕范围。如果新乳晕的任何部分位于连接封闭三角的线的上方，则使用上侧皮瓣蒂法；根据乳晕都位于封闭三角线的下方，使用内侧皮瓣蒂。这一规则限制了乳头乳晕复合体的蒂长，避免血管损伤。根据这一规则，术前再次调整新乳晕范围以及乳头乳晕组织蒂为上蒂。

五、手术步骤

1. 体位准备　患者取仰卧位，双侧上肢外展 90°，气管插管全身麻醉后使用延长管，管子固定于一侧，常规消毒、铺巾，将患侧上肢包裹无菌巾并用无菌绷带从远心端向近心端缠绕后外展 90° 固定。

2. 蒂部去表皮　应用含 1 ml 1% 肾上腺素 +20 ml 2% 利多卡因 +500 ml 生理盐水的肾上腺素溶液沿设计好的标记线将新的乳头乳晕区以外需要去表皮的区域进行皮下注射，以减少出血。通常我们会使用一个 4 cm 的乳头乳晕成形器在原有乳头乳晕的基础上设计新的乳头乳晕，且新的乳头乳晕与其他设计线之间的上蒂组织行去表皮（图 8-25）处理，进而形成真皮乳腺组织瓣。去表皮后，应注意使用湿纱覆盖，保证真皮层湿润。

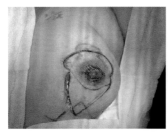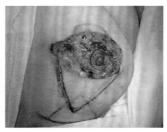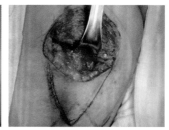

图 8-25　去表皮

3. 切除肿物及乳腺组织　原乳头乳晕以下皮肤按照术前画线设计切开，沿垂直切口分离组织至后间隙，切除包含肿物的乳房下象限乳腺组织（图 8-26）。

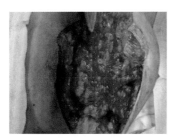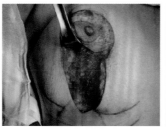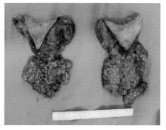

图 8-26　切除肿物

4. 重建乳房下皱襞 然后切除术前三角形虚线下方乳房下皱襞附近腺体，这一操作意味着将术前设计底点内下侧和外下侧之间的组织按规划范围去除，并可在切除后用丝线固定，观察切除后剩余乳房的体积是否达到计划的塑形效果。修薄垂直切口末端至乳房下皱襞间的组织，以减轻猫耳畸形。分离上蒂组织瓣深面后间隙，可用纱布向上钝性剥离，该步骤起到松解上蒂组织的作用（图 8-27）。注意该层面中的穿支血管，尤以第 5 肋间穿支最为常见，尽量予以保留，必要时使用电凝或缝扎止血。

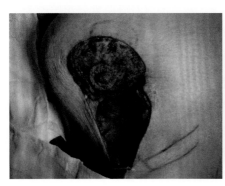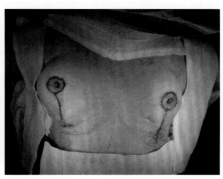

图 8-27　重建乳房下皱襞

5. 内、外侧腺体修整 将乳房推向内侧，切除多余乳房腺体组织，从而形成外侧的垂直组织。切开方向可向内侧或外侧倾斜，可以通过切口的倾斜角度调整去除组织量。将乳房推向外侧，切除多余的腺体组织，形成内侧的垂直组织。当设计组织切除后，会形成一个蒂在上方的椭圆形或舌状组织瓣，这一组织瓣同上方去表皮的真皮乳头乳晕组织瓣相连。在处理上内侧组织时一定要格外小心，注意不要损伤其组织蒂部血运，在剥离乳房后腔隙时，应尤其注意这一点。无论是保留上方或上内侧方组织蒂，皮瓣组织的厚度都应大于 2 cm。当保留上内侧蒂时，因为上方部分组织被去除，蒂部的组织就更应保留足够的厚度，以保证内部组织的血供。当保留上方组织蒂时，在需要时可在皮瓣下楔形切除部分乳房组织。

6. 关闭内、外侧腺体 确认术区止血彻底后，用 3-0 Vicryl 缝线在垂直组织内、外侧腺体表面进行缝合，将乳头乳晕复合体上提至设计水平。缝合时尽量将组织收紧，使重新塑形后的乳房上极外形更圆润且饱满突出。剩余的上蒂组织不需要固定于胸大肌筋膜，以保障乳房的活动度。

7. 放置引流 应于每侧乳房各留置 2 根负压引流管，特别是对于实质组织大量去除的地方，负压引流更应放置到位，妥善固定引流管并保证引流通畅。

8. 观察双侧乳房对称度 新形成的乳晕上方可暂时固定于其 3 点、6 点、9 点、12点方向的乳房皮肤上，并可调整乳头乳晕的方向，即皮肤褶皱度。之后先用 4-0 普利林线将乳头乳晕 6 点方向和左右两侧分离后形成的三角皮瓣区进行固定。在其他部位用缝合钉进行简单对拢固定。将患者调整为坐位，观察左右对称度，根据结果进行必要的调整。

9. 切口缝合 缝合创面时，最关键的部位是垂直组织顶端，位于乳晕 6 点方向。在外侧用 3-0 Vicryl 缝线将腋前线附近的组织拉拢至乳房中线，经此塑形后可在乳房侧面形成一个理想的弧度。内侧及外侧的实质组织用 3-0 Vicryl 缝线缝合。皮肤则用 4-0 Monocryl 缝线缝合皮肤切口，可用四点方盒形缝合拉拢垂直切口，缩短垂直瘢痕长度。乳头乳晕复合体的位置调整可在患者平卧位时进行定位无误后，其余乳头乳晕区域可用 4-0 Monocryl 缝线行间断内翻缝合，用 CV-4 Goretex 缝线行皮内连续缝合。手术结束时观察新塑形的乳房呈现稍平的下极、圆形的上极且乳头轻度指向下方，即所谓的"倒置"乳房。

六、操作难点与要点

（1）术前设计切口应注意肿物投影皮肤梭形切口不宜过宽，防止术后皮肤拉拢缝合张力过大影响切口愈合。

（2）去表皮的过程中务必保留完整真皮，注意选取锋利、精细的手术剪刀。开始去表皮需首先剪掉去表皮边缘范围，防止剪掉需保留的皮肤。

（3）切除肿物留取切缘后，注意分离皮肤与内、外侧柱及下方腺体，将内、外侧柱腺体与下方腺体拉拢缝合，如此时缝合皮肤时出现猫耳畸形，可修剪皮肤后再缝合。

（4）缝合乳晕区域采用荷包缝合，外圈针距大于内圈，注意皮肤对合。

（5）术闭放置引流，除腺体下方放置负压引流，皮下与腺体之间亦需要放置负压引流，防止皮下积液引流不畅引发感染等并发症。

七、术后注意事项

（1）观察切口敷料是否干燥、皮下是否有积液。

（2）观察乳房皮肤，皮瓣颜色与温度，特别是乳头乳晕区。

（3）引流管宜妥善固定，低负压引流 3 ~ 7 d，观察引流管内液体的性状及引流量，及时发现出血或引流不畅，如连续 3 d 引流量 < 20 ml/d 可拔管；对于术中脂肪较多者，可适当延长引流管放置时间。

（4）饮食指导：进食营养丰富、易消化的食物，有利于患者术后恢复。

（5）术后指导及随访：术后需穿塑形内衣 3 个月，定期进行切口清洁换药，根据引流及切口愈合情况拔除引流管。术后每 3 个月复查，术后 3 周开始可进行踩单车或开车等不需要剧烈运动上肢的运动，全身运动可从术后 8 周开始。术后按照《NCCN 乳腺癌临床实践指南》完成辅助治疗。

（6）美容效果评价：采用 BREAST-Q 缩乳手术评价模块进行美容效果评估。在术前和术后 6 个月进行随访、调查、评价。分别评价患者的社会心理状态、性心理健康状态、生理状况、对乳房满意度等内容，术后增加对乳头满意度、结局满意度两项内容的调查。

八、病例

1. 病例一　某 60 岁女性，因"发现左侧乳房肿物半个月"入院，确诊为左侧乳腺浸润性导管癌。乳腺彩超示左侧乳腺实性结节（BI-RADS 4a 类）。乳腺 X 线摄影：左侧乳房 6 点见一结节影，大小约为 10 mm×8 mm，病灶边缘见长毛刺影，需注意乳腺癌。乳腺 MRI：左侧乳房下象限见一结节状异常信号影，边缘稍欠规则，T1WI 及 T2WI 呈等信号，T2WI 压脂相呈相对低信号，DWI 部分高信号，增强后病灶较明显强化，动态增强曲线早期快速强化，呈流入型，病灶范围约为 14 mm×11 mm。左侧乳房下象限结节 BI-RADS 4b 类（图 8-28）。

2. 病例二　某 37 岁女性，以"发现双乳肿物 1 个月余"入院。术前患者双侧乳房明显下垂，术前乳腺彩超显示左侧乳腺 3 点肿物距离乳头 12 mm×10 mm，右侧乳腺 3 点肿物 14 mm×10 mm。予注射亚甲蓝标记肿物，切除肿物，上蒂法乳房上提悬吊术。术中采用"钉合 - 剪裁"技术，标记切除范围。采用钟摆方法确保双侧乳头在同一水平。术后即刻可见双乳下垂和双乳头不对称得到纠正。通过一端位于胸骨切迹，另一端在两侧乳头间摆动，可以评估双侧乳头乳晕位置的对称性。术后早期阶段，乳房下极应较扁平，乳头乳晕复合体距乳房下皱襞不超过 4 cm（图 8-29）。

3. 病例三　左侧乳房浸润性导管癌。患者取仰卧位，在肿瘤位于皮肤表面投影包绕肿瘤设计纵向梭形切口，标记乳晕 3 点及 9 点，以乳晕 12 点为新乳头位置，取上方 2 cm 处，连同乳晕上弧线画出月牙形去表皮区域。去表皮，完整切除患侧乳房病灶，切除范围超过病灶边缘 1～2 cm，标本切缘染色标记后送冰冻病理学检查，按照术前手术设计，切除标记线区域的皮肤、脂肪和腺体组织。若术中冰冻病理学检查提示切缘阳性，则需进行扩大切除，直至取得阴性切缘。分离切口下缘与乳房下皱襞 2 cm 距离的腺体，修薄垂直切口末端至乳房下皱襞间的组织，以减轻猫耳畸形。腺体牵拉至中央区与胸大肌筋膜缝合，填充中央区，术区分离腺体与皮肤，减少缝合腺体时的张力，缝合去表皮区域，将乳头乳晕复合体上提到预设位置。应用 3-0 Vicryl 缝线缝合内、外侧乳腺组织（图 8-30）。

4. 病例四　某 53 岁女性患者，发现双乳肿物 1 年余。术前患者双侧乳房肥大伴有明显下垂。术前乳腺彩超显示左侧乳腺 5 点距离乳头 2.6 cm 低回声区，范围约为 18 mm×8 mm，形态欠规则，平行方位，边缘完整，内部回声不均匀，未见点状强回声，后方回声无明显改变，病灶局部浅筋膜浅层、深层回声连续。右侧乳腺 8 点距离乳晕区肿物，范围约为 14 mm×9 mm，形态欠规则，平行方位，边缘完整。予上蒂法肿瘤整形手术后 1 个月。双乳肿瘤切除，双乳下垂得以纠正，乳头位于乳房下皱襞以上 5 cm，且基本位于上臂中点（图 8-31）。

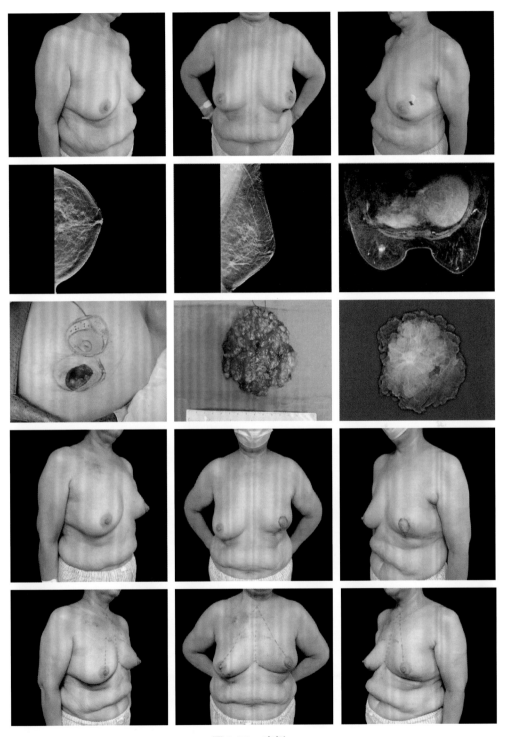

图 8-28 病例一

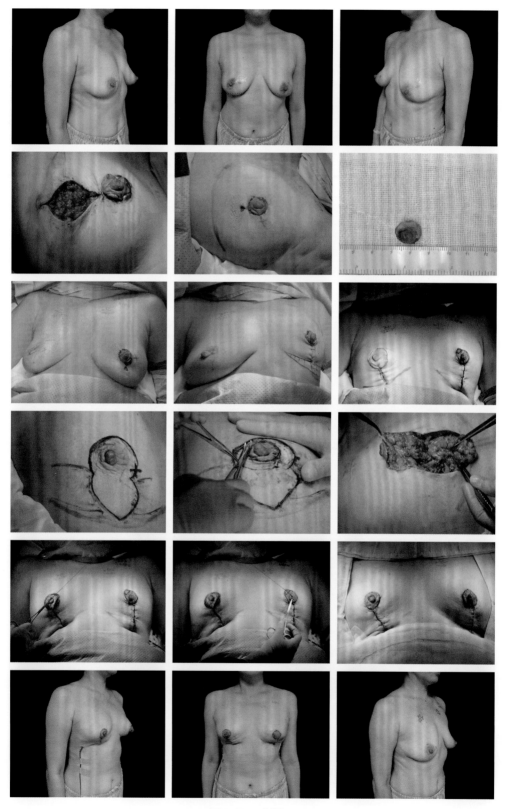

图 8-29　病例二

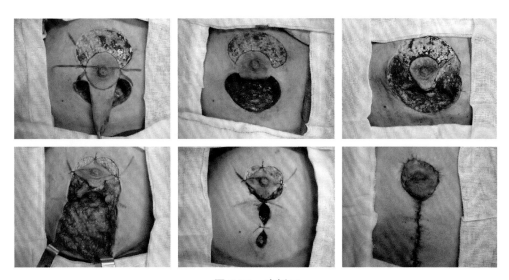

图 8-30　病例三

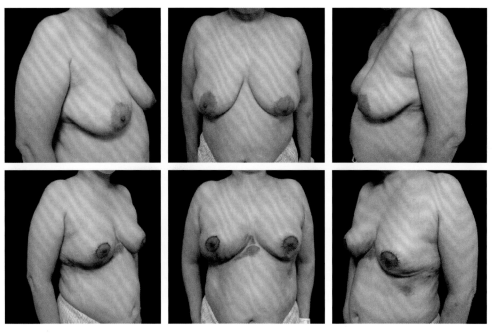

图 8-31　病例四

5. 病例五　双侧乳房下垂矫正术后 5 年，复发 2 年。术前患者双侧乳房明显下垂，伴乳晕明显增大。去表皮保留上蒂。术后 1 周拔除引流管后，双侧乳房下垂得到矫正，双乳基本对称（图 8-32）。

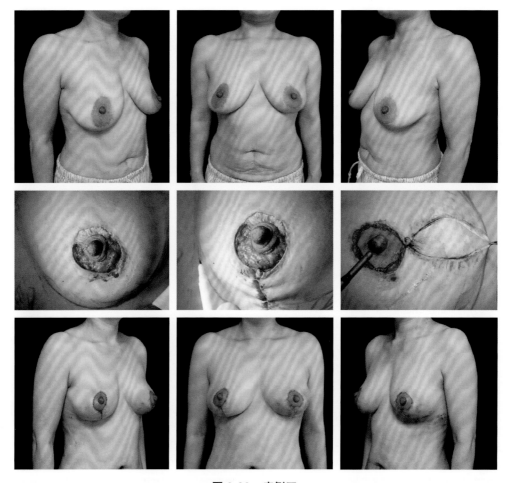

图 8-32　病例五

6. 病例六　某 42 岁女性，双乳假体植入术后 10 余年，要求取出假体并上提乳房。患者假体植入术后 10 余年，乳房出现双峰征，去除假体后，乳房下垂明显，需切除大量皮肤，类似于乳房肥大明显的患者，因此采用倒 T 法手术。传统的 wise 模式切口（"倒 T"）是最常用的切口，可以更好地进行乳房塑形。通过这个切口，可以去除假体及其包膜，也可以更广泛地切除包含肿瘤的外下象限、中央象限和内下象限的腺体，从而纠正乳房肥大和下垂，使得乳房的外形得到改善。该手术方式还可以整体切除覆盖在肿瘤上的皮肤，甚至可以到达腋窝进行腋窝淋巴结手术。虽然许多医师仍然选择腋窝切口来进行腋窝的手术，通过 wise 模式切口的末端仍是腋窝手术的一种选择（图8-33）。

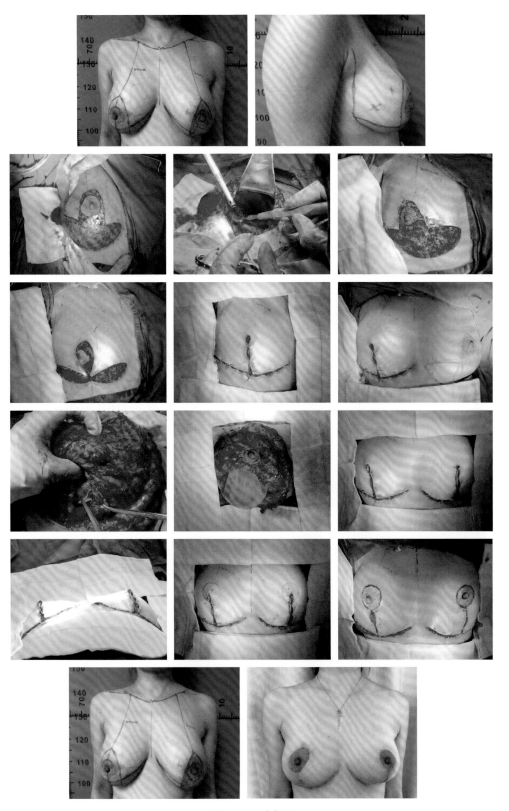

图 8-33 病例六

九、并发症

1. 血肿　术后早期和晚期均有血肿形成的可能。早期血肿的出现可能是由于切除组织而引起血管痉挛，或者术后肾上腺素失去作用后血管复张而引起出血。也有部分患者未能进行患肢的良好制动，在剧烈活动后，导致早期术后出血，形成血肿。晚期血肿的形成多是由于严重咳嗽、呕吐造成血管周围组织和缝线的牵拉，或引流管拔除过早等。若血肿已初步形成，可敞开几处缝合线，进行挤压，将血肿挤出。若此时还有活动性出血，可行手术探查和加压包扎并制动。对于少量或已无法抽吸的血肿，可行密切随访观察，待血肿机化自行吸收或抽液（图 8-34）处理。

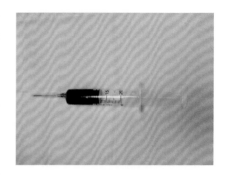

图 8-34　抽液

2. 感染　感染的形式多种多样，从缝线反应、切口渗液等隐性感染到脓肿形成均有可能出现，缝线反应等多采用拆线后局部应用抗生素软膏的方法处理。乳房蜂窝织炎可口服抗生素治疗，而一旦形成脓肿，则需切开引流及全身使用抗生素治疗。若已形成脓腔，则可行穿刺抽液和局部抗生素冲洗。事实上，由于该手术时间较长，同时感染容易扩散，在进行乳房缩小术时，术中抗生素的应用应视为常规操作，且已得到众多临床医师的实际应用。

3. 血清肿　是乳房缩小术后少见的并发症，虽然有医师主张密切观察，采取待血清肿自行吸收的保守治疗措施，但在临床实践中，他们也通常会在无菌条件下对血清肿进行抽吸。

4. 切口裂开及愈合不良　其发生多与创缘组织张力过大、缝合不佳、感染、脂肪坏死或组织血供不足有关。当此类并发症发生时，必须首先明确病因，一般采用保守治疗为主。当发现有坏死组织时，必须彻底清创，直至有新鲜的出血创面，加强局部创面的护理，直至创面愈合。如需进一步修整，可行二次手术局部处理（图 8-35）。

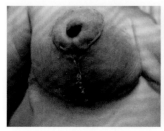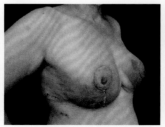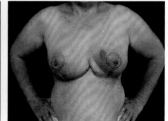

图 8-35　切口裂开

5. 脂肪坏死　常由于组织蒂部或其他区域的局部组织供血不足造成，但最常见的原因是用缝线塑形时缝线打结过紧而造成组织缺血。处理方法包括引流和去除坏死组织。

6. 乳晕缺血坏死　是罕见并发症，乳头乳晕动脉供血不足或静脉回流不畅是其主要诱因。血供障碍的征象通常会在术中或术后即刻出现，若发生于术中，应立即拆除任何有可能影响血供的缝线，并对组织血流情况进行评估。同时，部分患者为减少引流，可能进行了加压包扎，这可能加重了乳头乳晕坏死的风险，若发现乳头已有缺血表现，可立即解除加压（图 8-36）。

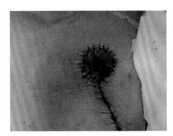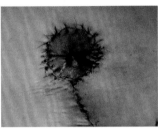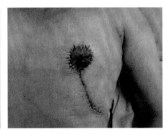

图 8-36　患者左侧乳腺浸润性导管癌，侵犯左侧乳头，术中予保留乳晕的乳头切除，并双荷包缝合乳晕，术后乳晕轻度缺血坏死，图为术后第 1 日、第 3 日、第 5 日，经保守治疗逐步愈合。

十、总结

与其他常用术式相比，垂直瘢痕法适应性肿瘤整形术是一种术后效果确切、并发症极少的术式。这种方法简单易学，是多数医师首选的术式。该术式的不足在于术后塑形过程需要数周甚至数月，但其优点很明显，不但可以缩小乳房的基底部，同时不切除乳房上侧组织，而且可以在保持乳房上极丰满的前提下降低乳房的整体高度。

第三节　内侧蒂整形技术

一、概述

在乳房肿瘤适应性整形中，优先考虑肿瘤的位置，其次是乳房的形态。手术技术围绕各种包含乳头乳晕复合体的皮瓣展开，下蒂法和中央蒂保留乳头乳晕复合体的感觉，具有较高的乳头乳晕复合体存活率，术后保留良好的感觉，明显提高患者的满意度。下蒂法的缺陷主要在于重力导致乳房下垂，随着时间的推移，乳房挺拔的外观将逐步减退，乳房下垂的复发可能性较高。上蒂法由于长度有限，仅用于乳头乳晕复合体调整距离较短（即较小乳房）的患者。尽管外侧蒂法保留了乳头乳晕复合体的血供和神经，但乳房的外侧体积过大，术后美观效果欠佳。

内侧蒂整形技术可提供丰满的乳房上极，具有足够的皮瓣长度，张力小，操作更灵活、方便。过厚的皮瓣对于保留乳头乳晕复合体的血供无明显作用，反而造成皮瓣转位困难。术前通过 MRI 或 CT 明确胸廓内动脉穿支的主要供血血管的位置，一般位于第 2 ~ 3 肋间隙，将上蒂皮瓣修薄，根据皮瓣的长度调整皮瓣的宽度，在保障乳头乳晕复合体血供的同时，方便乳头乳晕复合体转位至锁孔内。对于预计乳头乳晕复合体存活困难的患者，如肥胖、重度巨乳、高吸烟指数患者，酌情保留上部分血管，即内侧蒂整形技术。因此，应用内侧蒂整形技术进行乳房肿瘤适应性整形，需根据病例具体情况使用不同大小、范围的皮瓣。

二、手术适应证

（1）肿瘤位于外上象限、外下象限。
（2）乳房过大，原乳晕在封闭三角下方。
（3）乳房下垂，乳头乳晕指向下方。

三、手术禁忌证

（1）内侧肿瘤。
（2）主要脏器（如心脏、肝、肾）或全身系统疾病不能耐受手术。

四、术前设计与标记

术前标记应在患者站立位进行（图 8-37），预期术后的乳头位置位于乳房下皱襞在乳房表面的投影处，新乳头的位置常与上臂中点水平，距离锁骨上窝中点 18 ~ 22 cm。患者取站立位，做术前标记，正中线、过乳头中点的乳房中线和乳房下皱襞。应用 Wise 模式进行术前标记，则新建乳头中点的位置设计在乳房下皱襞下方 0.5 ~ 1 cm。如应用垂直瘢痕法，则新建乳晕上缘对应新的乳房下皱襞。也可根据患者对于术后乳房的要求以及是否行对侧对称性手术进行调整。对于乳头乳晕复合组织瓣的转

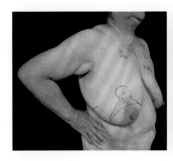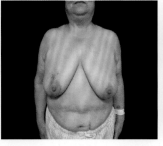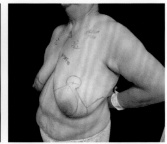

图 8-37　术前站立位设计

移，蒂的选择取决于乳头乳晕复合体相对于皮肤标记的位置（图8-23）。乳头乳晕复合体在封闭三角以下，则多选用内侧蒂法。

确定乳头、乳晕位置后，应用模型新建乳头位置的上方设计穹窿顶。将乳房组织向内上方推移，在移位后的乳房上标记正中线；向外上方推移，标记推移后乳房的正中线，此两条标记是穹窿图案的垂直臂，垂直臂一般为6～8 cm，垂直臂远端描绘垂直线，延伸与乳房下皱襞相连。设计内上蒂，由穹窿顶图案延伸到两侧垂线的下极。瓣的基底部包括大部分穹窿、部分内侧垂直臂，距离乳晕周围1～2 cm，蒂的宽度在8～10 cm。标记后核对双侧乳房标记线是否对称。

五、手术步骤

1. 体位准备 患者取仰卧位，双侧上肢外展90°，气管插管全身麻醉后使用延长管，管子固定于一侧，常规消毒、铺巾，将患侧上肢包裹无菌巾并用无菌绷带从远心端向近心端缠绕后外展90°固定，缝合时上臂可以固定于手臂板上，但不能成直角，以免缝合时扭曲乳房的形态。手臂轻度抬高，铺单时应确保所有标记可见。

2. 前哨淋巴结活检 同前述。

3. 去表皮 应用含1 ml 1％肾上腺素、20 ml 2％利多卡因、250 ml 生理盐水的肾上腺素溶液沿设计好的标记线将新的乳头乳晕区以外需要去表皮的区域进行皮下注射，以减少出血。用一个4 cm的乳头乳晕成形器在原有乳头乳晕的基础上设计新的乳头乳晕，注意保持皮肤松弛度进行勾画，在乳头乳晕复合体处于无张力状态时，应用乳晕环模型标记乳晕皮肤，避免绷紧皮肤进行勾画后导致乳晕不自然。标记后完成后应评估标记线及双侧乳晕的对称性。新的乳头乳晕与其他设计线之间的上蒂组织行去表皮（图8-38）处理，进而形成真皮乳腺组织瓣。去表皮后，应注意用湿纱布覆盖，保证真皮层湿润。

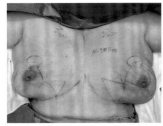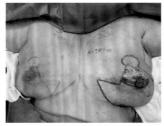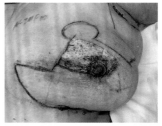

图8-38 去表皮

4. 保留内侧蒂 按照术前标记游离蒂部周围组织，垂直于胸壁切取内上蒂瓣，确认在胸肌筋膜上保留部分乳腺组织，以避免人为造成乳房内侧扁平的外观（图8-39）。保留至少2.5 cm的厚度，以保护瓣的血管和神经蒂，并可以适当修薄。注意不要用力牵拉皮瓣，以避免过度横向牵引对蒂部的破坏。

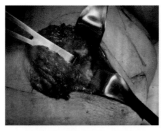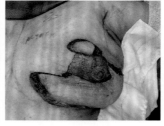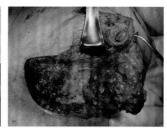

图 8-39 保留内侧蒂

5. 按内侧蒂整形技术切除乳腺癌灶并取切缘 在确认对称的情况下，切开所有皮肤标记线。原乳头乳晕以下的皮肤按照术前画线的设计切开，沿垂直切口组织至后间隙，切除包含乳腺癌病灶的乳房下象限乳腺组织，取肿瘤切缘送冰冻病理学检测，确认切缘未见癌。

6. 切除外侧和下侧腺体组织 术中也可以通过切除患者外侧皮瓣内手臂下方的乳腺组织使其变平，减轻术后臃肿（图 8-40）。去除组织后，要比较双侧的对称性，称重每侧去除的组织量。剩余的组织量也要左右对比。虽然从各个方面比较去除的组织量很有用，保留下组织才是最重要的。可在切除后用丝线进行固定，观察切除后剩余乳房的体积是否达到计划的塑形效果。修薄乳房外侧组织，以减轻猫耳畸形。

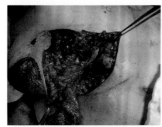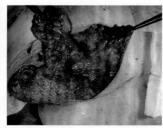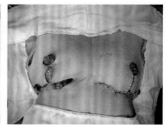

图 8-40 切除外侧和下侧腺体组织

7. 游离上侧皮瓣 分离上侧乳房后间隙，以便接收旋转插入的内侧蒂组织。内侧蒂插入乳晕切口处，以达到乳房塑形的目的。如果内上蒂瓣过宽不能充分旋转，可在穹窿顶的内侧垂线处做一辅助切口松解真皮组织，以使内上蒂瓣可以充分旋转，与乳晕无张力结合。如果把内侧蒂皮瓣修薄缺失，使得内侧蒂容易旋转插入，但会使乳房的上极丰满度明显降低。保留上部皮瓣较多组织，不仅可以防止乳房上极变平，而且保留乳房组织附着于乳房上极，降低再次发生乳房下垂的可能。充分的重塑需要剥离乳房上部分皮瓣，但是不建议将皮瓣向上剥离至锁骨水平，否则可能会影响上部皮瓣的血运，且随时间推移，上部皮瓣会逐步下降，因此保留皮瓣上部与胸肌筋膜的附着是保证乳房上极丰满的一种优选的方法。

8. 比较对称性 外侧、下侧完成组织切除，上侧完成游离后，彻底止血，比较剩余组织量。由于大多数患者术前双侧乳房存在不对称，特别是妊娠期巨乳，或者肿瘤较大导致乳房不对称。除对比去除的组织量外，比较左、右乳房蒂的宽度和厚度对于乳房对称度的评估是非常重要的。新形成的乳晕上方可暂时固定于其 3 点、6 点、9 点、12 点方向的乳房皮肤上，暂时用缝合钉进行简单对拢、固定，术者双手握住乳房，观察手指的张开程度，也可作为测量预估的一种重要的方式。将患者调整为坐位，观察左、右对称度和凸度，根据结果进行必要的调整。

9. 放置引流　应于每侧乳房各留置 2 根负压引流管，特别是对于实质组织大量去除的地方，负压引流更应放置到位，妥善固定引流管并保证引流通畅。

10. 缝合　检查完保留组织的对称性并放置引流管后，修剪内侧和外侧皮瓣的皮下组织，内侧和外侧皮瓣的顶端缝合并置于锁骨中线及乳房下皱襞的适当位置。3-0 Vicryl 缝线的缝合层次应较深，必要时可缝合筋膜，对于要求进行腺体大部分切除的妊娠期巨乳症患者，可保留后间隙脂肪垫，进行叠瓦式缝合，塑造乳房形态。大部分腺体和浅筋膜浅层使用 4-0 Vicryl 缝线内翻缝合，使得线结埋于深部，也可采用四点方盒形缝合拉拢垂直切口。4-0 Monocryl 缝线或者 PDS 线连续皮内缝合皮肤。乳头乳晕区域可用 4-0 Monocryl 缝线行间断内翻缝合，用 CV-4 Goretex 缝线或 4-0 普利林线行皮内连续缝合。手术结束时，乳头位置应该略低并轻度偏向外侧。乳头乳晕复合体的位置稍低并偏向外侧看起来更自然。术后早期阶段，乳房下极应较扁平、乳头乳晕复合体距离乳房下皱襞不超过 4 cm，以上两点非常重要，即所谓的"倒置"乳房。

六、术后患者管理

术后患者睡觉时要采用平躺式，有利于恢复，短期内避免剧烈活动，防止术后出血，特别注意行动时保护引流管，可做简单动作，但不要用力牵拉患者的上臂。术后 24 h 内要观察乳头和乳晕的血运情况。多食用高蛋白食物，有利于切口愈合。术后如连续 3 d 引流量 < 20 ml/d，可拔除引流管。对于术中脂肪较多者，可适当延长引流管放置时间。拔除引流管之后，患者应 24 h 佩戴塑形乳罩 6 ~ 8 周，最大限度地保证手术的效果。可鼓励患者进行徒步锻炼，术后 3 周开始进行固定单车等不需要剧烈运动上肢的运动，全身运动可从术后 8 周开始进行。

七、并发症

1. 血肿、血清肿、脂肪坏死等　与下蒂整形技术、上蒂整形技术等发生原因及处理方法类似。

2. 感染　原因很多，包括缝线反应、切口渗液、隐性感染、脓肿形成。皮肤红肿可口服抗生素，脓肿则需切开引流，并及时静脉注射抗生素治疗（图 8-41）。

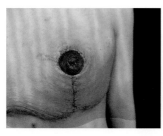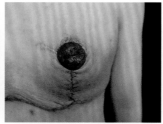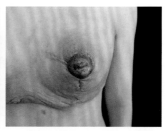

图 8-41　感染

37 岁女性，术后 4 d 切口恢复良好，因塑形内衣过紧压迫乳头缺血，后期乳晕区 12 点感染，切开排脓，使用抗生素抗感染，清洗后恢复良好

3. 乳头乳晕缺血　高龄、肥胖均为乳头乳晕缺血的危险因素，特别是对于乳头旋转不佳，需要修窄内侧蒂宽度，修薄内侧蒂厚度的患者。予 4-0 普利林线间断缝合，保证切口渗液及时排出，术后使用生长因子促进切口愈合，乙醇湿敷避免切口感染，并加强营养，促进切口愈合（图 8-42）。

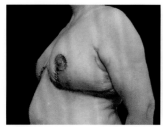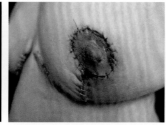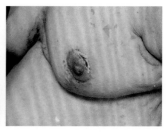

图 8-42　乳晕区缺血坏死

某 74 岁女性，肥胖，术中缝合时可见动脉供血不足，乳晕 12 点 ~ 3 点约 5 mm 宽度皮瓣供血不足，予间断缝合，术后乙醇湿敷，避免感染，术后保守治疗 1 个月，恢复良好

4. 切口裂开及愈合不良　其发生多与创缘组织张力过大、缝合不佳、感染、脂肪坏死或组织血供不足有关（图 8-43）。当发生此类并发症时，必须首先明确病因，一般采用以保守治疗为主。当发现有坏死组织时，必须彻底清创，直至有新鲜的出血创面，加强局部创面的护理，直至创面愈合。如需进一步修整，可行二次手术局部处理。

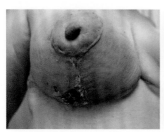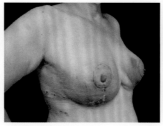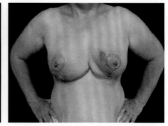

图 8-43　切口愈合不良伴水肿

5. 外侧猫耳畸形　对于肥胖患者，缝合前需将患者调整至坐位，并将双侧上肢内收，采用"钉合-剪裁"技术调整皮瓣切除范围，减少猫耳畸形，特别是外侧巨大猫耳畸形（图8-44）。猫耳畸形不但影响患者外观，而且影响患者上肢内收，皮肤的摩擦导致疼痛不适。

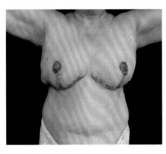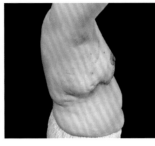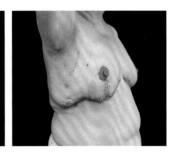

图 8-44　猫耳畸形

肥胖女性，术后外侧猫耳畸形，影响患者上肢内收，皮肤的摩擦导致疼痛不适

八、总结

与其他常用术式相比，内侧蒂整形技术术后疗效确切，并发症与其他蒂技术类似。该术式的优点包括可以缩小乳房的基底部，同时可以切除乳房外侧组织，减少方形乳房外侧的坠胀感。但手术技术难度较高，特别是内侧蒂一般较长，过宽的蒂部将导致旋转困难，过窄的蒂部导致乳头乳晕缺血坏死的风险增加。

九、病例

（一）病例一

某74岁女性，因"发现双乳肿物半个月"入院。乳腺彩超：左侧乳腺5点低回声区，范围约为18 mm×8 mm，形态欠规则，平行方位，边缘完整，内部回声不均匀。右侧乳腺8点低回声区，范围约为14 mm×9 mm，形态欠规则，考虑恶性。采用内侧蒂法切除肿瘤，缩小上提。术后双侧乳房对称，下部分乳房皮疹消失（图8-45）。

（二）病例二

某35岁女性，反复妊娠期巨乳症，第1次产后于外院行乳房缩小整形术。第2次产后乳房再次增大，伴红、肿、疼痛。患者产后3个月乳房逐步缩小，松弛、不对称，要求行乳房全切并拒绝假体植入重建。采用内侧蒂法切除大部分乳房并进行缩小上提，术后双侧乳房对称（图8-46）。

（三）病例三

某45岁女性，双侧巨大乳房。采用内侧蒂法切除外侧乳房及内侧乳房并进行缩小

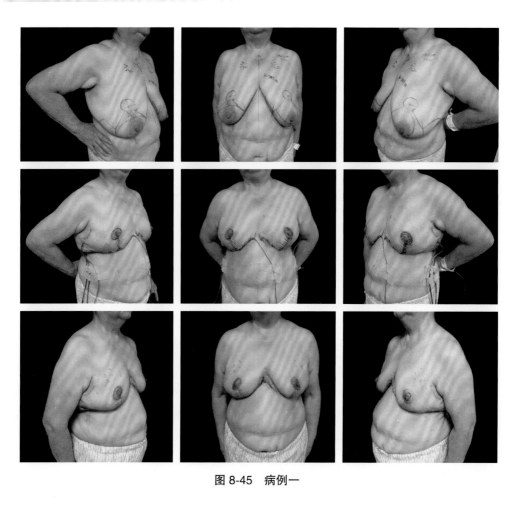

图 8-45　病例一

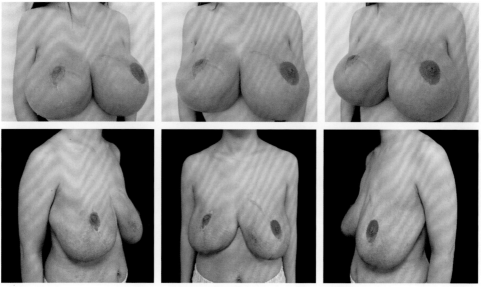

图 8-46　病例二

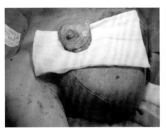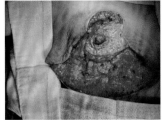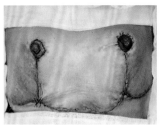

图 8-46（续）

上提。利用缝线一端固定于胸骨切迹，另一端在两侧乳头间摆动，并可以评估双侧乳头乳晕位置的对称性。术后右侧乳房三角区愈合不良，经过换药，使用生长因子刺激表皮生长，术后 1 个月恢复良好，双侧乳房对称（图 8-47）。

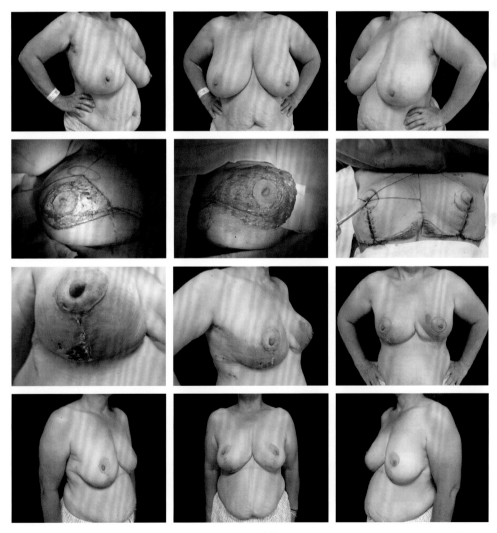

图 8-47　病例三

（四）病例四

某 47 岁女性，左侧乳房浸润性导管癌，切除肿瘤后外侧缺损。患者乳房中等大小，轻度下垂。乳房外侧因肿瘤切除后缺损，如果单纯关闭切口导致皮下空虚，愈合困难。乳头位置尚可。选择下侧真皮组织蒂进行游离和旋转填充，在提升乳头的同时填补外侧乳房的空虚，重塑乳房效果佳。对侧行内侧蒂倒 T 法上提术（图 8-48）。

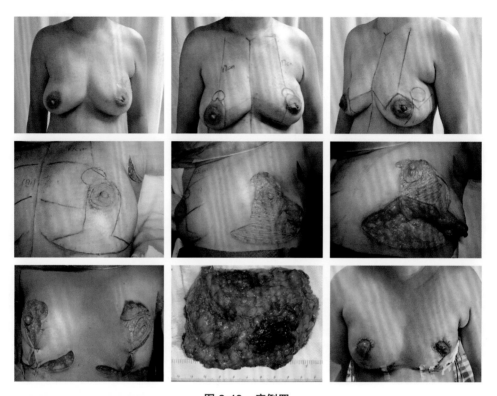

图 8-48　病例四

第九章　保乳整形技术

保乳整形手术的起源可以追溯到 20 世纪 60 年代，当时医学界开始关注乳腺癌患者的心理健康及其对外貌的关注。在此之前，乳腺癌的手术治疗主要采用全乳切除术，这对患者的心理和社会适应带来了许多问题。随着对乳腺癌整形手术需求的不断增加，其得到了广泛研究和发展，逐渐结合了整形外科的理念和手段，在保证与常规保乳手术肿瘤治疗安全性相似的前提下，在治疗乳腺癌的同时对患者乳房进行整复甚至美容手术，为其尽可能地保留乳房自然外形，现已成为乳腺外科领域重要的发展方向。

保乳整形手术除了考虑功能性和生理性因素外，美学治疗也扮演着重要的角色。美学治疗的重点是术式设计，针对患者的情况个体化地确定手术切口及整复方式。大多数专家认为，决策是否进行保乳整形手术时应考虑三个因素：切除腺体体积、肿瘤位置和腺体密度。当预期切除体积过大（如＞全部腺体的 50%），通常采用容积替代技术进行整复。而当切除体积＜全部腺体的 20% 时，通常采用其他容积移位技术达到美观塑形目的，与经典保乳手术在进行肿瘤广泛切除或象限切除后，直接拉拢腺体或缝合皮肤切口，残腔由纤维素渗出充填机化相比，美学效果会更上一层楼。不同位置肿瘤采用不同的切口设计，例如球拍形切口、上蒂法 V 形切口、蝙蝠翼切口、双环切口、J 形切口、横 T 切口、垂直短瘢痕切口。不同的术式可以满足患者个体化的需求。本文将重点介绍 4 种常用的术式设计，包括球拍切口整形技术、蝙蝠翼切口整形技术、双环整形技术和横 T 整形技术。它们都通过保留乳房组织、使用自体组织重建的方式，以达到最佳的美学效果及整体治疗效果。

第一节　球拍切口整形技术

一、概述

乳腺癌已经成为全世界女性最常见的恶性肿瘤，严重威胁着女性的身体健康。保乳手术结合放疗已取代全乳切除，成为早期乳腺癌的标准治疗方式。保乳手术既保留了大部分的乳腺腺体，又不影响患者的生存情况，故得到广泛应用。传统的保乳手术多采用肿瘤扩大切除，切除超过 10%～15% 留下的残腔往往会造成术后乳房畸形，影响乳房的美观。整形保乳手术的出现很好地解决了这一难题。

球拍切口整形技术（Racket-shape oncoplastic breast conservation）是将整形手术的理念结合到肿瘤切除后乳房形态的保留术中的术式，是将乳房切除术或乳房疾病广泛局部切除与乳房重建相结合，以优化疾病治疗和美学效果，从而改善术后总体疗效。球拍切口整形技术由放射状切口的乳房全层切除、各层组织对缝、乳头乳晕成形术三部分组成。因此球拍切口整形技术其实是在双环乳晕切口的基础上，整块切除乳晕周围皮肤肿物所在区域的皮肤和组织，同时可通过双环乳晕切口保证乳头的位置不因瘢痕牵拉而偏移，具有很好的整形美容效果。

球拍切口整形技术适用于位于乳头外侧和外上象限同一水平的肿瘤，主要是为了避免乳头乳晕复合体向外和向上倾斜。在乳晕边缘做一个同心圆切口，从同心圆上去除表皮。然后沿着乳房肿块做一个梭形切口切除肿瘤。助手用双手将乳房重塑成半圆形，外科医师将内侧腺体和外侧腺体解放并拉紧，缝合以填补乳房缺损，完成乳房形状的重建。然后外科医师重新定位乳头乳晕复合体。

二、手术适应证

1. 肿物体积不超过乳房 10%～20%。
2. 优选乳头外侧和外上象限肿瘤，内下象限肿瘤也可选择。
3. 临床分期为Ⅰ、Ⅱ期肿瘤直径大于 1 cm，小于 5 cm 的可行保乳的乳腺癌。

三、手术禁忌证

1. 存在严重的脏器疾病不能耐受手术。
2. 多中心病变。
3. 既往接受过乳腺或胸壁放疗、或合并活动性结缔组织病及妊娠期等。
4. 伴精神疾病。
5. 伴凝血功能障碍。

四、术前设计

球拍切口整形技术主要包括三个部分：放射状切口的乳房全层切除、各层组织对缝以及乳头乳晕双环法成形术。首先在肿瘤所在皮肤表面投影位置做楔形皮肤切口，相当于"球拍柄"。"球拍柄"的长轴为放射状方向，一端紧贴双环的外环，另一端根据肿物切除范围进行延伸。然后沿乳晕边缘画一个同心圆，这是环绕乳晕的两个环形切口，相当于"球拍面"，类似于一个月牙形创面，是根据梭形切口的位置在对侧给予一个张力，使得术后患者的乳头乳晕可位于合适位置，可在术中进一步调整（图 9-1）。

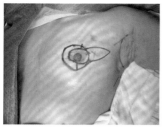
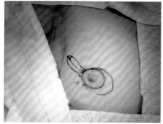
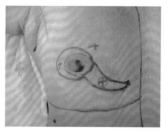

图 9-1　球拍法行各象限肿物切除的设计图

五、手术步骤

1. 楔形切除肿物区组织　先全层切开楔形切口的皮肤和皮下组织至乳腺腺体表面，在保证肿瘤切缘安全的情况下，垂直切到后间隙，直至切除胸大肌筋膜，移除肿瘤标本。

2. 双环去表皮　根据梭形切口的张力调整双环的形态，将移位的乳头、乳晕移到与健侧对称的位置。于月牙形双环内行 1 mg 肾上腺素 +0.4 g 利多卡因 +500 ml 生理盐水配成的混合液皮下注射，以促进去表皮并减少出血，随后将双环切口内的皮肤去表皮（图 9-2）。

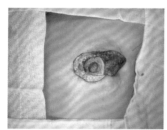
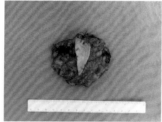
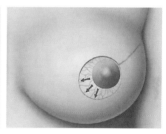

图 9-2　左侧乳房外上象限肿瘤切除及乳头乳晕区月牙形去表皮

3. 腺体整形　在双环内沿乳晕外周将楔形底边两侧延长线的皮肤向侧方切开。适当游离双侧腺体，沿放射性方向缝合腺体。依据肿瘤大小、位置进行乳房塑形，游离腺瓣填充残腔。放置引流管，使用 3-0 Vicryl 缝线关闭腺体，4-0 单股线进行皮内间断缝合皮肤（图 9-3）。

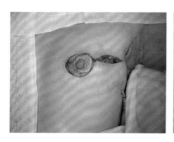
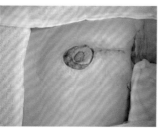
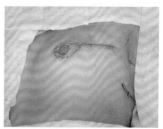

图 9-3　腺体整形和缝合

4. 缝合乳头乳晕　先行 3 点、6 点、9 点、12 点定位，检查乳头的位置和形态是否合适。确认后，予以 5-0 单股线连续荷包缝合乳晕以固定乳头乳晕。

六、术后护理

术后护理同乳房缩小整形技术。

七、病例

（一）病例一

1. 简要病史　某患者，70 岁，女性，发现右侧乳房肿物 2 周。既往有右半结肠癌手术史。

2. 影像学检查

（1）乳腺彩超：右侧乳腺 4 点，距离乳头 4 cm 处可见单个低回声结节，大小约为 13 mm×9 mm，边界清楚，边缘完整，形态欠规则，内部回声不均匀，可见扩张导管，未见钙化。右侧乳腺实性结节（BI-RADS 4a 类），性质待定。双侧腋窝未见异常肿大淋巴结（图 9-4）。

（2）乳腺 X 线摄影：右乳内下象限可见高密度影，形态不规则，边缘毛刺，考虑恶性。

（3）胸部 CT："右半结肠癌术后" 双肺散在多发小结节影，边界清楚，直径小于 5 mm，与前相仿。纵隔内见数枚稍大淋巴结影，形态尚可，密度尚均匀，短径约 10 mm，与前相仿。右侧乳腺类结节样较明显强化灶，直径约 6 mm。腋窝可见一枚淋巴结，短径约 10 mm。

（4）乳腺 MRI：双乳呈中量腺体型，腺体呈斑片状，信号欠均匀。右侧乳房内下象限见一异常信号肿块，边界欠清，边缘见毛刺，T2WI 压脂相呈稍高信号，增强后呈较明显不均匀强化，中心见小片状低信号，结节最大层面大小约为 32 mm×18 mm（序列：WATER：Ph4，层数：207），动态增强曲线呈轻度流出型，DWI 明显受限。腋窝可见一枚淋巴结，短径约 10 mm。右侧乳房内下象限异常信号肿块，结合动态增强曲线，考虑恶性病变可能性大，右侧 BI-RADS 4b 类。

3. 穿刺病理活检　包裹性乳头状癌，免疫组化显示 ER（+），PR（+），HER2（1+）。

4. 手术经过　先经腋窝切口完成前哨淋巴结活检。全层切开鱼钩形切口的皮肤和皮下组织至乳腺腺体表面，在保证肿瘤切缘安全的情况下，垂直切到后间隙，直至切除胸大肌筋膜，移除肿瘤标本。根据梭形切口的张力调整双环的形态，将移位的乳头、乳晕移到与健侧对称位置。于月牙形环内皮下注射肾上腺素利多卡因稀释溶液后去表皮。在双环内沿乳晕外周将楔形底边两侧延长线的皮肤向侧方切开。适当游离双侧腺

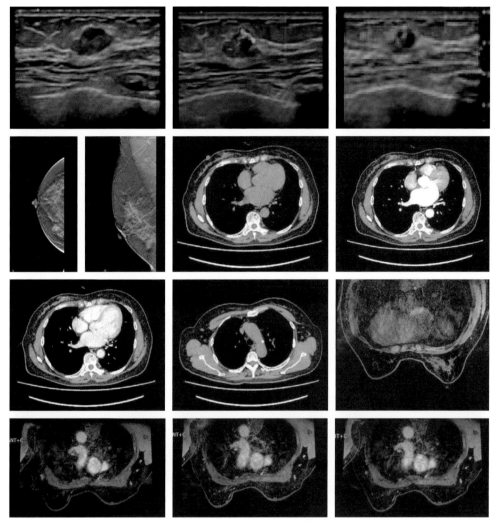

图 9-4　影像学检查结果

右侧乳腺 4 点肿物，彩超、钼靶、CT、MRI 考虑恶性，未侵犯胸大肌或皮肤

体，沿放射性方向缝合腺体。依据肿瘤大小、位置进行乳房塑形，游离腺瓣填充残腔。放置引流管，使用 3-0 Vicryl 缝线关闭腺体，4-0 单股线进行皮内间断缝合。最后缝合乳头乳晕，先行 3 点、6 点、9 点、12 点定位，检查乳头位置和形态是否合适。确认后，予以 5-0 单股线连续荷包缝合乳晕以固定乳头乳晕（图 9-5）。

5. 手术前后照片　见图 9-6。

（二）病例二

左侧乳房乳腺癌新辅助化疗 5 个月余，返院手术。影像学检查见图 9-7。

（1）乳腺彩超：左侧乳腺 4 ～ 9 点乳头深方可见一个低回声灶，大小约为 37 mm × 28 mm × 31 mm，形态不规则，非平行方位，边缘不完整，可见成角、细分叶、毛刺等改变，内部回声不均匀，后方回声增强，病灶局部浅筋膜浅层、深层回声连续性中断，

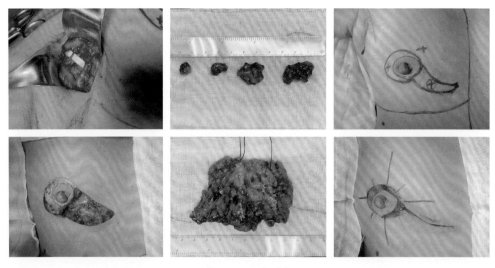

图 9-5　手术过程

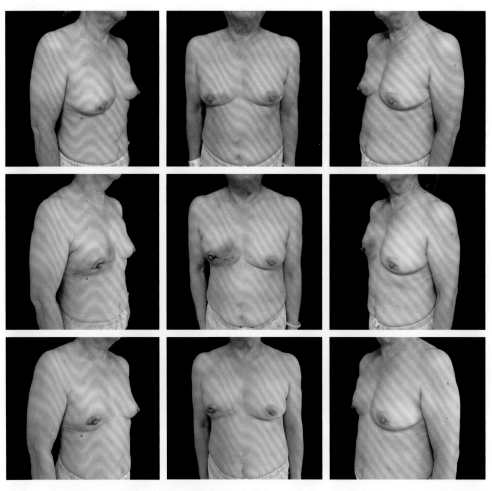

图 9-6　术后患侧局部淤青，使用多磺酸黏多糖乳膏（喜辽妥）外用后好转，乳头乳晕复合体居中，右侧乳头上提后稍高于左侧，乳房下垂得到矫正

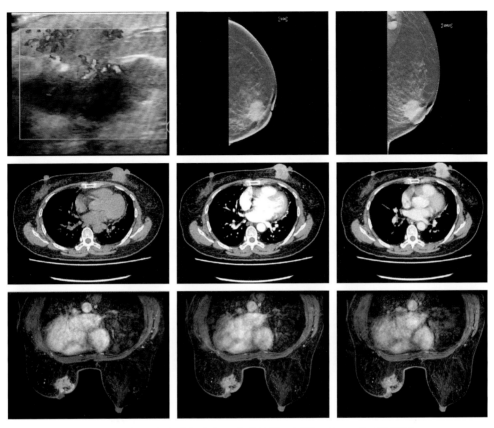

图 9-7 左侧乳头后方肿瘤，乳腺彩超、钼靶、CT、MRI 影像图

考虑恶性可能（BI-RADS 5 类）。左侧腋窝腋下组见数个淋巴结回声，较大者大小约为 17 mm×10 mm，边界清楚，呈椭圆形，淋巴结门未探及，皮质不均匀增厚，内可见多发稍高回声团。右侧腋窝未见异常肿大淋巴结。

（2）乳腺钼靶 X 线：左侧乳头后方中央区见一不规则高密度肿块伴钙化，呈分叶状，边缘可见毛刺影，大小约为 30 mm×24 mm，考虑乳腺癌可能性大，BI-RADS 5 类。双乳腺腺体内见散在数枚小颗粒样钙化，考虑 BI-RADS 3 类。左侧腋窝见多个肿大淋巴结，较大者短径约为 11 mm。左侧乳头凹陷，周围皮肤略增厚。

（3）胸部 CT：左侧乳头后方中央见一不规则软组织异常密度影，呈分叶状，边缘稍见毛刺影，大小约为 35 mm×17 mm×30 mm，内未见明确钙化影，增强扫描见明显不均匀强化，考虑乳腺癌可能性大，左侧 BI-RADS 5 类；左侧乳头受累凹陷，周围皮肤稍增厚；左侧腋窝、纵隔内、双侧肺门可见少许淋巴结肿大影，边界清晰，增强扫描呈明显强化，最大者位于左侧腋窝，短径约为 10 mm，淋巴转移可能。

（4）乳腺 MRI：左侧乳腺内上象限及内下象限见一不规则结节，大小约为 31 mm×21 mm，边界不清，边缘模糊，T1WI 呈等或低信号，T2WI 呈稍高或低信号，增强后呈明显强化，早期强化明显，晚期强化逐渐增强，时间‑信号强度曲线呈渐增型，符合乳腺癌，BI-RADS 6 类。周围可见斑片状、条索状影，边界不清，考虑病灶累及乳头及邻近皮肤组织。左侧腋窝可见多个肿大淋巴结，大者短径约为 12 mm，强化明显；另外，胸大肌及胸小肌间隙内可见一淋巴结，短径约为 13 mm，局部与胸大肌分界不清，均考虑转移。右侧腋窝及双侧内乳区未见明确肿大淋巴结。

（5）术后病理：（左侧乳房乳腺癌病灶）乳腺浸润性癌，Ⅱ级（腺管形成 3 分 + 核级 2 分 + 核分裂象 1 分，总分 6 分），皮肤切缘未见癌累及，乳头见癌累及，基底切缘未见癌累及。免疫组化：HER2（－），ER 约 90% 强（＋），PR 约 85% 中等强（＋），E-cadherin（＋），P53 少许细胞（＋），Ki-67 < 5%（＋），P63（－）。

（6）患者术后照片：见图 9-8。

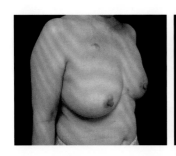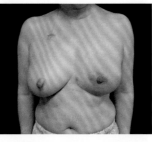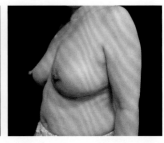

图 9-8　患者术后照片

（三）病例三

左侧乳房浸润性导管癌，新辅助化疗后（图 9-9）。

（四）病例四

左侧乳房浸润性导管癌。影像学表现见图 9-10。

（1）乳腺彩超：左侧乳腺 2 点，距离乳头 2.6 cm 处可见一个低回声结节，大小为 15 mm×7 mm，边界清楚，边缘完整，形态欠规则，呈蟹足样生长，内可见点状强回声，BI-RADS 4b 类。左侧腋窝腋下组见 2 个淋巴结回声，较大者大小约为 38 mm×24 mm，边界清楚，呈类圆形，皮、髓质分界不清，皮质不均匀增厚。CDFI：上述淋巴结内见周围型血流信号，考虑淋巴结转移，右侧腋窝未见异常肿大淋巴结。

（2）乳腺 X 线摄影：左侧乳房外上象限见斑点状钙化灶，BI-RADS 4a 类，双侧乳腺皮肤正常，未见厚皮征；乳头无内陷，乳晕区未见异常，未见明显增厚及牵拉征象。双侧腋窝见显示不全的淋巴结影，边界欠清。

（3）胸部 CT：左侧乳房外上象限见一不规则混杂密度结节灶，边界不清，横截面约为 15 mm×10 mm，增强扫描不均匀明显强化。左侧腋窝见一类圆形软组织密度肿块，边界尚清晰，直径约为 27 mm，增强扫描轻度不均匀强化，周围另见多个稍大及小的淋巴结，较大者直径约为 8 mm，考虑乳腺癌伴左侧腋窝淋巴结转移可能。

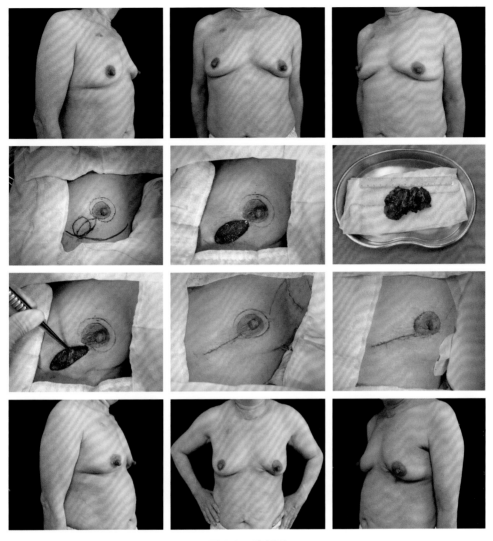

图 9-9 病例三

（4）病理：左侧乳腺浸润性癌，2级（腺管形成3分+细胞分化2分+核分裂象1分，总分6分），病灶最大径约为1.5 mm，脉管内未见癌栓，神经束未见癌浸润，伴导管原位癌成分（约80%，中等核级，伴粉刺样坏死）。浸润癌免疫组化：HER2（3+），ER（－），PR（－），P63示肌上皮缺失，Ki-67约50%肿瘤细胞（＋）。原位癌免疫组化：HER2（3+），ER（－），PR（－），P63示肌上皮存在，Ki-67约50%肿瘤细胞（＋）。

（5）患者照片：见图9-11。

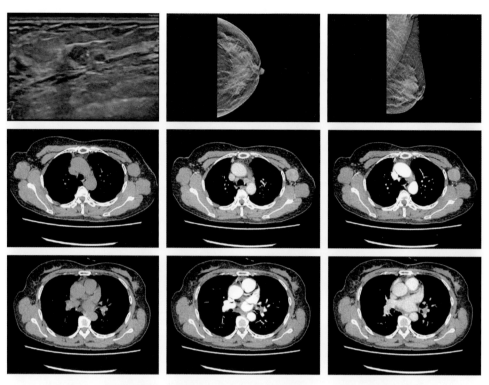

图 9-10　左侧乳房 2 点肿瘤，乳腺彩超、钼靶、CT、MRI 影像学图像

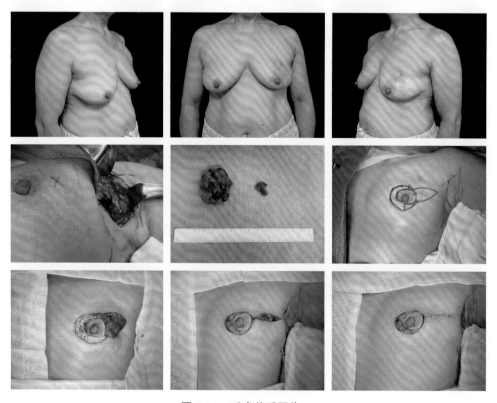

图 9-11　手术前后图像

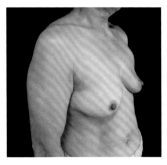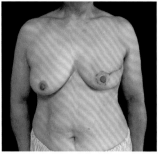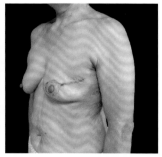

图 9-11（续）

（五）病例五

体检发现右侧乳房肿物 5 个月，术前穿刺确诊乳腺浸润性导管癌。传统保乳术后 3 年，影像学检查可见乳房鸟嘴畸形（图 9-12），未能修复。

（1）乳腺彩超：右侧乳腺 3 点距离乳头 2 cm 处可见一个低回声灶，大小约为 16 mm×13 mm×11mm，形态不规则，平行方位，边缘不完整，可见成角、细分叶、毛刺等改变，内部回声不均匀，后方回声衰减，病灶局部浅筋膜浅层中断、深层回声连续，考虑恶性可能（BI-RADS 4c 类）。双侧腋窝未见异常肿大淋巴结。

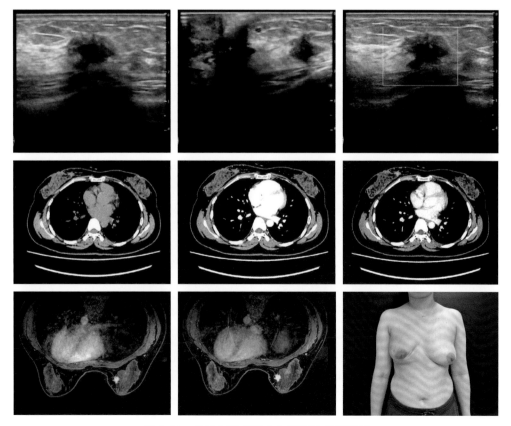

图 9-12 传统保乳术后 3 年出现的鸟嘴畸形

（2）胸部 CT：右侧乳腺内下象限见一稍高密度结节影，边缘见毛刺，边界尚清楚，增强见明显不均匀强化，大小约为 13 mm×11 mm×9 mm，考虑为恶性（BI-RADS 5 类）。右侧腋窝见稍肿大淋巴结，短径约 7 mm。

（3）乳腺 MRI：右侧乳房内下象限见一个异常信号结节，T1WI 等信号、T2WI 稍高信号，DWI 高信号，增强扫描明显强化，病灶边缘见多发毛刺，大小约为 11 mm×10 mm，动态增强曲线均呈流出型，考虑乳腺癌可能性大（BI-RADS 5 类）。双侧腋窝散在短径＜5 mm 的小淋巴结。

（4）术后病理：（右侧乳房乳腺癌病灶）乳腺浸润性癌，1 级（腺管形成 1 分，细胞多形性 2 分，核分裂象 1 分），伴导管原位癌（约占 30%，中等核级），浸润癌最大径 1.5 cm，脉管内未见癌栓，周围可见多灶大汗腺化生。免疫组化：P63 部分肌上皮缺失，HER2（1+），ER 约 90% 强（+），PR 约 20% 中等强（+），E-cadherin（+），P53（−），Ki-67 约 5%（+）。

第二节　蝙蝠翼切口整形技术

一、概述

对于乳房上象限肿瘤，蝙蝠翼切口整形技术（batwing mastopexy）通过切除一小块呈蝙蝠形的皮肤以提升下垂的乳房，是一种在肿瘤切除的基础上提升乳房美观度和紧致度的容量移位技术。该术式非常适合肿瘤不大、靠近皮肤和乳头乳晕复合体（NAC）的患者。对于轻度或中度乳房下垂、肿块大小合适、切除皮肤不多的患者，蝙蝠翼切口整形技术通常不会造成明显的乳头不对称，可获得良好的美容效果。通常，蝙蝠翼切口的范围应覆盖肿物及其投影皮肤，特别适用于 12 点的病变，在手术时将肿物及其投影皮肤一并切除。但对于在切口范围以外、与皮肤有一定距离的肿物，有经验的医师同样可通过蝙蝠翼切口作为解剖入路，游离皮瓣至肿物所在区域，对肿物进行切除的同时，保留肿物投影皮肤。

在乳晕上缘切除的蝙蝠形皮肤有多种作用：作为完整切除肿瘤的一部分；显露术野；切除因乳房体积减小导致的多余皮肤；提升乳头乳晕复合体。

开展这项手术时，外科医师必须熟悉锁乳线，即连接锁骨中点到乳头的连线。理想状态下，这条线应在患者直立位下画出，应该沿着该线向上调整乳头位置。乳头位置偏离这条线会导致美学效果不佳。蝙蝠翼的下切口是乳晕的上缘，范围从 9～3 点，上切口是以乳头线为中心的半圆形。蝙蝠翼高度决定乳头乳晕复合体提升的程度。双侧蝙蝠翼是两个横向的等腰三角形。为了避免将乳头乳晕上方皮肤进行过大面积切除，将最大高度限制在 3 cm。如果乳头乳晕复合体超过 3 cm，但是乳晕下缘到乳房下皱襞的距离不随之调整，可能会导致乳头乳晕复合体位置不佳。

根据肿瘤的位置不同，蝙蝠翼的皮肤可以与肿瘤一起整体切除，也可以简单地去表皮，只作为切口入路或者切除多余的皮肤。对于乳晕周围的病变，特别是那些靠近皮肤的病变，建议与肿瘤一起将皮肤整体切除。如果病变与乳头相距较远，建议将蝙蝠翼的皮肤去表皮，皮肤切口做在蝙蝠翼的上边缘。对于肿瘤表浅且距离乳头较远，需要切除肿瘤上方皮肤的患者，不建议使用蝙蝠翼切口乳房上提术。无论是将蝙蝠翼皮肤整体切除还是去表皮，都需要掀起皮瓣，暴露下方的乳腺组织，肿瘤切除需应用合理的肿瘤学技术，并保证乳头乳晕复合体血供不受影响。选择腺体移位技术来移动和对合乳腺组织，实现修复缺损后乳头乳晕复合体的位置最佳。

二、手术适应证

（1）乳房上象限肿瘤，11 ~ 1点优选。

（2）肿瘤靠近乳头乳晕复合体。

（3）肿物直径小于 4 cm。

（4）小至中等大小乳房。

三、手术禁忌证

（1）炎性乳腺癌。

（2）肿瘤直径大于 4 cm 或侵犯乳头乳晕复合体。

（3）局部晚期肿瘤，有皮肤、胸肌、胸壁侵犯。

（4）患者术前合并严重疾病，全身状况差，不能耐受手术。

四、术前设计

患者取站立位，双手于两侧髂前上棘水平叉腰，抬头挺胸，目视正前方，双足与肩同宽。紧贴乳头乳晕复合体边界设计一半圆（下圆弧），在内圆弧上方 2.0 ~ 2.5 cm 设计另一半圆（上圆弧）。下圆弧和上圆弧由外展的直线连接，两直线所形成的夹角为一锐角，有利于缝合时切口取得良好的平整度，保证术后美容效果。

五、手术步骤

1. 体位准备　患者取仰卧位，患侧上肢外展 90°，气管插管全身麻醉后，常规消毒、铺巾，将患侧上肢包裹无菌巾并用无菌绷带从远心端向近心端缠绕后外展 90° 固定。

2. 前哨淋巴结活检及腋窝淋巴结清扫　术前于患者乳晕旁、乳房外上象限或者肿块周围皮下注射亚甲蓝或纳米碳以示踪前哨淋巴结。于腋窝皮肤横纹皱褶 3 ~ 5 cm 弧形切口直视下行前哨淋巴结活检术，并送快速冰冻病理学检查，妥善止血。若前哨淋巴结阳性，则行腋窝淋巴结清扫术。

3. 肿瘤切除　沿切口全层切开皮肤和皮下组织至乳腺腺体表面，在保证肿瘤切缘安全的情况下，垂直切至乳房后间隙。由于胸大肌筋膜无淋巴管，结合术前影像学检查，对于未侵犯胸膜的肿瘤，保留胸大肌筋膜，保证患者术后生活质量。移除肿瘤标本，取术腔切缘组织 6 ～ 8 份送术中冰冻病理学检查，保证切缘阴性（图 9-13）。

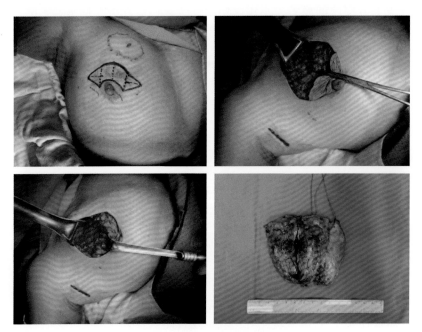

图 9-13　蝙蝠翼切口及肿瘤标本
保乳腔取切缘进行快速冰冻病理学活检确保切缘阴性

4. 关闭保乳腔　提拉乳头后方的腺体与切口对侧的腺体进行对缝，逐层缝合皮下组织和皮肤，放置定位夹，用于指导放疗。

5. 缝合　修复缺损后，蝙蝠形的上下圆边对和，左右对合，形成 Ω 形状。在真皮下使用 3-0 或 4-0 可吸收线进行缝合。缝合时，缝线在蝙蝠上切口横行穿过真皮深层，下切口弧形缝线之间，间断缝合。表皮层通常用可吸收的 4-0 单股缝线连续缝合。

6. 放置引流　于腋窝、术腔各放置 1 根引流管，持续负压吸引，妥善固定引流管并保证引流通畅。手术过程中特别注意保护乳头乳晕复合体血供，使用敷料覆盖切口，并露出乳头，术后通常使用支撑性胸衣来保证乳房的修复，并尽量减少患者的坠胀感。

六、术后管理

腋窝手术部位适当加压包扎，切口换药时注意观察皮肤及乳头乳晕复合体血运情况。保持引流通畅，每日观察并记录引流液的颜色、性状及引流量，连续 3 d 引流量 < 20 ml/d 可拔除引流管。术后 2 周逐步加强患侧上肢功能锻炼。根据术后病理及免疫组织化学检查结果决定后续治疗方案。

七、术后并发症处理

1. 皮下瘀血和积液　是术后最常见的并发症。发生原因主要与以下因素相关：患者自身凝血功能障碍，术中、术后处理方法不佳，包括术中止血不彻底、弹性胸衣或绷带包扎时间不够、包扎松脱等。对于术后活动出血者，经保守治疗无效时，应及时进行二次手术止血，并清除血肿。少量积液可经细针穿刺抽吸后自行吸收，多量积液经细针穿刺抽吸无效者需经小切口放置引流管后加压包扎，必要时可多点缝合皮肤与胸大肌筋膜固定。

2. 乳头缺血性坏死　乳头坏死发生率低，如果肿瘤距离乳头较近，分离范围延伸到乳头后方组织高位，就可能发生乳头坏死，切断乳头后方组织时电凝时间过长和术后压迫时间过长，也是引起乳头乳晕复合体缺血坏死的高危因素。因此，尽量避免过大范围分离乳头后方组织，如必须分离，使用冷刀法离断乳头后方组织，并适当保留部分乳头后方组织。术后使用纱布对乳头四周垫起保护，每日检查乳头状况及敷料是否移位。术后即可涂抹硝酸甘油软膏改善血供，涂抹莫匹罗星软膏保持乳头湿润并预防感染。

八、病例

（一）病例一

某 57 岁女性，右侧乳房浸润性导管癌（图 9-14）。

1. 乳腺彩超　右侧乳腺 10 点距离乳头 3.5 cm 处可见一个低回声灶，大小为 21 mm × 21 mm × 21 mm，形态不规则，非平行方位，边缘不完整，可见成角、细分叶、毛刺等改变，内部回声不均匀，可见点状强回声，后方回声无明显改变，病灶局部浅筋膜浅层连续、深层回声连续性中断。右侧乳腺实性结节（BI-RADS 4c 类）。

2. 乳腺 X 线摄影　右侧乳房外上象限见不规则肿块，大小约为 19 mm × 16 mm，边缘毛糙，见分叶及毛刺影，内见细沙状、点状钙化影。左侧乳腺未见肿块影，内下象限见类圆形钙化。右侧腋下见淋巴结影，较大者约为 17 mm × 10 mm。左侧腋下见少许淋巴结，较大者约为 5 mm。右侧乳房外上象限肿块，考虑恶性可能性大，BI-RADS 4c 类，不排除右侧腋下淋巴结转移。

3. 乳腺 MRI　右侧乳房外上象限见一异常信号肿块，呈分叶状，边缘见毛刺，T1WI 压脂相呈等信号，T2WI 压脂相呈稍高信号，增强后呈较明显不均匀性强化，中心见小片状低信号，结节最大层面大小约为 20 mm × 21 mm，动态增强曲线呈平台

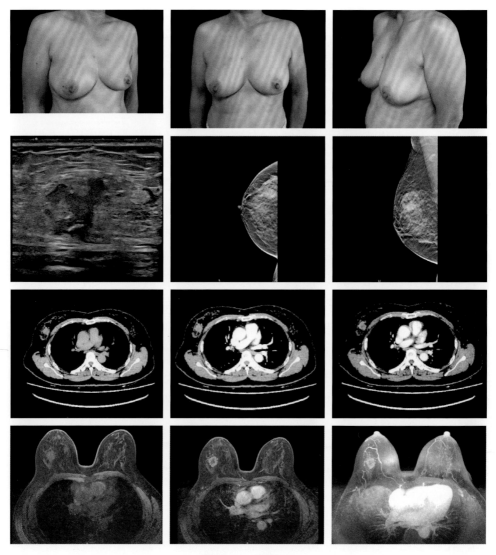

图 9-14 病例一

型，DWI 不均匀受限。右侧乳房外上象限异常信号肿块，符合乳腺癌改变，BI-RADS 6 类。

4. 术后病理

（1）前哨淋巴结：淋巴结 2 枚，均未见癌转移（0/5）。

（2）肿物病灶：乳腺浸润性癌，2 级（腺管形成 3 分 + 核级 2 分 + 核分裂象 1 分，总分 6 分），直径约为 21 cm，周边见导管原位癌（中等核级）。免疫组化：浸润癌区域 HER2（3+），ER 约 80% 强（+），PR 约 5% 弱（+），Ki-67 约 35%（+）。原位癌区域免疫组化：HER2（3+），ER 约 90% 强（+），PR（－），Ki-67 约 50%（+）。

（二）病例二

某 57 岁女性，右侧乳腺 10 ~ 11 点浸润性导管癌（图 9-15）。

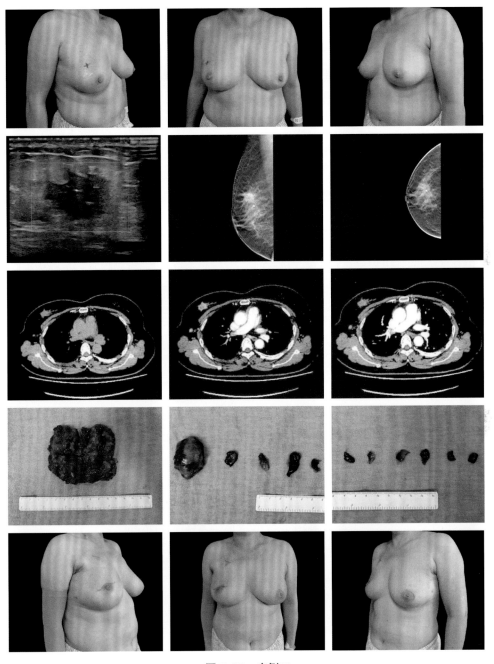

图 9-15 病例二

1. 乳腺彩超 右侧乳腺 10 ~ 11 点距离乳头 2.6 cm 处可见一个低回声灶，大小约为 36 mm × 16 mm × 23 mm，形态不规则，平行方位，边缘不完整，可见成角、毛刺等改变，内部回声不均匀，可见点状强回声，后方回声无明显改变，病灶局部浅筋膜浅层连续性中断、深层回声连续。右侧乳腺实性结节，考虑恶性可能（BI-RADS 5 类）。右侧腋窝腋下组淋巴结声像，考虑转移性淋巴结可能。

2. 乳腺 X 线摄影　右侧乳房外上象限中 1/3 见一形态不规则的高密度结节，边缘多发毛刺，大小约为 28 mm×20 mm，内见细小多形性钙化灶。左侧乳房外上象限前 1/3 见线样分布点状、短棒状钙化灶。右侧乳房外上象限中 1/3 结节，考虑乳腺癌可能性大（BI-RADS 5 类）。左侧乳房外上象限钙化灶，BI-RADS 4a 类。

3. CT　右侧乳房外上象限见不规则软组织密度影，大小约为 22 mm×20 mm，增强扫描呈不均匀明显强化。病灶下方可见点状致密影。右侧腋窝见多个肿大淋巴结影，部分融合，大者大小约为 22 mm×20 mm，强化不均匀，边缘欠规则。左侧乳房外上象限见一明显强化结节影，直径约为 13 mm，边界尚清楚。右侧乳房外上象限不规则软组织影，考虑恶性肿瘤。右侧腋窝淋巴结增大，考虑转移。左侧乳房外上象限明显强化结节。

4. 术后病理

（1）右侧前哨淋巴结：前哨淋巴结 3 枚（1/3），腋窝清扫淋巴结 15 枚（0/15）。

（2）右侧乳房乳腺癌病灶：乳腺浸润性癌，Ⅰ级（腺管形成 2 分 + 核级 2 分 + 核分裂象 1 分，总分 5 分），病灶最大径为 2.4 cm，脉管内未见癌栓，神经束未见癌浸润。免疫组化：HER2（2+），ER（−），PR（−），E-cadherin（+），P53 约 60 %（+），Ki-67 约 20%（+）。

（三）**病例三**

某 70 岁女性，右侧乳房包裹性乳头状癌（图 9-16）。

1. 乳腺彩超　右侧乳腺 1 点乳腺边缘可见一个低回声灶，大小约为 28 mm×16 mm，形态欠规则，平行方位，边缘完整，未见点状强回声，后方回声无明显改变，病灶局部浅筋膜浅层连续、深层回声连续性中断，BI-RADS 4a 类。双侧腋窝未见异常肿大淋巴结。

2. 乳腺 X 线摄影　右侧乳腺内上象限可见一个大小约为 28 mm×21 mm 的等密度结节影，边界清晰，略呈分叶状。双侧腋前份见多枚稍大淋巴结影，可见淋巴结门，形态规则，大者直径约为 15 mm，考虑反应性增生可能。

3. CT　右侧乳房内上象限见一个稍欠规则结节灶，边界尚清楚，范围约为 21 mm×18 mm，增强扫描可见明显强化，中央见裂隙状强化减低区，结合病理符合乳腺癌（BI-RADS 6 类）。右侧乳房上象限另见一个直径约为 9 mm 的致密影。双侧腋窝及胸骨旁未见明确异常肿大淋巴结。

4. 乳腺 MRI　右侧乳房内上象限见一个肿块，大小约为 21 mm×26 mm，T1WI 呈等信号，T2WI 呈稍高信号。增强后不均匀强化，其周围乳腺实质可见斑片状 T2WI-FS 信号增高影，符合乳腺癌，BI-RADS 6 类。

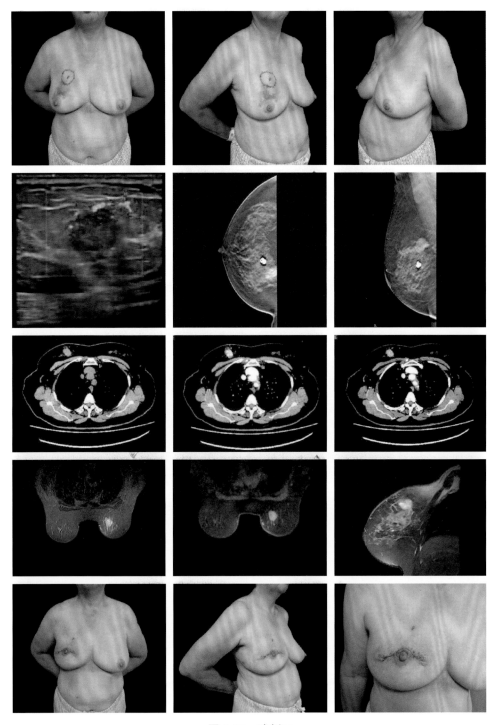

图 9-16 病例三

5. 病理　右侧乳房乳腺癌病灶：实性乳头状癌，伴微浸润（直径约为 1 mm）。免疫组化：Ki-67 约 5%肿瘤细胞（＋），CgA 散在（＋），SyN 散在（＋），HER2（0），ER 约 90%肿瘤细胞强（＋），PR 约 50%肿瘤细胞强（＋），CK5/6（－），P63 和 Calponin 显示肌上皮缺失（－）。

第三节　双环整形技术

一、概述

双环整形技术是经乳晕切口入路的乳房整形手术，可以通过潜行剥离，对乳房各象限进行操作。虽然该术式使得乳房丧失了一定的凸度和乳头乳晕复合体活动程度，但这种术式可以将切口隐藏在乳晕旁，因术后瘢痕不明显，使得术后患者乳房的美观度进一步提升。

术前必须综合评估肿瘤位置、乳房体积、乳腺组织质地以及是否存在胸壁畸形等。乳房轻度下垂、皮肤较厚且弹性良好的患者，术后皮肤收缩性较好，乳晕皱褶形成较少，重塑的乳房形态维持更久。肿瘤位于乳晕区 2 cm 范围，采用该术式可以获得良好的效果。腺体致密型的年轻患者比年龄大的患者更适合该术式。脂肪型的肥胖患者采用该术式效果相对较差。如果切除乳晕周围较宽的皮肤组织，将导致乳晕周围形成皮肤皱褶的风险增高。因此，该术式不推荐应用于重度乳房下垂需要切除较多皮肤以及乳房基底部较窄的患者。

早期随访中发现，术后无法长期维持乳房理想的圆锥形外观。因此也有报道使用一种持久性内部支持结构网，用于将乳腺组织固定在胸大肌筋膜，以提高乳房的稳定性，降低乳房再次下垂的复发率，从而获得持久的乳房美学效果。

二、手术适应证

（1）乳房体积＜ 500 ml，轻度下垂，腺体型乳房。

（2）乳房肿物位于乳晕区 2 cm 范围内。

（3）慢性乳腺炎。

（4）肿物体积不超过乳房体积的 20%。

三、手术禁忌证

（1）脂肪型乳房。

（2）皮肤质地差。

（3）中度或重度乳房下垂。

四、术前设计

1. 设计原则　在设计乳晕外环时需划定在无色素沉着的区域，这样可以避免缝合后出现色素区的视觉断层，表现为乳晕区明显的色差。同时，外环的直径应小于内环直径的 2 倍，可以减少张力，从而避免因过度切除皮肤而导致皮肤张力大，术后瘢痕增生，且乳房过于平坦。另外，新乳晕的直径应小于内环、外环直径之和的 1/2。切除的皮肤量还需要考量乳头乳晕复合体的位置，仅切除将乳头乳晕复合体提高到适当水平（新乳头距离胸骨上窝中点 18 ~ 22 cm，上臂的中点，乳房下皱襞在锁骨中线的投影）所需的皮肤量。

2. 术前设计及标记　术前设计需在患者站立位进行，A 点是新乳晕最高点，到锁骨上窝的距离平均为 19 cm。B 点为新乳晕最低点，决定了新乳晕下缘到乳房下皱襞最底部的距离（平均为 7 cm）。C 点为新乳晕内侧点，决定了乳头水平线上乳房内侧缘至新乳晕内侧的距离（平均为 9 cm）。D 点为新乳晕外侧点，决定了乳头水平线上腋前线至新乳晕外侧缘的距离（平均为 12 cm）。将 A、B、C、D 四个点连接，可规划出切除的外圈，即术后新乳晕的位置。由于部分患者乳头乳晕的位置并不一定左右对称或位于乳房中央，因此，外圈并不一定为圆形，往往是纵横比大于 1 的长椭圆形。

五、手术步骤

1. 加深标记　通过比较胸骨上窝与乳头的距离、胸骨到乳头的距离来检查乳房的对称性。用一个直径为 4 ~ 4.5 cm 的钢圈在原来的乳头周围画出一个圆圈，作为切除范围的内圈，也是保留的原乳头乳晕的范围。

2. 去表皮　将内环和外环之间的皮肤用 1 ml 肾上腺素、20 ml 利多卡因、250 ml 生理盐水配成的混合液进行浸润性皮下注射，减少去表皮时出血（图 9-17）。

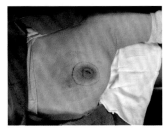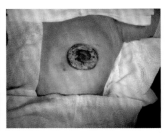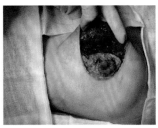

图 9-17　标记，去表皮，可见乳头凹陷

3. 定位肿物及标记切除范围　患者取平卧位，在彩超下定位肿物范围并以亚甲蓝定位肿物，术中可用无菌标记笔画出肿物的范围，以便后期切除时更好地寻找肿物。

4. 游离皮瓣　去表皮后，可以适当剥离真皮的边缘，同时，外环切缘可以在腺体表面作短距离剥离，使游离的真皮边缘可以伸入皮下与腺体缝合，加强乳房的支持。

当然，考虑到乳头乳晕的血供，也可以不进行外环切缘的剥离，以更好地保留真皮血供。而是选取几个点，进行 5 mm 宽度的切口深部浅分离，以方便后期内环和外环的缝合。去表皮后，选取靠近肿物的外环区域行皮瓣分离，分离的皮瓣范围应以方便行肿物完整切除为准。

5. 切除肿物　在腺体表面切开，切除肿物。在切除肿物时，应保护乳头乳晕后方的中央蒂，内含小血管供养乳头，若肿物范围较大，中央蒂无法保留，应减少真皮和表皮的分离以及真皮血管网的离断。

6. 腺体整形及缝合　肿物切除后可留下空腔，经生理盐水冲洗后放置引流管，用 3-0 Vicryl 缝线将腺体拉拢缝合，采用腺体瓣进行乳房塑形。

7. 缝合乳头乳晕　用 4-0 Monocryl 缝线将内环和外环的 A、B、C、D 四个点进行缝合定点，确定乳晕位置。在进行这一步操作时，可将切除部分的内环多留一点，以便后期"中和"外环的多余皮肤。用 4-0 CV 线荷包缝合收紧外环，可用 5-0 Monocryl 缝线进行间断内翻缝合，合理分布外环皮肤（图 9-18）。

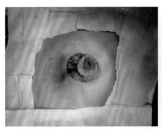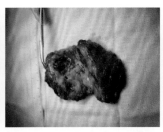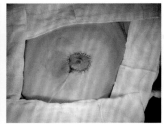

图 9-18　切除肿物，荷包缝合

六、手术要点

（1）至少术前 10 d 停止使用咖啡因、抗凝血药，术前禁烟尤为重要，以保证愈合过程中的组织血供。

（2）术中需要谨慎保护支配乳头乳晕复合体的第 4 肋间神经外侧皮支，该神经支配乳头乳晕的感觉，一旦损伤，乳头乳晕的感觉会下降甚至消失。

（3）对于有乳头凹陷的患者，应尽量避免同时行术中凹陷矫正手术，可利用乳晕缝合后的张力减轻乳头凹陷程度。

七、术后护理

术后用弹性绷带包扎整个乳房进行塑形，保持 2 d。适度加压包扎以促进皮瓣与深层组织的附着，加速创面愈合。留置引流管，连续 3 d 引流量 < 20 ml/d 时可拔管。患者术后可根据感染指标及皮肤情况使用抗生素，使用非甾体抗炎药和镇痛药 2 d，行患肢制动避免出血。对水肿患者，可给予地塞米松连续 3 d，每日 5 mg。

八、病例

（一）病例一

某 37 岁患者，女性，左侧乳房内下象限非哺乳期乳腺炎（图 9-19）。

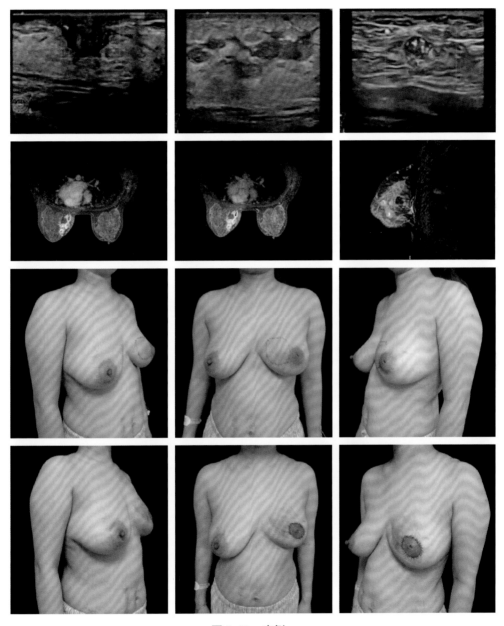

图 9-19　病例一

1. 乳腺彩超　左侧乳房内下象限可见不规则混合回声区，范围约为 46 mm × 15 mm。考虑炎性改变。

2. 乳腺 MRI　左侧乳房内下象限及内上象限考虑炎性病变可能性大。

3. 病理　局部灶性区域见一溃疡区，伴大量炎性渗出物及炎性肉芽组织形成，符合溃疡改变。其余乳腺导管及腺泡周围见较多急、慢性炎症细胞浸润。

（二）病例二

病例二，左侧乳房 3 点乳头附近非哺乳期乳腺炎（图 9-20）。

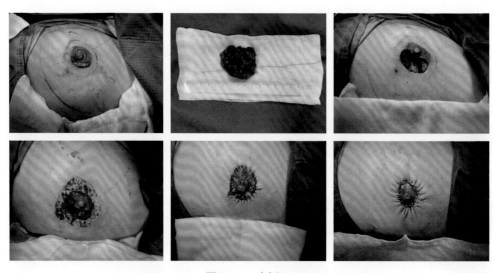

图 9-20　病例二

第四节　横 T 整形技术

一、概述

横 T 整形技术内下象限肿物切除手术是一种适用于乳房较大合并内象限肿物的患者，特别对于肿物侵犯皮肤的患者，通过增加内侧竖形切口切除内侧肿物及周围组织并保持乳房相对良好形态的术式。该术式是乳房缩小术的延伸，其重要之处在于对组织蒂进行适当的塑形。

二、手术适应证

（1）乳房中、重度下垂，明显合并内下象限或外下象限肿物的患者。

（2）肿物直径 > 5 cm，需要增加交叉切口，以扩大手术视野的患者。

（3）乳房体积适中（300 ~ 500 ml）或体积较大（500 ~ 1000 ml）的患者。

三、手术禁忌证

（1）乳房体积小而肿物巨大，切除腺体后无法有效整形的患者。

（2）大面积皮肤侵犯，切除侵犯皮肤后张力过大的患者。

（3）乳房宽大，呈方形，上极、下极都较宽的患者。

四、术前设计

与其他类型的乳房整形手术一样，选择合适的术式及术前合理设计是手术最重要的两个部分。虽然在术中可以适当调整，但术中大多数步骤需要基于术前标记。相比于其他术式，横 T 整形技术用于需要切除内侧皮肤的患者，且术中进行调整的可能性更大。

1. 确定乳头乳晕　在直立位对患者进行术前标记，首先沿锁骨中线进行标记，起点为锁骨中点，止点为乳房下皱襞在乳房表面的投影，该点为新的乳头乳晕复合体位置。很多患者的乳头并不位于锁骨中线，对于此类患者，应忽略乳头的实际位置，将新的乳头乳晕复合体标记点确定在锁骨中线投影上，因此这条线的标记很重要。标记两侧锁骨中线后，标记胸骨中线，以确保双侧锁骨中线与中线距离相同。同时还需要测量两侧乳头到胸骨上窝的距离是否为 18 ~ 22 cm，以及检查两侧乳房是否对称。

2. 绘制等边三角形或等腰三角形　基于前面新定位的乳头位置，以该点为顶点，以平行于胸骨旁线为底边，绘制一个等边三角形。对于较小的乳房肥大患者，边长不超过 7 cm，而乳房较大者，边长可达 8 ~ 9 cm。这些等边三角形标记好之后，下一步将绘制由三角形底边向双侧延伸的纵向切口线。

3. 作等边三角形底边标记横切口　由三角形底边向距离胸骨旁线 1.5 cm 的平行线向头侧和尾侧延伸，画出一条轻度倾斜的曲线。应用"钉合 - 剪裁"技术暂时关闭切口后，如果存在多余皮肤，很容易调整乳房内侧的形态。

4. 评估标记线的对称性　患者处于直立位，用卷尺以锁骨中点为原点，如钟摆一样测量并评估乳头乳晕复合体、三角形底部、纵切口头端和尾端部分的对称性。但对于不对称乳房，就很难评估这些标记线。

五、手术步骤

1. 体位及消毒铺巾　患者取仰卧位，上肢可以固定在手臂板上，特别是缝合时，避免上肢外展成直角，以免缝合时扭曲乳房的形态。将患者手臂轻度抬高，铺单时应确保所有标记可见。

2. 标记乳头乳晕复合体　在乳头乳晕复合体处于无张力且无褶皱状态时，应用直径 4 ~ 4.5 cm 的乳晕环模型标记乳晕皮肤。标记时，如果皮肤被牵拉过度，在缝合时可能会出现因张力较大而带来的切口愈合问题，且将出现乳头乳晕不自然的情况，标记后应评估标记线及双侧乳晕的对称性。

3. 去表皮　用 1 mg 肾上腺素、0.4 g 利多卡因、500 ml 生理盐水配成的混合液浸润性皮下注射术区，以减少去表皮导致的出血。按照术前标记线切开乳晕周围皮肤，进行同心圆区域的去表皮。使用手术刀浅层切开后，通过剪刀剥离、去除表皮，在确认对称的情况下，切开所有皮肤标记线。

4. 肿物切除　此术式多用于巨大肿物且有皮肤侵犯的患者，因此查体触摸可见肿物，必要时用彩超显示肿物周围情况及切除范围。在肿物投影区域完整切除肿物及其周围 1 cm 腺体组织。若肿物较小，切除后仍有内侧蒂可保留，应按照术前画线完成去表皮和多余乳腺组织的切除以缩小整形。若患者肿物巨大，内侧蒂已完整切除，则应沿着纵行方向游离皮瓣和腺体，增加腺体的活动度，方便后期缝合整形（图 9-21）。

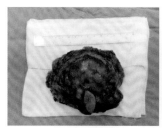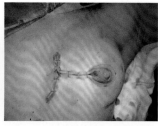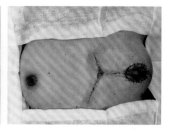

图 9-21　切除肿物，荷包缝合

5. 乳房塑形及缝合　完成腺体和皮瓣的游离后，根据 T 形切口的形态，将离断的腺体进行对位缝合并放置引流管。缝合乳头乳晕区，确认和调整乳头乳晕的位置，使其保持在中央。通过一端位于胸骨切迹，另一端在两侧乳头间摆动的缝线，再次确认两侧乳头的对称性。暂时用订皮器订住水平和垂直切口。将患者调整至坐位，再次检查双侧乳房的对称性和形态。确认正常后，用 4-0 Monocryl 缝线间断内翻缝合皮下组织，5-0 Monocryl 缝线缝合皮内组织。

六、手术要点

手术最常见的并发症是皮瓣顶尖缝合处皮肤坏死，因此我们可以通过降低内、外侧皮肤切口皮下脂肪和乳腺组织的剪应力而降低风险。同时，应避免该区域皮瓣过薄。如果顶端出现坏死，经过换药处理大多可痊愈。

巨大乳房患者在手术结束后容易出现乳头乳晕复合体血运不佳，可以用硝酸甘油增加乳头乳晕的血供，当乳头难以成活时，可以进行游离乳头乳晕移植。

因皮肤切开之前使用了肾上腺素，因而关闭切口之前要确保患者血压正常，评估任何潜在出血部位因为肾上腺素作用退去后出现继发性出血的可能性。

七、术后护理

术后先使用弹性绷带将乳房包裹塑形 3 ~ 7 d，监测引流量，连续 3 d 每日引流量 < 20 ml 可拔除引流管，更换塑形内衣。术后避免患侧上肢剧烈活动，以避免出血。

八、病例

某患者 30 岁，左侧乳房肿物进行性增大 1 年（图 9-22）。

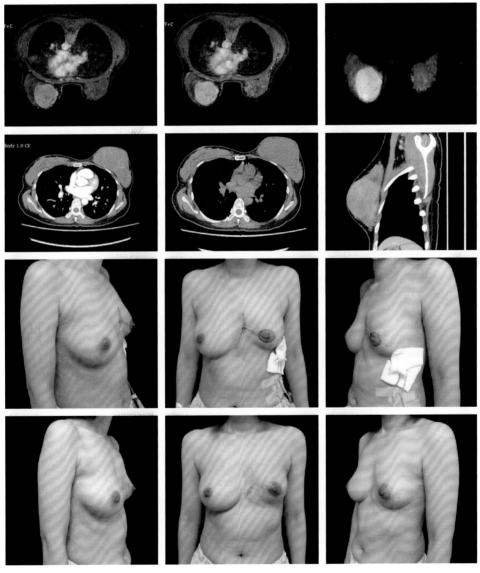

图 9-22 患者照片及影像学图像

1. 乳腺彩超　左侧乳房肿物，BI-RADS 4 类，注意叶状肿瘤的可能。

2. 胸部 CT　左侧乳房肿物并双侧腋窝及纵隔稍大淋巴结，性质待定。

3. 患者照片　术后早期乳头居中，内下象限腺体稍不足，乳房形态尚可。术后半年乳房瘢痕逐步消退，乳房形态恢复正常。

第十章 假体重建技术

一、概述

假体乳房重建因手术操作简便、手术学习曲线短、手术创伤小、无供区损伤及并发症可控等优势，成为最常用的乳房重建手术方式，而依据假体植入的位置，可分为胸肌前假体植入、胸肌后假体植入以及双平面联合假体植入 3 种方式。早在 1962 年，Cronin 和 Gerow 发明硅胶假体并应用于临床。1966 年，美国密歇根州亨利福特医院 Kelly 等学者首次报道乳腺癌患者完成皮下腺体切除后，选择将克罗宁硅胶乳房假体直接放置在胸大肌前方进行乳房重建。随后在 1971 年，美国纽约斯隆凯特琳癌症中心 Snyderman 和 Guthrie 两位学者尝试在接受过放疗的乳房切除术后患者进行二期胸肌前乳房假体重建，不仅帮助她们提高了生活质量，还获得了满意的外形效果。然而，后续临床研究报道，在皮下直接植入人工假体会使切口裂开、假体外露、假体丢失、血清瘤、皮瓣坏死、包膜挛缩、感染和波纹征等并发症发生率升高，导致该种植入方式的合理性一度被质疑。

直到 1982 年，美国 Radovan 开创性地提出将人工假体放置在胸大肌后方，但需要将胸大肌内下方与肋骨附着的肌腱大部分或全部离断，再利用自体组织或者人工补片与游离的胸大肌融合起来对假体进行覆盖，因其操作的便捷性和不良反应的可控性，这种术式逐渐被学界所接受和推广。但由于在术中需要离断胸大肌，因此容易发生患者胸廓运动性疼痛、上肢运动功能障碍及假体移位等与之相关的并发症；再者，因为乳腺组织及其周围软组织是位于胸大肌上方的，所以在胸大肌下方植入假体显然在解剖学及美学的角度上不够自然。

近年来，随着人工材料的发展，尤其是脱细胞真皮基质（acellular dermal matrice，ADM）补片或钛涂层聚丙烯网（TiLOOP product）等材料的问世，它们可以替代胸大肌延伸覆盖和支撑假体，大大减少了胸肌前乳房重建并发症的发生率，而且乳房的外形较胸肌后重建而言显得更为自然、逼真，曾经一度被摒弃的胸肌前乳房假体再造如今又重新回到学者们的视野当中，并成为当下乳房重建领域的研究热点。

当然，作为一名临床医师，更多地关注于何种情况应该选择胸肌前乳房假体重建或者胸肌后假体乳房重建。依据我们的经验，若患侧乳房皮瓣有 0.8 ～ 1 cm 的脂肪厚度或者乳房体积大于 250 ml，选择胸肌前乳房假体重建更为合适；若患侧乳房皮瓣比较薄、外形比较扁平或者乳房体积小于 200 ml，选择胸肌后假体乳房重建效果会更好。下面将以开放胸肌后假体乳房重建为例展开叙述。

二、开放胸肌后假体乳房重建适应证

（1）临床上患者大多数有乳房重建意愿。

（2）临床Ⅰ期、Ⅱ期和部分Ⅲ期。

（3）切除少量组织也会引起明显的局部乳房畸形。

（4）保乳失败的二期乳房重建补救。

（5）乳房轻度下垂或者不下垂。

三、开放胸肌后假体乳房重建禁忌证

（1）肿瘤广泛累及乳房皮肤。

（2）肿瘤累及胸大肌。

（3）对人工材料过敏。

（4）炎性乳腺癌。

（5）肿瘤远处转移。

（6）合并皮肤病及自身免疫病。

（7）乳房重度下垂。

四、术前准备

1. 体位

（1）腺体切除：气管插管全身麻醉诱导下，患者取仰卧位，靠近床缘，患肢外展90°并固定，肩下垫凝胶海绵垫，便于腋窝淋巴结的操作。

（2）乳房塑形：患者调整为半坐卧位。

2. 术前定位

（1）腺体切除乳房定位：在彩超引导下标记肿块的位置和大小，描绘双侧乳房轮廓，设计合适的 NSM 或 SSM 切口，尤其是乳房下皱襞需要重点标记。

（2）其他体表定位：胸骨切迹中点、胸骨中线、乳房下皱襞中点、患侧乳房基底径、胸骨切迹中点到双侧乳头的距离、双侧乳头之间的距离、张力状态及松弛状态下乳头到乳房下皱襞中点的距离。

3. 手术器械　主要包括超声刀、电刀、16 号腰穿针、直角拉钩、可装 20 号刀片的 21 cm 长刀柄、负压吸引装置、人工假体。

五、手术步骤

1. 前哨淋巴结活检 若术前已证实有腋窝淋巴结转移，则不需要再做前哨淋巴结活检，直接行淋巴结清扫术。若未证实有腋窝淋巴结转移，则用亚甲蓝注射液进行前哨淋巴结示踪。若有前哨淋巴结转移，则再行腋窝淋巴结清扫。值得注意的是，注射亚甲蓝的位置应尽量远离切口位置，避免亚甲蓝影响皮瓣的血运，增加切口裂开甚至假体外露的风险。

2. 腺体切除 沿术前标记的手术切口逐层切开皮肤、皮下组织，配好肾上腺素生理盐水（1 mg 盐酸肾上腺素注射液：500 ml 0.9%氯化钠注射液），使用 30 ml 注射器抽取，用 16 号腰穿针沿皮下浅筋膜浅层进针，呈扇形向四周注入配好的肾上腺素生理盐水，保证其在乳房边界内可以达到充分浸润，用手术刀沿注水层的平面潜行分离皮瓣，应注意的是在肿瘤区域的皮瓣可以适当薄一些，而在非肿瘤区域的皮瓣可以适当厚一些，取乳头后方组织送冰冻病理学活检确保无癌残留。若活检结果报有癌细胞浸润，则需将乳头切除，并在乳晕缺损处用荷包缝合再造乳头，或采取移植皮瓣的皮肤再造乳头。在确保无癌细胞组织残留后，使用灭菌注射用水冲洗切口。使用拉钩提起上皮瓣，先从锁骨韧带下方 0.5 ~ 1.0 cm 处开始分离，逆时针方向将腺体组织完全游离，在分离乳房后间隙时要注意将胸大肌完整保留。此外，在切除腺体组织时，要保证乳房下皱襞的完整性，若发生破坏，应进行乳房下皱襞重建。

3. 假体囊袋的建立 在胸大肌表面采用冷刀法将其筋膜完整剥离，形成一个类似于"枕头套"的作用，再用电刀在胸大肌处纵行切开，在胸大、小肌泡沫层之间充分游离间隙内的空间，外侧至腋前线附近，内侧至胸骨旁线，上方至第 2 肋间隙，下方至乳房下皱襞下 1 ~ 2 cm。一定要游离足够大的囊袋，以保证假体能够被包埋，要尽可能注意保护胸肌神经，避免远期发生胸大肌萎缩。此外，要离断胸大肌下段和内侧大部分的止点，以避免胸大肌运动导致假体移位。

4. 假体植入 使用生理盐水反复冲洗创面并彻底止血。植入假体前，分别在假体腔和皮下各放置 1 根引流管，在助手拉钩的配合下将合适体积的假体放置在囊袋里，并于假体上方将胸大肌与前锯肌外侧缘进行缝合以固定假体。而对于自体筋膜不能覆盖假体的患者，可以选择双平面法，即在靠近胸大肌下、外侧缘止点处离断胸大肌，再采用人工补片连接胸大肌下缘并覆盖于假体外露的下、外侧，固定于乳房下皱襞水平的胸壁，完成假体乳房重建。

六、操作难点及要点

1. 切口设计的要点 一般而言，开放假体乳房重建多选择外侧放射状切口，假体植入后往往对皮瓣有支撑作用，导致其切口附近的张力增大，容易引起切口开裂，所以可以尝试在乳房外侧设计类 S 形切口，这样有助于减低切口附近的侧应力，降低切口开裂的机会。

2. 腺体切除的注意事项　在皮下游离腺体后间隙时，要注意完整地将胸大肌筋膜保留下来，后续可以替代补片的作用覆盖在假体上方。

3. 胸肌间隙游离的注意事项　进入胸肌间隙建议选择在胸大肌表面纵行剖开，这样可以利用其表面游离开的胸大肌筋膜覆盖植入的假体。此外，需要全部离断胸大肌下方的止点，但内侧的止点只能够部分离断，因为若下方的止点没有全部离断，无法完全形成一个囊袋的作用将假体包埋，一旦胸大肌运动，容易引起假体向上移动；同理，若内侧的止点全部离断，假体则容易向内侧偏移，术后外观会很不自然。另外，将胸大肌下方的止点全部离断后，还需向下分离 1 ~ 2 cm，这样可使假体植入后外形更加逼真。

4. 假体型号的选择　选择一个恰当的假体型号是保证高质量完成假体乳房重建的关键。首先，可以通过术前测量好患侧乳房的基底径、内外侧皮肤的厚度和不同状态下乳头到乳房下皱襞的距离，分别计算假体大致的基底径和高度，具体计算公式为假体基底径＝乳房基底径 –1/2（内侧皮肤厚度＋外侧皮肤厚度）、高度＝张力状态下乳头到乳房下皱襞的距离 – 自然状态下乳头到乳房下皱襞的距离。此外，术中切下腺体组织后要对其测量重量，还可在直视下用尺子测量乳房的基底径，然后再次验证所需假体的型号。对于新手而言，可以在术中采取填塞血垫的方式对乳房的容积进行测量。

5. 假体植入的技巧　因为假体已经是经过无菌化处理的，所以不建议在植入前采用聚维酮碘或者抗生素进行浸泡，这样会增加细菌在假体表面附着的机会。对于圆形假体而言，一般将其底部中央的触摸点对准乳头乳晕正下方即可。而对于解剖型假体来说，可根据健侧乳房的外形进行调整。若乳房下方饱满，则将假体底部 6 点方向的触摸点对正乳房的 6 点方向即可；若乳房向外下方突出，则可将假体底部 6 点方向的触摸点向外下偏移，调整患侧乳房的外形。

6. 选择一步法假体乳房重建还是两步法假体乳房重建　笔者所在中心回顾性分析结果显示，一步法假体乳房重建的美学效果更优、并发症更少，且患者更乐意接受。两步法假体乳房重建，一些患者经历过一次手术后，对于再次手术的抵触情绪十分强烈；二次手术更换假体的患者更容易发生感染，可能与皮肤屏障功能损伤有关。

7. 假体覆盖材料的选择　用于覆盖假体的材料可以是自体组织或者人工合成材料。人工合成材料如脱细胞真皮基质补片或钛涂层聚丙烯网都可以作为覆盖假体的选择，但其费用昂贵，且可及性差。若在一些没有人工合成材料的中心，覆盖假体可选择 3 种自体组织，分别是背阔肌肌皮瓣、胸大肌筋膜组织及前锯肌筋膜组织。

七、围手术期管理

1. 引流管的管理 对患者及家属做好宣教工作，倾倒负压瓶内的引流液时，要在手消毒的前提下进行，防止引流管逆行感染。此外，避免留置在假体腔内的引流管负压过大，避免负压吸引导致假体移位。

2. 假体塑形 手术当日应该采用"8"字包扎的方法对假体进行固定，防止假体移位。术后 1 周，则可改为穿假体塑形内衣，进一步调整假体外形，建议时长为6 个月。

八、病例

1. 简要病史 某患者，女性，29 岁，因"发现右侧乳房肿物 1 周"入院。

2. 影像学检查

（1）术前彩超检查：右侧乳房外上象限 10 ~ 11 点见一个低回声团块，范围约为4.3 cm × 2.1 cm × 3.1 cm（距离体表 0.6 cm、距离乳头 3.7 cm），纵横比＞1，边缘成角，内部回声欠均匀，内部可见明显强回声。超声造影检查：注入 4.8 ml 造影剂，主要观察右侧乳房外上象限病灶，呈向心性均匀高增强，增强范围较二维范围增大，内可见充盈缺损，周边可见放射状增强。考虑 BI-RADS 6 类，双侧腋窝未见异常肿大淋巴结回声（图 10-1）。

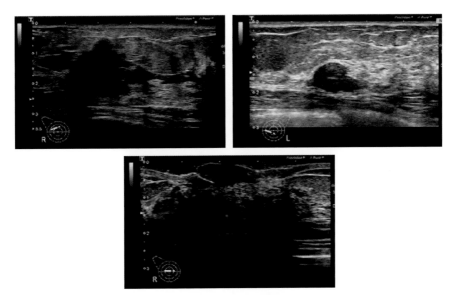

图 10-1 术前彩超

（2）术前钼靶：双乳腺体呈 C 形，右侧乳房外上象限后部可见不规则高密度结节，边界模糊，内见无定型钙化灶，最大径约为 26 mm，与乳头距离约为 46 mm。双乳内见多发结节样改变，双乳皮肤、乳头及皮下脂肪层未见异常，血运无明显增加，双腋前份见淋巴结显示（图10-2）。

3. 穿刺病理　右侧乳房肿物穿刺病理符合浸润性癌。

4. 术后病理

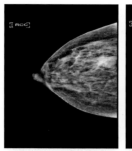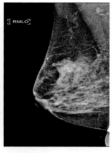

图 10-2　术前钼靶

（1）（右侧）乳腺浸润性癌3级（腺管形成3分，核多形性3分，核分裂象3分，总分9分），结合免疫组化 Syn > 90% 阳性，考虑为神经内分泌癌（大细胞型），伴少许导管原位癌（高核级，粉刺样、实体型），癌灶最大直径约为3.6 cm；未见明确神经、脉管侵犯；其余乳腺组织显示纤维囊性乳腺病伴纤维腺瘤。

（2）右侧腋窝前哨淋巴结未见癌转移（0/6）。

（3）免疫组化：ER（> 90%，3+），PR（约70%，2+ ~ 3+），Ki-67（热点区域约40%），CK5/6（–），Her-2（2+，弱阳性）；Fish（–）。

5. 术后患者照片　见图10-3。

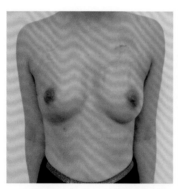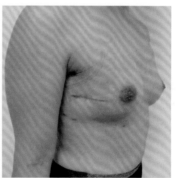

图 10-3　术后患者照片

第十一章　乳房皮瓣整形技术

第一节　胸外侧穿支皮瓣

一、概述

保乳手术的难点在于既要确保肿瘤治疗的安全性，又要保证乳房术后的美观性。手术过程中腺体组织切除过少则难以确保切缘的阴性率，切除过多则会面临没有足够的腺体组织对残腔进行塑形，尤其是中、小型乳房，两者之间如何取得平衡，让许多乳腺外科医师在做保乳手术时感到为难，而容积替代法的出现恰好可以化解此难题，尤其是邻近穿支皮瓣技术的应用。

穿支皮瓣这一名称自出现以来，起初由于缺乏规范化的定义，学者对于其命名分为两种看法，以我国台湾地区魏福全等学者为主的观点认为穿支皮瓣应由明确命名的动脉发出的穿支血管提供血供，只包括皮肤和皮下组织，且切取皮瓣时结构上不应包括任何深筋膜，这也被称为穿支皮瓣的狭义概念；而以日本 Koshima 等学者，美国 Hallock 学者为主的观点则认为一切穿支血管供养的皮瓣，无论结构上是否有深筋膜结构，均是穿支皮瓣，这也被称为穿支皮瓣的广义概念。这两者曾在学术上引起了广泛的争议，直到 2006 年 10 月多伦多大学整形外科主任 Blondeel 等学者出版了 *Perforator Flaps*：*Anatomy*，*Technique*，*and Clinical Applications* 这一专著，才在穿支皮瓣命名上取得一致性共识，广泛接受穿支皮瓣的广义概念。随着学者们对穿支皮瓣认识的加深及技术的成熟运用，目前更倾向于将穿支皮瓣定义为以管径细小的皮肤穿支血管供血的轴型皮瓣，更好地适应临床需求，因为在创面的周围切取穿支皮瓣进行带蒂局部转移，再细一些的血管也并无妨碍。而在保乳手术当中，胸外侧穿支皮瓣（lateral thoracic artery perforator，LTAP）最为常用。

胸外侧血管多在前锯肌表面下行，并供应该肌、胸前外侧区皮肤及乳房外侧部，而起点比较分散。研究发现，胸外侧动脉的来源可分为六型：Ⅰ型来源于胸肩峰动脉；Ⅱ型来源于腋动脉；Ⅲ型来源于胸背动脉；Ⅳ型来源于肩胛下动脉；Ⅴ型为多源型；

Ⅵ型为缺如型。

1986 年，瑞典 Holmstrom 和 Lossing 最先报道带蒂胸外侧穿支皮瓣应用于乳房二期再造并取得良好的效果。2004 年，荷兰 Woerdeman 等学者报道了胸外侧穿支皮瓣在乳房再造中的手术效果及其影响因素。2006 年，巴西 Munhoz 等学者报道了 34 例乳腺癌患者接受带蒂胸外侧穿支皮瓣保乳，结果显示 88.2% 的患者认为接受此项技术保乳美容效果良好或非常好。2015 年，英国 McCulley 等学者报道利用 LTAP 进行保乳是一项可靠的技术。近年来，我国宋达疆、罗建国等学者也作了相关的报道。

二、胸外侧穿支皮瓣保乳适应证

（1）临床患者为Ⅰ期、Ⅱ期和部分Ⅲ期。

（2）临床上患者大多数有保乳意愿。

（3）切除组织量较少，但会引起明显的局部乳房畸形。

（4）改善患侧和健侧乳房外形，提高对称度。

（5）保乳失败的二期乳房再造补救。

三、胸外侧穿支皮瓣保乳禁忌证

（1）皮瓣穿支血管损伤。

（2）术中切缘无法保证无肿瘤细胞残留。

（3）无法耐受术后放疗。

（4）肿瘤广泛累及乳房皮肤和胸壁。

（5）供区无法直接闭合。

四、术前准备

1. 体位　全身麻醉诱导后，将患者置于仰卧位，患侧靠近床缘，患肢外展 90°，腋窝淋巴结操作时患肢前臂屈曲 90°，由助手固定在头部上方。

2. 术前定位　首先，站立位标记患侧乳房下皱襞、腋前线，若患者选择胸外侧切口，则患者身着内衣站立位标记内衣遮盖胸外侧部位。其次，在超声引导下评估胸外侧动、静脉是否存在及是否相互伴行，并用记号笔标记其从主干发出后走向皮肤的位置。若有条件，可以加做胸部 CT 血管成像（CTA）检查，进一步确定胸外侧动脉管径情况及走行位置。最后，标记切除皮瓣的范围和肿物的范围。

3. 手术器械　主要包括长电刀、超声刀、深部直角拉钩、16 号腰穿针、可装 20 号刀片的 21 cm 长刀柄、负压吸引系统及高负压瓶等。

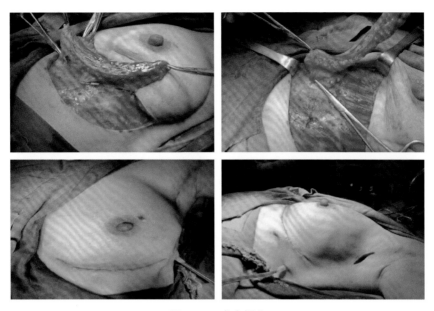

图 11-9　术中操作

4. 术后病理

（1）（左侧）乳腺导管原位癌伴浸润性癌 1 级（腺管形成 1 分，核多形性 1 分，核分裂象 1 分，总分 3 分），癌灶最大直径约为 1.3 cm；未见明确神经、脉管侵犯。

（2）左侧腋窝前哨淋巴结未见癌转移（0/5）。

（3）免疫组化：ER（约 30%，2+），PR（约 10%，1+），Ki-67（约 30%），Her-2（1+）。

游离胸外侧穿支皮瓣

第二节　背阔肌皮瓣

一、概述

背阔肌皮瓣因其血管蒂解剖位置恒定、皮瓣获取简便且耐受放疗等特点，是乳腺外科医师最常用的自体皮瓣。最早在 1977 年由埃默里大学医学院 Schneider 等学者提出将背阔肌皮瓣应用于乳房重建，也因此开启了自体组织乳房重建的时代，但受限于单纯肌皮瓣容积普遍较小，未能被广泛应用。直到 1980 年，里昂贝拉德中心 Delay 等学者提出将背阔肌周围可利用的脂肪组织分为五个区，这五个区的脂肪组织均由背阔肌的肌皮、肌脂肪穿支血管供血，分别为：Ⅰ区位于皮瓣与背阔肌之间的脂肪组织；Ⅱ区为去除皮肤部分背阔肌皮瓣表面的脂肪组织；Ⅲ区位于背阔肌的上内侧缘；Ⅳ区位于背阔肌外侧缘的前方；Ⅴ区位于髂嵴上方，是背阔肌下缘的延续。这种将背阔肌及其周围脂肪组织携带的皮瓣称为扩展型背阔肌皮瓣，其不仅增加了皮瓣的组织量，还扩大了背阔肌乳房重建的适用范围，也可满足大部分东方女性中、小乳房的重建，但在大乳房中的重建效果仍不理想。

通常认为，切除乳房肿物体积小于乳房总容积的20%可直接选择容积移位的方法修复。当肿物体积达到乳房总容积的20%～50%时，尤其是在大乳房中，则需要选择肿瘤整形手术进行修复。目前已开发了多种应用于保乳的容量替代技术，常见应用包括背阔肌皮瓣、带蒂大网膜皮瓣和腹壁下动脉穿支皮瓣，但后两者因创伤大、学习曲线长，目前尚未普及，而背阔肌皮瓣在保乳中最为常用。但切取整块背阔肌存在术后患侧肩关节功能缺陷和供体部位的凹陷等问题，因而学者开始在容量替代技术中使用保留一部分肌肉的背阔肌皮瓣。1990年，日本金泽大学医院Noguchi等学者首次尝试在整形保乳手术中使用迷你背阔肌皮瓣，不仅增加了保乳手术的肿瘤治疗安全性，而且还获得了满意的手术外观。此后，随着该技术的不断完善和推广，得以在临床普及。

单纯背阔肌皮瓣重建的缺点在于可利用组织量较少，其应用场景也较为受限，而且采用单纯背阔肌皮瓣进行乳房重建容易出现肌肉萎缩，导致两侧乳房不对称。此外，单纯人工假体乳房重建的适应范围较窄，它要求健侧乳房体积偏小或中等。一旦术中采用较大容积的假体，其必须使用人工补片进行覆盖，否则容易造成假体外露导致手术失败，所以假体的完整覆盖是手术的关键。在人工假体乳房植入手术当中，采用单纯背阔肌皮瓣联合假体重建，一方面解决了背阔肌皮瓣组织量不足的问题，另一方面解决了假体的组织覆盖问题，也节省了昂贵的假体补片费用，是一种比较理想的乳房重建手术方法，其最早在1976年由西德学者Olivari报道。此外，M. R. Venus和C. Garusi两名学者所主导的回顾性分析证实了背阔肌皮瓣联合假体的患者接受放疗后出现包膜挛缩的概率小。

二、适应证

（1）中、小乳房。

（2）肿瘤分期为Ⅰ期、Ⅱ期和部分Ⅲ期。

（3）预计切除病灶占腺体比例＞50%。

（4）未累及皮肤和胸壁。

三、禁忌证

（1）有长期吸烟史及肥胖。

（2）炎性乳腺癌。

（3）背部供区既往有手术史或外伤史。

（4）腋窝操作时损伤肩胛下血管或胸背血管。

（5）转移性乳腺癌。

（6）对乳房外观抱有不切实际的期望。

（7）体质衰弱或伴有重大器官衰竭。

四、术前准备

1. 体位

（1）腺体切除：全身麻醉诱导后，将患者置于仰卧位，患侧靠近床缘，并外展上肢 90°，将凝胶体位垫放置在患者肩胛骨下方，充分暴露腋窝区。

（2）皮瓣获取：将患者置于健侧卧位，健侧靠近床缘，患肢固定在头部上方，健肢外展 90°。

（3）乳房塑形：将患者置于半坐位，双侧上肢外展 90°。

2. 术前定位　患者取站立位，标记双侧乳房下皱襞线、胸骨正中线、腋窝切口、肩胛下角、背阔肌边界及肿瘤范围，还需另外标记 NSM 或 SSM 的切口以及背部皮岛的切除范围。

3. 手术器械　主要包括长电刀、超声刀、深部直角拉钩、16 号腰穿针、可装 20 号刀片的 21 cm 长刀柄。

五、手术流程

1. 前哨淋巴结活检　使用 5 ml 注射器抽取亚甲蓝注射液进行前哨淋巴结示踪，在乳晕旁 3 点分别在真皮层注入 0.2 ml 亚甲蓝注射液和在腺体实质内注入 0.5 ml 亚甲蓝注射液，按摩 10 min。在腋毛下方或腋褶线沿着皮纹方向做长度为 3 ~ 4 cm 的弧形切口或者类弧形切口，前端不越过腋前线，切开皮肤，沿层次分离皮下组织，腋窝区便会自然弹出暴露。沿蓝染的淋巴管寻找，将染色的淋巴结和周围肿大的淋巴结一并切除，直至显露胸外侧血管。若前哨淋巴结转移，则予腋窝淋巴结清扫。腋窝操作时注意勿损伤肩胛下血管和胸背血管。

2. 皮下腺体切除　在乳房外侧做长度为 6 ~ 8 cm 的放射状切口，切开皮肤和皮下组织，配好肾上腺素盐水（1 mg 盐酸肾上腺素注射液∶500 ml 0.9% 氯化钠注射液），使用 30 ml 注射器抽取，再用 16 号腰穿针沿皮下浅筋膜浅层进针，呈扇形向四周注入肾上腺素盐水，确保在乳房边界内充分浸润，利用手术刀沿注水层次进入分离浅层皮瓣，然后取乳头后方组织送冰冻病理学检查确定无癌残留。若有癌细胞浸润，则需将乳头切除，在乳晕缺损处用双荷包缝合法再造乳头。使用拉钩提起上皮瓣，先从锁骨韧带下方 0.5 ~ 1.0 cm 处开始分离，逆时针方向将腺体组织完全游离。

3. 背阔肌皮瓣获取　将患者由仰卧位调整为健侧卧位，一般选择在肩胛下角做斜梭形或横梭形切口，切开皮肤，用直钳提拉起皮瓣，逐层解剖皮下组织，显露 Scarpa

筋膜后开始分离，向上分离至肩胛骨下缘，向下分离至背阔肌腰部起点，向内分离至棘突旁，向外分离至背阔肌前缘。在分离肩胛骨下缘处时，注意与斜方肌等肌束分离，减少术后对肩部功能的影响。使用皮钳提起背阔肌前缘，寻找背阔肌与前锯肌之间的深筋膜层开始分离，用超声刀离断背阔肌于腰部及棘突旁的起点。打通腋窝至背部供区之间隧道，在腋窝处分离肌皮瓣的血管蒂，此处需特别仔细和小心解剖肩胛下和胸背血管，此时背阔肌止点可大部分切断，至此整个背阔肌皮瓣游离完成。最后，将以胸背血管神经束为蒂的肌皮瓣转移至受区，在背部切口内放置高负压引流管后，减张缝合切口。

4. 乳房塑形　患者由健侧卧位调整为半坐位，用剪刀去除皮瓣的真皮，检查皮瓣血运情况，裁剪皮瓣使其大小与切除腺体体积相仿，调整形状，缝合、固定胸壁，最后在乳房下皱襞、腋窝等切口处常规放置负压引流管，逐层缝合切口。

六、操作难点及要点

1. 前哨淋巴结识别　前哨淋巴结活检时，需将胸外侧血管显露并探查其上、下区域有无染色肿大淋巴结的残留。此外，习惯性检查拉钩处的皮瓣有无染色肿大淋巴结的残留，有时分离皮瓣过厚，会让部分淋巴结组织当作皮瓣被拉钩提起，容易造成遗漏。

2. 乳房皮瓣分离的技巧与保护　开放入路分离皮下浅筋膜浅层时，可用电刀法或者冷刀法分离。电刀法分离皮瓣时需严格按层次操作，注意保留一层天鹅绒状的脂肪以及皮下血管网皮瓣，切忌分离得过薄，以免造成皮瓣缺血性坏死，或分离过厚导致腺体没有彻底切除干净。冷刀法分离皮瓣时，刀尖应向上往真皮层走，皮瓣与刀片形成一个 30°～40° 的夹角，每次进刀的深度为一个刀片的距离，再以手腕为轴划平滑的 90° 弧线。此外，要用盐水泡湿的血垫保护切口边缘，且助手提拉皮瓣时要用轻柔之力，切忌使用猛力损伤皮瓣。最后，尽可能将乳房四周的锁骨韧带、胸骨旁韧带、三角束韧带、胸外侧韧带保留，乳腺的筋膜韧带围绕乳房形成一个"火山口"形状，对支撑、保持其自然形态起到重要的作用。

3. 估算背阔肌的容积　将示指和拇指置于背阔肌前缘，将皮肤捏起，估测可利用的皮下脂肪厚度，也可结合 B 超测量背阔肌组织的厚度。一般而言，背阔肌的容积＝背阔肌长度 × 背阔肌宽度 × 背阔肌厚度。

4. 背阔肌皮岛的设计　一般选择在肩胛下角斜梭形或横梭形切口，前方不能越过腋后线，后方不能过于靠近棘突旁。皮岛一般长度为 16～20 cm，宽度为 3～10 cm 为适宜。设计宽度时，还要考虑供区切口是否能够拉拢缝合。

5. 背阔肌皮瓣分离的技巧　首先，背阔肌皮瓣分离过程中要注意对肩胛下血管和胸背血管的识别，因其是背阔肌皮瓣的主要血供来源，操作过程中注意对其保护，也是该手术成败的关键所在。其次，分离过程注意保护供应背部皮瓣血运的毛细血管网，皮瓣的脂肪层厚度可控制在 0.5 cm 左右，其余脂肪尽量保留在肌肉表面，同时尽可能将肩胛区、背阔肌前缘、腰部及髂嵴上方筋膜的脂肪组织一并携带，增加肌瓣的容积，尽可能使肌瓣的容积多于切除腺体组织容积的 15% 左右。再次，背阔肌的止点有两种处理方式：一是切断大部分止点，保留一部分肌腱；二是切断背阔肌的全部止点。最后，肌瓣分离完成，经皮下隧道转移到受区时注意保证勿将血管蒂扭转。

6. 乳房塑形的技巧　关键在于患侧乳房下皱襞要与健侧对称，若乳腺切除时将乳房下皱襞破坏，应将皮肤与胸壁组织缝合固定，形成新的乳房下皱襞，并应保持乳晕到乳房下皱襞的距离与健侧相等，否则易导致乳头位置偏移或乳房下半部分不够丰满。

七、围手术期管理

1. 负压引流　为了减少背部供区血清肿，供区可放置高负压引流，尽可能使背部皮瓣与组织形成贴合，减少血清肿发生的机会。若发生拔管后背部积液的情况，可在彩超引导下穿刺抽液或者留置引流；而在腋窝处可用低负压引流，避免负压管将血管蒂吸附损伤。

2. 观察皮瓣血运　术后当日应每 2 h 观察一次皮瓣血运情况。若皮瓣留有观察窗，可通过观察窗对血运进行观察；若皮瓣没有观察窗，可观察重建后的乳房有无异常肿胀情况，乳房皮肤温度有无异常升高和发红的情况，轻压乳房有无明显疼痛现象等，进行判断。

3. 乳头乳晕复合体的管理　皮下腺体切除后，乳头乳晕复合体可与外界相通，换药时需将乳头乳晕复合体用薄膜敷贴覆盖，避免术后出现感染。此外，由于乳头乳晕复合体大部分血运来源已经在术中被破坏，术后容易出现坏死的情况，所以当术后出现血运不良的情况时，局部可用乙醇纱布湿敷或者用硝酸甘油涂抹，可给予贝前列素钠片口服或者低分子量肝素皮下注射，进一步改善血运。

八、病例

1. 病情简介　患者黄某，女性，28 岁。因"发现右侧乳房肿物 8 个月"入院。查体：右侧乳房外上象限可触及一个大小约为 6.0 cm×4.0 cm 的肿物，质硬，右侧腋窝可触及肿大淋巴结，大小为 2.5 cm×1.8 cm。穿刺病理提示：ER（70%，3+）、PR（<1%）、Her-2（2+，弱阳性）、Fish 阴性、Ki-67（20%~30%），诊断为右侧乳房浸润性导管癌（cT3N1M0 Ⅲa 期 Luminal B1 型），完成 EC*4→T*4 8 个周期新辅助治疗。

2. 术中操作　患者经全身诱导麻醉后，经腋窝约 5 cm 弧形切口行腋窝淋巴结清扫术。经乳房外侧约 6 cm 放射状切口完成保留乳头乳晕的皮下腺体全切，然后在背部肩胛下做长约 16 cm 的切口，获取背阔肌皮瓣转移再造乳房（图 11-10）。

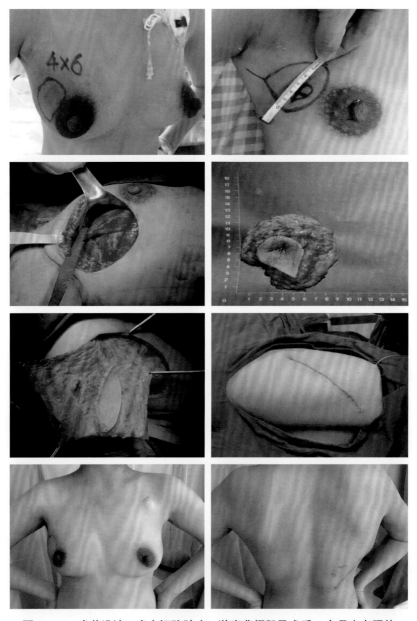

图 11-10　术前设计，术中切除肿瘤，游离背阔肌及术后 3 个月患者照片

游离背阔肌皮瓣

3. 病理结果　最终常规病理提示：MP 系统分级为 4 级，ER（90%，3+）、PR（10%）、Her-2（1+）、Ki-67（约 30%）。

4. 术后结果　患者未出现明显的术后并发症，于术后 7 d 出院。患者将接受辅助放疗和 10 年内分泌治疗。术后 2 年随访结果显示，肿瘤无局部复发及远处转移，患者对手术美容效果十分满意。

第三节 腹直肌皮瓣

一、概述

腹直肌皮瓣具有血管蒂长，血管解剖位置恒定、组织量大、可提供大面积皮肤及术中无需变换体位等优势，被广泛应用于乳房重建、胸壁重建、食道重建及下肢缺损重建等，也被称为万能皮瓣。其血供有5种来源，分别是：①腹壁上血管（发自内乳血管的终末支）；②腹壁下血管（发自髂外动脉）；③腹壁下浅血管（superficial inferior epigastric vessels，SIEV）；④肋间血管；⑤旋髂浅血管和旋髂深血管，但主要血管来源以腹壁上血管和腹壁下血管为主，腹壁上、下血管纵贯腹直肌皮瓣的全长，并在皮下交联成丰富的血管网。腹直肌的神经支配来源于第8～12肋间神经，而其感觉神经则主要由T11、T12神经前支所发出的内、外侧皮穿支与外侧皮支互相连接所组成，术中妥善保护感觉神经对于乳房再造术后的感觉功能恢复有一定的帮助。

腹直肌皮瓣可分为带蒂腹直肌皮瓣和游离腹直肌皮瓣，游离腹直肌皮瓣血运更好及腹部并发症发生率更低，但因操作复杂、学习曲线长，难以推广；带蒂腹直肌皮瓣操作简便，在临床实践中更为常用。研究发现，可根据腹直肌皮瓣的血供情况采用Hartrampf的经典分区方法分为4区。①Ⅰ区：位于带蒂腹直肌表面的区域；②Ⅱ区：位于对侧腹直肌表面区域，与Ⅰ区相对应；③Ⅲ区：位于Ⅰ区的外侧区，即带蒂腹直肌外侧缘以外的区域；④Ⅳ区：位于对侧腹直肌以外的区域，与Ⅲ区相对应，这一分区方法也进一步得到吲哚菁绿血管造影证实。

带蒂腹直肌皮瓣在乳房重建的探索早在1977年由乌拉圭Drever报道了以腹直肌为蒂的垂直方向的岛状肌皮瓣修复乳房下瘢痕切除后的皮肤缺损，而后在1979年由墨尔本Robbins等学者对该技术进行改进，提出了应用纵行腹直肌肌皮瓣（verticle rectus abdominis myocutaneous，VRAM）进行乳房重建。1982年，亚特兰大Hartrampf等学者进一步改良了这种方法，提出了应用横行腹直肌皮瓣（transverse rectus abdominis muscle，TRAM）进行乳房重建，这一设计得到多数学者的认可，并广泛应用于乳房重建当中。

由于远离血管蒂侧的皮瓣容易出现缺血坏死的情况，为进一步改善腹直肌皮瓣的血运，许多学者在这方面做了改良尝试。1978年，皇家墨尔本医院Taylor和Palmer两位学者尝试将单蒂腹直肌肌皮瓣对侧下腹壁深动、静脉与腋部血管吻合，增加肌皮瓣的血供，但技术较复杂。1987年，Costa等学者尝试对皮瓣深层或真皮下进行修整或削薄，以保留Scarpa筋膜和浅表静脉系统，他们认为这样可以减少皮肤丢失的面积和机会。1991年，俄亥俄州阿克伦市医院Wanger等学者提出保留腹直肌的双蒂，不仅可以改善皮瓣的血供，还可增加皮瓣可利用的组织量，但血管蒂的活动度会较单蒂受限，目前这一探索仍在继续。

二、腹直肌皮瓣的适应证

（1）患者有乳房再造需求。

（2）体积中等或较大的乳房的即刻或延迟乳房重建。

（3）其他乳房重建术（背阔肌皮瓣乳房重建或假体乳房重建术）失败后再次接受乳房重建的患者。

（4）全乳切除或部分乳房切除术后无法直接缝合。

三、腹直肌皮瓣的禁忌证

（1）重度吸烟。

（2）过度肥胖。

（3）接受过腹部手术（腹壁成形术、吸脂术、开放性胆囊切除术、剖宫产等需要进行综合评估）。

（4）腹部曾有外伤史。

（5）腹直肌皮瓣的穿支血管损伤。

四、术前准备

1. 体位

（1）腺体切除：全身麻醉诱导后，将患者置于仰卧位，患侧靠近床缘，双上肢外展 90° 并固定，将凝胶体位垫放置在患者肩胛骨下方，充分暴露腋窝区，以方便腋窝淋巴结操作。

（2）腹部皮瓣获取：保持仰卧位。

（3）乳房塑形及供区切口关闭：调整为 45° 半坐卧位。

2. 术前定位

（1）乳房定位：在彩超引导下标记瘤灶的范围及 NSM 的切口，可根据瘤灶和乳房的具体位置设计为放射状切口、环乳晕切口及 Ω 形切口。

（2）腹部定位：有条件者在彩超引导下标记双侧腹壁下血管肌穿支和皮穿支的位置。

（3）体表标记：标记双侧乳房的轮廓（尤其是乳房下皱襞的位置，一定要标记准确）、胸骨切迹、剑突中点、脐部上方 1 cm 正中点、阴阜上缘 1 cm 正中点、双侧髂前上棘。

3. 手术器械　主要包括长电刀、超声刀、深部直角拉钩、16 号腰穿针、可装 20 号刀片的 21 cm 长刀柄、S 形拉钩、美国爱惜康 ETHICON 疝气补片 PMS3。

五、手术流程

1. 前哨淋巴结活检　若术前已证实有腋窝淋巴结转移，则不需要再做前哨淋巴结活检，直接行淋巴结清扫术；若未证实，可用亚甲蓝注射液进行前哨淋巴结示踪；若前哨淋巴结转移，则再行腋窝淋巴结清扫。

2. 皮下腺体切除　沿术前标记线切开皮肤和皮下组织，配好肾上腺素生理盐水（1 mg 盐酸肾上腺素注射液∶500 ml 0.9% 氯化钠注射液），使用 30 ml 注射器抽取，再用 16 号腰穿针沿皮下浅筋膜浅层进针，呈扇形向四周注入肾上腺素生理盐水，确保在乳房边界内充分浸润，利用手术刀沿注水层次进入，分离浅层皮瓣，然后取乳头后方组织送冰冻病理学检查确定无癌残留。若有癌细胞浸润，则需将乳头切除，在乳晕缺损处用双荷包缝合法再造乳头。使用拉钩提起上皮瓣，先从锁骨韧带下方 0.5 ~ 1.0 cm 处开始分离，逆时针方向将腺体组织完全游离。特别需要注意的是，在切除腺体组织时，要保护好乳房轮廓周边的韧带组织，否则容易造成重建以后的乳房外形与健侧不对称。

3. 单蒂腹直肌皮瓣的获取　根据术前腹部切口的画线，切开皮肤及皮下组织缘，直至暴露腹直肌前鞘和腹外斜肌腱膜。值得注意的是，在切取脐部皮下脂肪时，应呈 30° ~ 45° 斜向上进刀，这样有助于保留皮下大部分脂肪及脐周重要的穿支血管。

嘱助手提拉上腹部皮瓣，沿腹直肌前鞘表面的 Scarpa 筋膜平面向肋弓下缘及剑突方向进行潜行剥离，形成一个腹部与胸壁区间的皮下隧道，并与乳房皮下切除术后的残腔打通，交汇处以容纳一拳大小为宜。两侧腹壁皮瓣游离至腋前线附近，下腹壁皮瓣潜行游离深度为 3 ~ 4 cm。

一般而言，选择对侧腹直肌作为血管蒂，这样可以降低血管蒂在转移过程中发生扭曲的机会。轻轻提拉皮瓣，沿肌肉筋膜的层面将同侧皮瓣游离至中线处，对侧皮瓣游离至对侧腹直肌外侧，这一过程中腹直肌外侧缘有肋间动脉的穿支发出，可予以结扎。沿此界限将腹直肌前鞘切开显露腹直肌，紧贴腹膜层次从腹直肌两侧分别开始游离，并显露出腹壁下动、静脉的走行。提起腹直肌，在下腹壁皮瓣切口处将腹直肌及腹壁下血管切断并结扎，然后掀起腹直肌及其表面附着的皮瓣向上分离，越过脐部后，直至腹直肌皮瓣能翻起至肋弓水平处即可。

检查皮肤的血运，因Ⅲ区及Ⅳ区的皮瓣血供较差，常规先切除Ⅳ区，若术中检查Ⅲ区皮瓣血运欠佳，也可将部分Ⅲ区皮瓣切除以保证皮瓣的整体血供，腹直肌皮瓣游离完成后经皮下隧道转移至残腔处。

4. 前鞘缺损处的缝合及脐的再造　脐部以上的腹直肌前鞘因为缺损少，可以直接缝合；而脐部以下的腹直肌前鞘因为缺损较多，则需要采用疝气补片修复，注意在缝合补片时进针不要过深，以免将腹膜破坏。将腹部上、下切缘用巾钳拉合对齐，定位出脐的位置并开洞，剪除皮肤洞穴周围的脂肪组织，将脐部从皮肤洞穴处拉出并缝合，形成新的脐。

5. 乳房塑形　患者由健侧卧位调整为半坐位，与健侧乳房进行比对，参考健侧乳房的大小及切除的腺体大小，进一步将游离得到的带蒂腹直肌皮瓣进行修剪，折叠塑形并固定在胸壁，放置负压引流管，缝合皮肤。

6. 供区切口关闭　仔细冲洗止血后，放置引流管，将上、下腹壁切口拉拢，逐层缝合。

六、操作难点与要点

1. 腹直肌皮瓣的设计　皮瓣的顶点在脐部中线上方 1 cm 处，低点在阴阜中线上缘 1 cm 处。值得注意的是，需要在术中切开游离上腹壁皮瓣后再向下拉，再次确认低点是否需要调整；两脚在髂前上棘，注意不能超过髂前上棘以外的区域，否则会将旋髂浅血管的供血区域带进皮瓣，造成皮瓣部分坏死。此外，整个皮瓣设计成一个椭圆形或纺锤形，一般长 25 ~ 35 cm，宽 12 ~ 20 cm。

2. 脐周血管的保护　切取脐部皮下脂肪时，注意应呈 30° ~ 45° 斜向上进刀，这样有助于保留皮下大部分脂肪及脐周重要的穿支血管，避免术后脐缺血或者萎缩等现象出现。

3. 血管蒂选择的体会　关于单蒂腹直肌皮瓣该选择同侧蒂还是对侧蒂的问题，目前仍在争论当中。很多文献及教材推荐同侧腹直肌为优选，因携带同侧腹直肌的皮瓣血液灌注会更好，且在剑突部形成的隆起会更小。但根据笔者所在中心总结的一些经验，携带同侧腹直肌皮瓣在转移至乳房缺损处时要向上折叠 180°，很容易将血管蒂扭曲成"V"字形，这样的情况一旦发生，必定会引起皮瓣的丢失；但若选择携带对侧腹直肌的皮瓣在转移至乳房缺损处时是顺时针方向走 180°，基本对血管蒂无影响，也不会在剑突处形成明显的凸起。

4. 血管蒂保护的体会　分离腹直肌皮瓣的过程中要时刻谨记妥善保护腹壁上血管蒂，同时注意在皮瓣转移过程中血管蒂有无扭转、折叠及压迫的情况发生。

5. 腹直肌前鞘缺损修复的体会　腹直肌前鞘缺损的修复可以分为脐部以上和脐部以下两部分。对于脐部以上的腹直肌前鞘缺损，由于比较小，可以用 4 号丝线直接缝合；对于脐部以下的腹直肌前鞘缺损，由于比较大，需要用聚乙烯网补片进行修复，补片的覆盖范围应超过缺损边缘 1 ~ 2 cm 为宜，有些中心没有这么大的补片，可用 2 ~ 3 张补片拼凑成一张大补片进行缝合，而且在缝合补片时，缝合后的效果要与腹壁保持紧贴的状态，不能出现补片在腹壁凹凸不平的现象。

6. 脐部再造的体会　对于脐部新位置的皮肤洞穴，开口要稍小于脐，这样可以降低缝合后脐张力过大导致缺血坏死的风险。此外，缝合脐时，应先将其四个角均匀摊开缝合到皮肤洞穴处，形成一个类"正方形"后，再采取中间对中间的方法逐层缝合。

7. 乳房塑形的体会　腹直肌皮瓣重建后的组织量一般要超过原乳房缺损容积的10%～15%，在塑形时，皮瓣一般采取纵向放置，并将血运稍差的区域向下放置，而血运较好的区域向上放置，而且皮瓣不必过分紧贴缝合在胸壁上，要保持一定的活动度，这样重建后的乳房会显得更加自然。此外，在腺体切除时或制作皮下隧道时，应注意保护乳房下皱襞不被破坏，若发生破坏，要在乳房塑形时进行乳房下皱襞重建。

8. 供区闭合的体会　腹部切口的关闭一般要分为3个层次缝合：第一个层次是腹直肌前鞘的缝合，也是供区闭合的关键所在，随后在上、下方分别放置引流管；第二个层次是皮下组织缝合，然后放置微泵延长管所制成的引流管；第三个层次是皮肤层次的缝合。

七、围手术期管理

1. 腹部的管理　术后腹部需要使用腹带加压包扎3个月，加强腹壁强度，防止腹壁疝的形成；患者采取屈髋屈膝位以减少腹壁张力，不仅可以减轻患者疼痛，而且能降低腹壁疝的发生概率。此外，术后尽量减少增加腹压的动作，如蹲起、用力排便；若咳嗽或用力排便，协助患者按压腹部缺损区。

2. 负压引流管理　由于腹部皮瓣分离的区域较大，供区血肿和血清肿的发生概率大大增加，术后常规行负压引流；若发生皮下积液，则可进行多次穿刺或重新放置引流管。此外，保持皮下引流管通畅也很重要，因为皮下脂肪的坏死会引起脂肪液化，若不及时将液化的脂肪引流出去，十分容易发生腹部切口感染。

3. 双侧下肢的管理　术后可鼓励患者在床上抬腿，作膝、踝关节的屈伸运动，防止下肢深静脉血栓形成。

4. 观察皮瓣的血管　术后当日应该每2 h观察一次皮瓣血运情况。若皮瓣留有观察窗，可通过观察窗对血运进行观察；若皮瓣没有观察窗，可观察重建后的乳房有无异常肿胀情况，乳房皮肤温度有无异常升高和发红的情况，轻压乳房有无明显疼痛的现象等，进行判断。

八、病例

1. 简要病史　某患者，女性，50岁，因"发现右侧乳房肿物20 d"入院。

2. 影像学检查

（1）术前彩超检查：右侧乳房12点距离乳头2.5 cm处有一个大小约为4.5 cm×3.0 cm的肿物，质硬，边界不清，活动度尚可。肿瘤表面皮肤可见瘢痕疙瘩（为既往受伤的瘢痕），无酒窝征、橘皮征。右侧腋窝可触及肿大淋巴结，部分融合，活动度尚可。右侧锁骨上区未及肿大淋巴结。考虑 BI-RADS 5 类（图 11-11）。

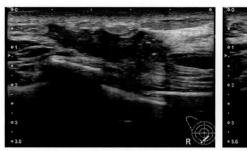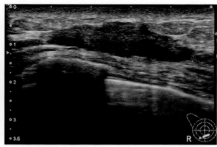

图 11-11　术前彩超

（2）术前 MRI：右侧乳房内上象限约 12 点半方向见一个肿物，大小约为 3.8 cm×4.3 cm，拟诊乳腺癌，BI-RADS 5 类，伴右侧腋窝多发淋巴结转移，较大者大小约为 6.2 cm×3.7 cm×5.4 cm（图 11-12）。

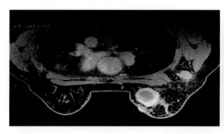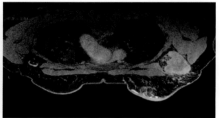

图 11-12　术前 MRI

3. 穿刺病理　右侧乳腺浸润性癌，ER（－），PR（－），Her-2（－），Ki-67（50%＋），右侧腋窝淋巴结细针穿刺：可见癌细胞。

4. 术后病理

（1）（右）乳腺组织经反复充分取材，瘤床显示纤维组织增生、泡沫细胞聚集，未见浸润癌，仅见散在原位癌，依据新辅助化疗病理评估 MP 系统分级为 5 级。

（2）（右）乳头、右侧乳房皮肤、基底切缘组织未见癌。

（3）冰冻组织（乳头乳晕后方）送检未见癌。

（4）另送检（右腋窝）淋巴结未见癌转移（0/15）。

（5）送检（第 2、3 组）淋巴结未见癌转移（0/2、0/1）。

（6）送检（胸肌间淋巴结）为脂肪组织，未见癌。

5. 术前照片　见图 11-13。

6. 术后随访照片　见图 11-14。

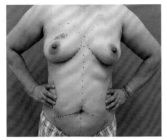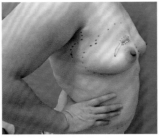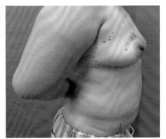

图 11-13　术前设计

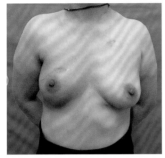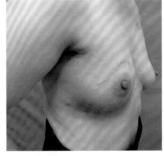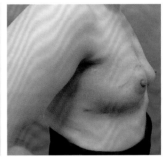

图 11-14　术后随访照片

游离腹直肌皮瓣

第四节　游离腹壁下动脉穿支皮瓣

一、概述

腹壁下动脉穿支皮瓣（deep inferior epigastric perforator flap，DIEPF）可提供大面积皮肤、脂肪和结缔组织等软组织材料，因其不携带腹直肌及腹直肌前鞘，术后皮瓣不容易发生萎缩且腹部并发症少。此外，游离腹壁下动脉穿支皮瓣具有顺应性好、设计灵活、易于塑形的特点，不仅可使重建乳房呈现形态逼真、质感自然的效果，而且还能减少腹部脂肪，帮助患者实现塑形和减肥双重目标，因此被称作最理想的乳房重建自体皮瓣。然而，获取腹壁下动脉穿支皮瓣的难点在于需要熟练掌握分离穿支血管、显微血管吻合技术以及熟悉腹部的解剖结构，其学习曲线较长，被誉为乳房肿瘤外科手术"皇冠上的明珠"。

解剖学研究表明，腹壁下动脉在腹股沟韧带中点上方起于髂外动脉，斜向内上方走行，有肌皮穿支经腹直肌穿出前鞘进入皮下组织，其穿出腹直肌前鞘点常垂直排列成两排，且每侧腹壁有 5 ~ 7 支较大穿支，尤其以脐周最多；此外，穿支血管在腹直肌内的走行与腹直肌平行时，行程较长；相对垂直走行时，行程较短；而且，整个游离皮瓣的血运通常仅需 1 支较大的穿支动脉（直径＞ 0.5 mm）即可满足。腹壁下动脉多以单支型或两支型分支供应腹直肌及该区皮肤，而三支型较为少见。基于解剖特点，腹壁下动脉穿支皮瓣在乳房重建中的设计多采用横形，而在头颈部缺损修复、胸部缺损修复、四肢缺损修复中则多采用斜行或者纵行设计。

最早在 1989 年，筑波大学整形外科 Koshima 和 Soeda 两位学者首次报道了游离腹壁下动脉穿支皮瓣在腹股沟区和口腔部位缺损的修复，此后国外陆续有这方面的报道。1994 年，路易斯安那州立大学医学中心整形外科 Allen 和 Treece 两位学者系统地报道了游离腹壁下动脉穿支皮瓣在乳房重建中的案例和经验，并强调 DIEPF 具有 TRAM 皮瓣的所有优点，并能减少腹壁疝和肌无力等腹部并发症的发生。同年，比利时天主教大学 Blondeel 和 Boeckx 两位学者创新性地提出了 DIEPF 采用双侧游离腹壁下血管与胸廓内血管进行吻合，获得了良好的临床效果。2002 年，约翰霍普金斯整形和重建外科对 Nahabedian 等学者回顾性分析在 1997—2000 年期间 135 例女性接受了 163 例次的 TRAM 或 DIEPF 乳房重建，结果进一步证实 DIEPF 再造乳房效果更好，且并发症发生率更低。在我国，董佳生、李赞等学者也陆续对 DIEPF 在乳房重建中的应用进行了报道。

二、游离腹壁下动脉穿支皮瓣的适应证

（1）患者有强烈乳房重建意愿并知情同意。

（2）病理确诊乳腺癌并未发生转移，乳房局部皮肤未受浸润。

（3）根据 TNM 分期为 0 期、Ⅰ 期、Ⅱ 期、部分Ⅲ期。

三、游离腹壁下动脉穿支皮瓣的禁忌证

（1）未生育或消瘦者，腹部脂肪量少，不能提供充足的组织量。

（2）在行乳腺癌根治术时，损伤或者结扎了所有受区血管。

（3）腹壁成形术、吸脂术、开放性胆囊切除术等接受过腹部手术。

（4）自身有严重的全身性疾病（如心血管疾病、糖尿病、凝血功能障碍），不能耐受手术者。

四、术前准备

1. 术前全身评估　患者是否适合行乳房再造，需要考虑多种因素，包括年龄、伴

随疾病、体重指数、吸烟史、糖尿病史、激素或其他药物治疗和宗教信仰。吸烟、肥胖、年龄、糖尿病和营养状态都是影响切口愈合的重要因素。肥胖或有糖尿病的吸烟者比没有这些危险因素的吸烟者更容易出现切口愈合问题。

吸烟不但导致真皮 - 皮下血管丛的血管收缩，还会导致血小板聚集增加，从而在毛细血管中形成微小的血栓。这对于非常依赖新生毛细血管中血液流动的切口愈合是非常不利的，对于依靠真皮 - 皮下血管网存活的皮瓣更加不利。且吸烟者的纤维蛋白原和血红蛋白水平较高，增加血液黏稠度和血液凝固的可能性，增加手术切口感染和皮肤坏死的风险。因此，在病情允许的情况下，建议吸烟者在手术前至少禁止吸烟3 个月。DIEPF 坏死风险的相关因素主要包括吸烟、再造后放射治疗和高血压。单纯应用 DIEPF 之前还需要评估腹部手术史，以确保轴形血管的完整性。同时需要明确腹部瘢痕既不会对腹部切口关闭产生不利影响，也不会影响切口的愈合。

2. 术前体位

（1）乳房切除或腺体切除：采用气管插管全身麻醉，患者取仰卧位，靠近床缘，患肢外展 90° 并固定，腋窝清扫的患者可垫肩。

（2）游离腹壁下动脉穿支皮瓣获取和穿支血管的吻合：患者保持仰卧位。

（3）乳房塑形和供区切口关闭：患者调整为半坐卧位。

3. 术前定位

（1）腺体切除乳房定位：对于早期患者，标记乳房轮廓及肿物位置。对于局部晚期患者，根据癌灶范围设计合适的切口，术中送冰冻病理学检查确保切缘阴性。

（2）胸部受区血管定位：在采用影像学评估血管穿支之前，医师对患者的穿支血管解剖知之甚少，穿支的选择常常是一个烦琐的过程，并且术中需花费很长时间。了解潜在穿支的位置和解剖结构可以提高可预测性，缩短手术时间。此外，不同患者、同一患者不同侧的血管穿支结构变异性大。术前影像学评估可协助选择合适的供体部位、皮瓣设计。

利用彩超检测血管穿支位置和血流特征，与检查者的能力差异密切相关，检查结果假阳性率较高，可重复性较差。应用 MRA 了解 DIEPF 的血管解剖结构是一种较新的成像技术，是 DIEPF 术前检查的新一代应用。MRA 空间分辨率能显示直径 1 mm 的穿支血管，可以更好地了解肌肉内穿支血管的走向。但是 MRA 检查费用高、时间长、可能产生运动伪影。目前较为常用的仍然是 CT 血管造影评估 DIEPF 的血管解剖结构。

1）胸廓内动脉：术前利用 CTA 判断胸廓内动脉管径，一般来说，胸廓内血管的管径在第 2 和第 3 肋软骨之间的第 2 肋间隙最为粗大，在彩超引导下将胸廓内血管的走行在体表进行标记，并画出第 2 ~ 3 肋软骨的位置。

2）胸廓内动脉穿支：部分患者的 CTA 显示胸廓内动脉穿支的管径较大，如果手术技术允许，尽量保留肋软骨，采用穿支作为受区血管，也可为皮肤感觉提供必要的血液供应。

3）其他：考虑到胸廓内血管可能在术中出现痉挛的情况，还可在彩超引导下标记胸外侧血管及胸背血管的走行作为备选方案。

（3）腹壁下血管定位

1）术前利用 CTA 明确腹壁下动脉的走行和优势穿支，在彩超引导下于体表标记腹壁下动脉及其 2 ~ 3 根优势穿支（图 11-15）。

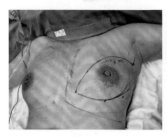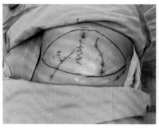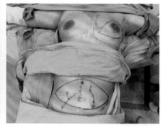

图 11-15　术前标记

2）标记两侧腹壁浅静脉走行，在制备腹壁浅静脉为优势的 DIEPF 时，保留腹壁浅静脉尤为重要。必要时腹壁上血管也可作为备用。

（4）皮瓣设计：总的来说，皮瓣两侧最远端标记不超过左、右两侧髂嵴，高点位于脐部上方一横指处，低点位于耻骨结节上方 0.5 ~ 1.0 cm。具体如下：

1）腹壁下动脉穿支的位置决定皮瓣的位置。皮瓣的优势穿支常见于腹直肌中 1/3 靠脐侧 1 ~ 3 cm 处。由于穿支供养密集的皮下血管网，只要皮瓣内包含一支粗大的脐周穿支，皮瓣的方向设计就可以比较自由。皮下血管网的主要方向为斜行，脐周密集分布着腹壁下动脉穿支，在脐周斜行设计皮瓣是最可靠的。

2）血管蒂对侧半月线以外部分称为第四区，通常认为术后容易发生皮瓣远端坏死或脂肪液化而一般不采用。临床工作中发现皮瓣坏死多由于静脉回流障碍所致，因此应根据术中实际情况，可在断蒂前观察皮瓣第四区血运，如血运良好，同时在第四区有可供吻合的腹壁浅静脉的情况下，笔者认为保留该区仍然是安全可靠的。根据腹部皮肤松弛度和皮瓣轴线方向，皮瓣的宽度可以达 12 ~ 15 cm。

3）术前采用 CTA 定位、彩超引导体表标记和多普勒探测穿支位置有助于皮瓣设计。

4）分离皮瓣应从外侧向脐部进行，既相对容易解剖，又不容易错过穿支。

5）分离获得 2 ~ 3 个优势穿支后，沿穿支逆行分离追溯腹壁下动脉。牵起腹壁下动脉有助于正向定位穿支，必须小心地选择夹闭测试并结扎一部分穿支，此过程中需要保护腹直肌后鞘。

6）分离获得足够长的血管蒂即可，不需要分离至髂外动脉，作为备用血管，腹壁上动脉也可以用作源血管。

（5）其他体表定位：胸骨切迹、剑突中点以及脐。

4. 手术器械　主要包括超声刀、电刀、16 号腰穿针、直角拉钩、可装 20 号刀片的 21 cm 长刀柄、负压吸引装置、眼科剪及镊、显微手术器械、显微镜、血管吻合装置等。

五、手术流程

1. 前哨淋巴结活检　若术前已证实有腋窝淋巴结转移，则不需要再做前哨淋巴结活检，直接行淋巴结清扫术。若未证实，则用亚甲蓝注射液或纳米碳进行前哨淋巴结示踪。若有前哨淋巴结转移，则再行腋窝淋巴结清扫。

2. 腺体切除及受区血管准备　沿术前标记的手术切口逐层切开皮肤、皮下组织，配好肾上腺素生理盐水（1 mg 盐酸肾上腺素注射液：500 ml 0.9% 氯化钠注射液），使用 30 ml 注射器抽取，用 16 号腰穿针沿皮下浅筋膜浅层进针，呈扇形向四周注入配好的肾上腺素生理盐水，保证其在乳房边界内可以达到充分浸润，用手术刀沿注水层的平面潜行分离皮瓣，紧接着取乳头后方组织送冰冻病理学检查确保无癌残留（图 11-16）。若活检结果报有癌细胞浸润，则需将乳头切除，在乳晕缺损处用荷包缝合再造乳头或采取移植皮瓣的皮肤再造乳头。确保无癌细胞残留，使用灭菌注射用水冲洗切口。使用拉钩提起上皮瓣，先从锁骨韧带下方 0.5 ~ 1.0 cm 处开始分离，逆时针方向将腺体组织完全游离。在切除腺体组织时，要保证乳房下皱襞的完整性，若发生破坏，要进行乳房下皱襞重建。最后，切除部分第 3 肋软骨，以便显露胸廓内动、静脉，并小心解剖出胸廓内动静脉作为受区吻合血管备用。

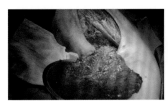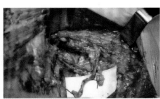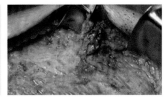

图 11-16　腺体切除和受区血管准备

3. 游离腹壁下动脉穿支皮瓣的获取　腹壁下动脉穿支的解剖学变异较大，要同时考虑供区足够的皮肤血运和筋膜肌肉及神经的保护，穿支血管的精准解剖对供区损伤起着决定性作用。根据腹部设计的切口，逐层切开皮肤及皮下组织至腹直肌前鞘表面，在腹外斜肌腱膜表面由外向内掀起皮瓣，充分显露合适的腹壁下动脉穿支血管后，保留其比较粗大的穿支血管，沿所保留的穿支血管钝性分离周围的肌纤维，不剪断腹直肌，结扎小的血管分支，追寻穿支血管至腹股沟韧带深面方向，完整显露出腹壁下血管的主干，选择在合适的血管蒂长度、管径处离断，并从腹直肌裂隙中抽出血管蒂。同法，显露出对侧血管蒂的穿支并用血管夹夹闭 5 ~ 10 min。若皮瓣血运良好，则可结扎对侧血管的分支；若皮瓣血运不佳，也采用上述方法将对侧血管从腹直肌中分离留作备用，最后掀起整个皮瓣，轻柔取出，用湿纱布包裹。

腹壁下动脉穿支皮瓣切取过程如下。

（1）寻找穿支血管：外侧排穿支血管穿肌肉较少，分离相对简单，而内侧排穿支血管位于皮瓣中心，能供血的皮瓣范围更大。外侧排穿支动脉的伴行静脉更加细小，需保留腹壁浅静脉，并吻合两条伴行静脉（图 11-17）。

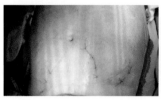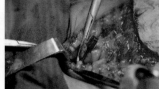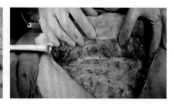

图 11-17　寻找穿支血管

（2）会师法分离血管蒂：距离穿支血管外侧 0.5 cm 处，纵向打开腹直肌前鞘，需紧贴腹直肌前鞘进行分离，避免损伤穿支血管，明确穿支血管进入腹直肌的位置。钝性分离至腹直肌后鞘表面，切勿打开腹直肌后鞘。可见腹直肌后方、后鞘表面腹壁下动脉主干，分离至距离穿支血管最近的腹壁下动脉主干，明确穿支血管的肌后段（图 11-18）。使用血管吊带提起穿支血管头侧和足侧的肌肉，钝性结合锐性分离穿支血管的肌间段（图 11-19），采用蚊钳在距离穿支血管 2 ~ 3 mm 处开始，顺着血管方向缓慢分离，使用 6-0 普利林线仔细结扎穿支血管小分支（图 11-20）。

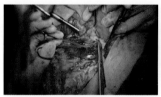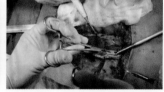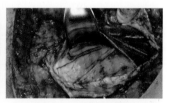

图 11-18　腹直肌前方至后方

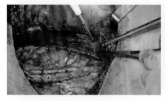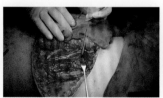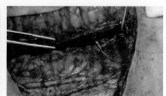

图 11-19　分离穿支血管肌间段

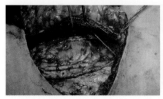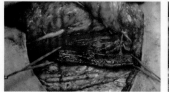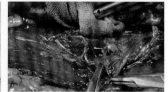

图 11-20　仔细结扎穿支血管分支

（3）保留肋间神经：研究报道，损伤腹直肌内的肋间神经会导致腹壁疼痛和腹壁膨隆，切取腹壁下动脉穿支皮瓣的同时既要保留腹直肌的完整性，同时也要保留其营养神经。腹直肌接受节段性神经支配，节段性肋间神经在腹壁下血管外侧支穿支周围形成神经丛，一般与内侧支穿支没有解剖关系，因此优先切取腹壁下血管内侧支为蒂的穿支皮瓣。降低了腹壁并发症发生率的同时，改善腹壁的外形。肋间神经和肋下神经于腹直肌外侧进入腹直肌鞘，与腹壁下动脉穿支血管蒂相交。通过细致操作，切取腹壁下动脉穿支皮瓣，可最大限度地保留腹直肌血运和肋间神经、肋下神经分支（图 11-21）。

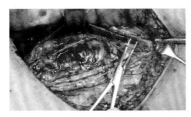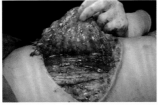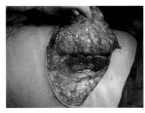

图 11-21　保护肋间神经分支，分别夹闭双侧穿支观察血运

（4）获取皮瓣：此例患者左侧下腹部的腹壁下动脉有两支较大且穿出肌肉水平距离不远的穿支，同时分离和获取两支穿支对腹直肌的损伤不大，皮瓣血运更加有保障，效果更好。但是对于两穿支穿出肌肉的水平距离较远的情况，在单穿支血管管径足够的情况下，仍以保留腹直肌完整性为先（图 11-22）。

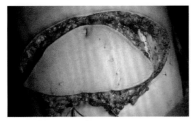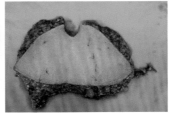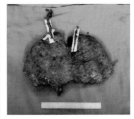

图 11-22　获取皮瓣

4. 吻合血管　在显微镜下将供区和受区的血管断端及周膜进行修剪，并将其主干上的小分支结扎，并用 8-0 或 9-0 普利林线分别对动脉和静脉进行端 - 端吻合（图 11-23）。如静脉管径超过 1.5 mm，也可采用微血管吻合装置进行吻合，以缩短手术时间。

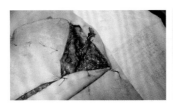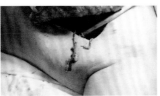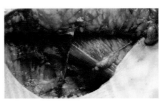

图 11-23　吻合血管

5. **乳房塑形** 患者由平卧位调整为半坐位。与健侧乳房进行比对，参考健侧乳房的大小及切除的腺体大小进一步将游离得到的皮瓣进行修剪，折叠塑形并固定在胸壁，放置负压引流管，缝合皮肤。

6. **腹部供区缺损的缝合** 将腹部的上、下切缘在无张力的情况下拉合对齐缝合，放置引流管，并根据之前定位的脐位置，用可吸收线皮内缝合再造脐部（图11-24）。

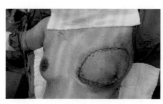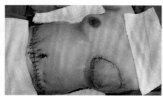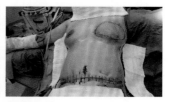

图 11-24 皮瓣血运良好，缝合腹壁切口

六、操作难点及要点

1. **游离皮瓣血运的监测** 移植皮瓣术后血运稳定是游离腹壁下动脉穿支皮瓣进行乳房重建后成功的关键，因此加强术后对移植后皮瓣的血运监测显得尤其重要。注意监测术后皮瓣的颜色、温度、质地等变化。如有异常，及时处理，早发现、早处理是血管危象发生后抢救成功的关键。对于初学者而言，可以适当留取游离皮瓣的皮肤观察窗口，对其血运进行观察。

2. **供区及受区血管的保护** 术中注意保护胸廓内血管、胸外侧血管、胸背血管及腹壁下血管等重要的皮瓣吻合血管，注意不可钳夹及过度牵拉，尤其是使用冷刀法分离皮瓣时，受到肾上腺生理盐水注入的影响，胸廓内血管很容易出现痉挛的现象，术中可采取温盐水浸泡、静脉或局部应用罂粟碱的方法对血管痉挛现象进行处理，若出现顽固性痉挛，则要考虑采用胸外侧血管或者胸背血管作为受区血管，或者在血管蒂活动度允许的情况下，采取"杂交式"血管吻合的方法，比如皮瓣的静脉与胸外侧静脉端端吻合，而皮瓣的动脉则与胸背动脉端端吻合。

3. **减少供区损伤** 分离皮瓣时，尽量减少切取腹直肌前鞘，而在分离腹壁下血管时，应谨记尽量不切断或者少切断腹直肌，保留腹直肌的完整性，减少了供区的外观和功能损害，降低术后供区发生腹壁疝、腹部膨隆和腹壁薄弱等并发症的发生率。

七、围手术期管理

1. **腹部管理** 术后患者采取屈膝屈髋位，腹部使用腹带加压，尽量减少腹部张力，加快腹部切口愈合。术后减少增加腹压的动作，如咳嗽、下蹲和用力排便；术后 4～5 d 可以下床活动，但是若自觉腹部切口皮肤张力仍然很大，下床活动时要先弯腰步行，然后再过渡到起身步行。

2. 双下肢管理 由于患者数日内需要卧床，要定期给予气压泵装置对双下肢进行护理，由肢体远端向近端向心性按摩，促进血液回流。同时，鼓励患者在床上进行抬腿、膝踝关节屈曲运动、股四头肌等长收缩锻炼，防止下肢深静脉血栓形成以及肌肉萎缩。

3. 皮瓣管理 一般建议皮瓣监测的频率为术后第 1 个 24 h 内每小时 1 次，第 2 个 24 h 内每 2 h 1 次，第 3 个 24 h 内每 3 ~ 4 h 1 次，可采取观察皮肤颜色、皮温、张力、毛细血管充盈反应等简单的方法来判断皮瓣血运情况。

八、病例

1. 简要病史 某患者，女性，32 岁，因"发现左侧乳房肿物 2 年余"入院。

2. 影像学检查

（1）术前彩超检查：左侧乳房内见一个巨大低回声团块，范围约为 14.6 cm × 4.4 cm × 11.6 cm（贴近皮肤及乳头），纵横比 < 1，边缘呈大分叶状，内部回声不均匀，内部未见强回声。左侧乳房内几乎未见正常的乳腺腺体组织，仅下象限肿物边缘区域探及部分回声明显减低的腺体回声，前后径约为 1.88 cm，回声欠均匀（图 11-25）。超声造影检查：注入 4.8 ml 造影剂，主要观察左侧乳房内病灶，呈向心性均匀高增强，增强范围较二维范围增大，内可见充盈缺损，周边可见放射状增强。左侧腋窝可见多个肿大淋巴结，较大者大小约为 1.3 cm × 0.9 cm，皮质部增厚，内部结构欠规则，右侧腋窝未见异常肿大淋巴结。考虑为 BI-RADS 5 类。

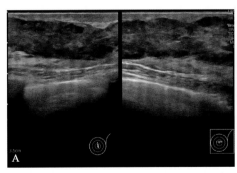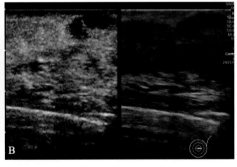

图 11-25 术前超声检查

A. 彩超；B. 超声造影

（2）术前 CT：左侧乳房见团块状不规则软组织影，密度不均匀，大小约为 124 mm × 49 mm × 102 mm，增强扫描呈不均匀明显强化，边界不清，局部与前胸壁肌肉分界不清，累及乳头。左侧腋窝见多发小至稍大淋巴结，较大者短径约为 8 mm。两侧胸廓对称，纵隔、气管居中。右肺中叶内侧段及右侧斜裂旁见实性结节影，较大者大小约为 8 mm×6 mm。双肺支气管 - 血管束走行未见异常。气管及主支气管通畅，纵隔内未见明显肿大的淋巴结。其余未见转移灶（图 11-26）。

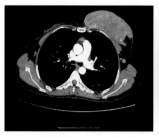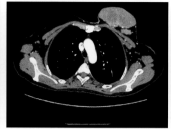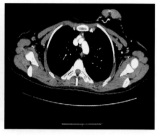

图 11-26 术前 CT

3. 穿刺病理 左侧乳房肿物穿刺活检组织：浸润性癌 2 级（腺管形成 2 分，核多形性 3 分，核分裂象 1 分，总分 6 分），结合免疫组化结果部分符合浸润性微乳头状癌，部分考虑为非特殊型浸润性癌。ER（＞90%，3+），PR（＞90%，3+），Her-2（1+，阴性），Ki-67（约 30%），CD31（未见明确脉管内癌栓），D2-40（未见明确脉管内癌栓），P53（约 60%强弱不等 +），GATA3（+）。

4. 新辅助治疗方案 AT 方案化疗 6 个周期（具体为紫杉醇白蛋白结合型 400 mg+盐酸表柔比星 120 mg）。

5. 术后病理

（1）左侧乳腺浸润癌 1 级（腺管形成 2 分，核多形性 2 分，核分裂象 1 分，总分 5 分），大部分为非特殊型浸润癌，局部见浸润性微乳头状癌（约占 10%），伴导管原位癌（中核级，以微乳头型、筛孔型为主，约占 10%）；见神经束侵犯，未见明确脉管侵犯；部分区域见大量含铁血黄素细胞及泡沫细胞聚集，纤维组织增生，慢性炎症细胞浸润，符合化疗后改变，癌细胞数量减少约 40%，依据乳腺癌新辅助治疗病理评估 MP 系统，治疗反应分级为 3 级（G3）。

（2）腋窝淋巴结清扫：（左侧腋窝第一组）淋巴结未见癌转移（0/25），其中 4 枚淋巴结考虑伴有治疗后反应；（左侧乳房第二组）淋巴结未见癌转移（0/1），未见明确治疗后反应；（左侧乳房第三组）为脂肪组织，未见癌；（左侧内乳）淋巴结未见癌转移（0/1），考虑伴有治疗后反应；（左侧胸肌间）淋巴结未见癌转移（0/3），其中 2 枚淋巴结考虑伴有治疗后反应。

游离腹壁下动脉穿支皮瓣

（3）免疫组化：PR（约 60%，3+），ER（＞90%，3+），Ki-67 指数（热点区约 5%），Her-2（2+，弱阳性），Fish（−）。

6. 患者照片 见图 11-27。

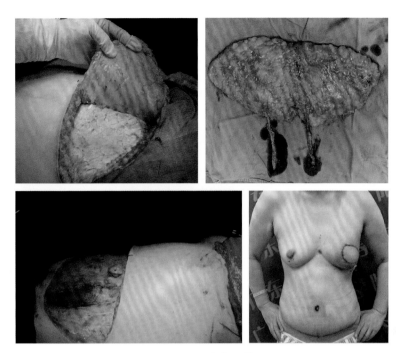

图 11-27 患者照片

第十二章　再次整形技术

第一节　包膜挛缩

一、概述

硅胶假体应用于隆乳术已有 50 余年历史。机体对异物不能排出清除时，在周围形成包膜进行包裹。多数情况下，假体周围包膜较柔软且易弯曲，对乳房的轮廓和质地影响较小。部分患者包膜逐渐变厚并收缩被称为包膜挛缩。包膜挛缩是引起假体上移最常见的原因，也是导致隆乳术或修复术后再次手术主要的原因之一。

二、病因

加州圣巴巴拉市曼托公司和尔湾市艾尔建公司的数据显示，包膜挛缩在初次隆乳术和再次手术后 6 年的发病率分别为 10% ~ 15% 和 20% ~ 22%。在过去的 20 年中，假体设计和手术技术的改进已经大大降低了包膜挛缩的发生率。其发生原因至今仍未明确。

1. 感染假说

（1）皮肤表皮葡萄球菌引起生物膜形成，因此需要在假体植入前反复消毒皮肤，减少假体与皮肤的接触。

（2）乳腺导管定植菌，建议用无菌 3M 薄膜粘贴乳头乳晕复合体。

（3）异体组织的存在降低了组织对细菌反应的生理阈值，继发于远距离血源性播散。

2. 增生性瘢痕假说

（1）血肿及血清肿：临床观察发现，血液沉积物能加剧纤维化反应，同时血肿也为细菌繁殖提供了营养丰富的培养基。

（2）泌乳。

（3）手术来源刺激物：滑石粉、手套粉末、纱布上的海绵纤维。

（4）假体破裂渗出物。

（5）过度电凝止血。

（6）碘或过氧化物造成的化学腐蚀。

（7）放射效应。

3. 其他危险因素

（1）患者自身因素：有报道显示，患者年龄与包膜挛缩发生率呈正相关，但两者之间的关联会在很大程度上混杂患者手术指征方面的因素。同时，术后平均随访时间也与包膜挛缩发生率有关。术后随访时间越长，发生包膜挛缩的概率越大。

（2）假体选择：根据表面纹理，可将假体分为毛面假体和光面假体。研究发现，假体植入物的表面纹理是包膜挛缩发生的危险因素，光面假体植入物的包膜挛缩发生率较毛面假体植入物更高。另外，假体植入物的尺寸较小（＜ 350 ml）也是包膜挛缩发生的危险因素。其原因可能是假体重量和体积的增加会拉伸包膜囊，减少包膜囊紧绷及挛缩的发生；另一个原因可能是较大的假体植入物通常放置在具有较高体重指数的患者体内，这些患者拥有更良好的假体植入空间和更多的软组织覆盖，这可以减少包膜挛缩的发生率。而假体的形状（圆形或解剖型）对包膜挛缩的发生率无明显影响。

（3）假体层面：假体植入的层次也会对包膜挛缩的发生、发展产生影响。目前常用的假体植入解剖位置有胸肌前平面、胸肌后平面、双平面。胸肌前平面因解剖位置的自然性良好而成为假体植入的标准位置，该解剖平面的手术操作相对简单，但是有研究表明，该解剖平面的包膜挛缩发生率较高，选择胸肌后平面及双平面植入假体可以减少假体外露，减少包膜挛缩的发生率。

（4）免疫性因素：包膜挛缩的发生与一系列慢性炎症有关，涉及多种免疫因子。假体植入后，周围包膜纤维组织的沉积和重构取决于多种因素，如炎症细胞聚集、成纤维细胞向肌成纤维细胞转化、胶原蛋白沉积和新血管生成，这些因素相互作用，促进包膜组织纤维化的进程。

三、评估

包膜挛缩 Baker（临床）和 Wilflingseder（组织学）分级列于表 12-1。

表 12-1　包膜挛缩 Baker（临床）和 Wilflingseder（组织学）分级

	Baker 分级	Wilflingseder 分级
I 级	乳房外形自然，质地柔软，令人满意	薄而非收缩性包膜
II 级	乳房外形自然，触之稍硬，质地欠柔软	纤维变形收缩，无巨细胞
III 级	乳房外观已变形，呈球形外观，能够看出假体轮廓，质地较坚硬	纤维变形收缩，有巨细胞
IV 级	乳房外观严重变形，质地非常坚硬，常伴有疼痛和触痛等不适，皮温降低	炎症细胞，肉芽肿，新生血管形成

四、预防

具备完善的手术流程和技术，结合优质的假体，可以大大减少包膜挛缩发生的风险。

1. 手术操作

（1）贴膜封闭乳头乳晕复合体，避免乳头溢液。

（2）合理设计切口和腔隙。

（3）既充分止血，又需要避免过度电凝和化学烧灼伤。

（4）避免刺激物，如滑石粉、手套粉末、纱布上的海绵纤维、过氧化氢溶液。

（5）使用抗生素浸泡假体和假体腔。

（6）Keller 漏斗植入假体，避免接触假体。

（7）慎重使用引流管。

2. 选择毛面假体、盐水假体　假体可能的作用机制是胶原纤维无规则的方向降低了交联，增加了收缩力。巨噬细胞对成纤维细胞的抑制，组织长入和（或）黏附消除了假体周围的空间，减少了假体组织界面的"微运动"，减少了细胞损伤和炎症反应。毛面可以隔离微生物，非黏附假体的黏液囊效应改变了炎症的组化反应和细胞环境。

3. 围手术期管理

（1）预防性使用抗生素。

（2）避免吸烟。

（3）密切随访，及时发现乳房发硬、不自然等现象。

五、药物治疗

（1）以 12 d 药量递减计划服用泼尼松（60 mg）。

（2）白三烯抑制剂：扎鲁司特（安可来），20 mg，bid；孟鲁司特钠（顺尔宁），1 片，tid，服用 1 ~ 4 个月。

（3）奶蓟（ji）草。

（4）欧米茄（Omega）3。

（5）罂粟碱，150 mg，bid。

（6）血管紧张素转化酶抑制剂（ACEI）。

六、包膜挛缩的手术处理

1. 术前必须了解的情况　①患者初次手术的时间；②初次手术使用的材料；③初次手术中假体植入的层次；④如果患者做过包膜手术，是否接受取出假体不再放置；⑤目前假体表面覆盖任何一处指捏测量最薄处的厚度；⑥患者对乳房最不满意的地方；⑦患者是否理解再次手术无法保证包膜挛缩一定能得到矫正；⑧患者期望再次手术能达到何种效果。

2. 手术适应证

（1）Ⅲ级包膜挛缩。

（2）Ⅳ级包膜挛缩。

（3）合并感染或者疑似感染。

3. 手术相对禁忌证

（1）Ⅱ级包膜挛缩，包膜挤压引起假体移位＜ 1 cm。

（2）包膜挛缩手术史。

（3）假体表面软组织覆盖最薄处＜ 0.5 cm，除非改变假体平面或者放置补片，以确定有足够的软组织覆盖。

4. 术前知情同意书需要告知的内容

（1）无论采取何种手术，包膜挛缩的复发率至少是 50％，如再复发，建议取出双侧假体且不再放置，也不再矫正。

（2）术后双侧乳房不会完全一致，可能会看到或感觉到假体的存在。

（3）术后假体覆盖薄弱位置可见牵拉性波纹。

5. 手术原则　在不引起额外的组织损伤、严重出血或留下表面覆盖组织厚度≥ 5 mm 的前提下，尽量去除现有的包膜组织。假如去除包膜后表面覆盖组织厚度＜ 5 mm，就应优先保证足够的覆盖而保留包膜，可考虑将附近包膜进行反折，为假体提供粗糙的组织面。当然，残留的包膜及附着物可能会影响组织重新覆盖和乳房的外形。

6. 手术方式

（1）挛缩包膜切开术：几乎所有包膜切开术都无法避免复发问题，Little 和 Baker 报道行开放式包膜挛缩切开术后有 40％的复发率，而 Moufarrege 等则发现上述处理的复发率为 54％。Howard Tobin 曾报道过一种新式内镜激光包膜切开术，可恢复乳房正常触感，但目前缺乏远期效果数据。

相比于包膜全切除术，在不同部位切开包膜相对简单，但是存在可能切入胸大肌而引起难以控制的大出血。相反，使用理想的设备，依靠精细的电切和电剪技术，在正确的层次剥离可减少出血，操作精细、有效。

（2）挛缩包膜切除术

1）部分包膜切除术：胸大肌后方放置假体时，包膜后壁与肋骨及肋间肌粘连过紧或包膜很薄，更推荐采用部分包膜切除术，因为剥离胸壁侧包膜（包膜后壁）可能导致出血和气胸。如果考虑使用光面假体，不需要提供原始组织床以发挥能形成粘连毛面假体（目前只有 Allergan 的 Biocell 假体）的粘连性能，就不必要做包膜后壁切除术了。

2）完整包膜切除术：对于老化的硅胶假体，完整切除包膜可以去除可能渗入包膜中或假体破裂进入附近组织的硅胶成分。完整包膜切除术便于乳腺及其软组织在新假体表面重新覆盖成形，防止新假体周围积液。完整包膜切除术要求不取出假体，在包膜外进行剥离。利用包膜表面的张力辨认剥离平面，用拉钩在包膜外层保持一定的张力，容易识别包膜与邻近组织表面之间的分界，方便剥离时沿着包膜外曲线进行。

3）腔镜下包膜条状剥离术：部分病例因包膜厚度不同，与邻近组织之间粘连程度不同，不能进行全包膜切除术，可采用条状剥离技术完成包膜的切除术。经腋窝切口将假体取出，置入切口保护套，连接腔镜设备，注入 CO_2 气体，包膜腔内操作视野广泛且清晰，腔镜电凝钩需采用电凝模式，应用钩尖进行分离，进入正确的层面后，可采用腔镜剪刀进行条状剥离。腔镜下气体存在一定的压力，剥离过程中有止血作用。在胸大肌前后表面进行可控的、精确的包膜全切除术需要在全身麻醉下进行，并且要使用肌松药使胸大肌松弛。

4）腔镜下包膜切除术：术者可以通过腋窝入路进行腔镜下包膜切除术。通过腋窝入路，用电刀剥离皮下组织，寻找胸大肌外侧缘，直达包膜表面。切开包膜，取出假体。使用双头拉钩短头向上牵拉皮肤，在包膜前壁与软组织之间形成一个剥离平面。剥离靠近腋窝侧包膜 2～3 cm 范围，以便于后续腔镜下操作。

患肢前臂屈曲 90° 固定在头侧，卸托手板。从腋窝切口置入切口保护套，套上多通道单孔腔镜穿刺器。12 mm 戳卡孔位于上方，10 mm 戳卡孔位于下方。随后 12 mm 戳卡孔置入恒压气腹装置，10 mm 戳卡孔置入 10 mm 腔镜镜头。两个 5 mm 戳卡孔分别置入分离钳及电凝钩。充入 CO_2，设置压力为 8 mmHg（1 mmHg=0.133 kPa）、流量 40 L/min，形成气腔。

腔镜下用电凝钩沿着包膜前壁剥离，图 12-1 显示了包膜切除术的最佳剥离顺序。用分离钳牵拉包膜形成张力，用剪刀多次钝性分离，再离断相连筋膜，正确的层面解剖手术出血极少。出血多时考虑为层面迷失，可连接单极电凝，利用电剪进行止血，同时需要考虑与皮肤的距离，避免烫伤皮肤。

剥离顺序：在 1 区从一侧至另外一侧，用电凝钩将包膜前壁与上面的组织剥离开，然后向内侧 2 区和外侧 3 区方向在包膜与邻近组织之间进行剥离。随后分离 4 区内下象限位置的包膜。操作过程中尽可能将包膜的前壁、侧壁与邻近组织进行剥离，这时也完整地离断了前壁和侧壁包膜。

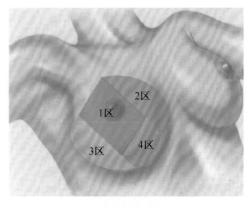

图 12-1 包膜切除术的最佳剥离顺序

接下来进行包膜后壁的剥离。用分离钳牵引包膜保持剥离层次，使电刀与胸壁保持平行操作，紧贴包膜剥离，能最大限度地减少无意中造成气胸的可能。在有些情况下，包膜后壁与肋骨及肋间肌粘连过紧或包膜很薄，完全切除包膜后壁从技术上讲是不切实际的。如果不能完全切除包膜，可行包膜部分切除或在平滑的表面进行划痕将其变得粗糙，也有助于促进组织黏附。

7. 术中药物和补片的使用

（1）假体植入前或植入后即刻使用的药物

1）在残留的包膜组织中注射 10 ml 生理盐水配制 80 mg 曲安奈德溶液，可限制或减轻新包膜形成过程中的炎症反应。

2）富血小板血浆纤维蛋白凝胶喷涂，可明显加快包膜发育成熟的速度，具有一定的抗感染效果。

（2）假体周围包裹

1）ADM：是由人或动物的真皮组织经过脱细胞处理而制成的，富含胶原蛋白、弹性蛋白和透明质酸的细胞外基质，能增加假体表面覆盖物厚度，维持乳房下皱襞和外侧壁稳定。研究报道，ADM 可有效地降低早期包膜挛缩率，其永久效果仍需等待进一步验证。

2）钛涂层聚丙烯网：笔者在多例包膜挛缩切除术中发现，相比于无补片区域，钛涂层聚丙烯网补片处包膜更软、更薄，可变形程度更好。

七、病例

（一）病例 1

1. 病例介绍　某 42 岁女性患者，右侧乳腺癌，行腔镜下保留乳头乳晕皮下腺体切除及扩张期置入术，放疗后出现Ⅲ级包膜挛缩，扩张器上移，乳房下象限扩张器覆盖厚度小于 5 mm，行腔镜假体包膜条状剥离术、包膜反折，假体重建术。

2. 手术视频

（二）病例 2

病例介绍　某 54 岁女性患者，双侧乳腺癌，行腔镜下保留乳头乳晕皮下腺体切除 I 期重建，放疗后出现Ⅳ级包膜挛缩，放疗结束半年后进行腔镜下双侧包膜切除术及假体重建术，术前、术后照片见图 12-2 所示。

腔镜下假体包膜切除技术

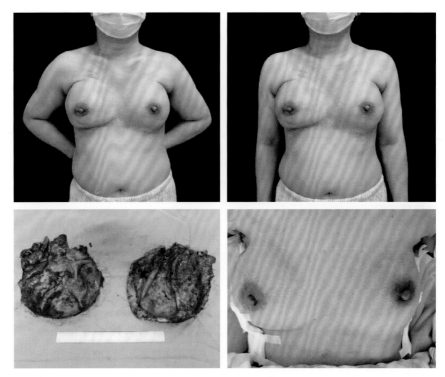

图 12-2　术前、术后照片

第二节　假体感染

一、概述

　　假体植入术是一种常见的外科手术，用于美容隆乳、矫正乳房不对称或乳房切除术后重建。随着乳腺癌发病率逐年升高以及患者对维持甚至美化乳房外形的渴望，假体植入术已经成为乳腺癌患者乳房切除术后较常选择的重建方式之一。据统计，美国和英国的乳房切除术后重建中，相比于自体重建，假体重建所占的比例分别为 72.6% 和 85%，且近年来呈现不断上升的趋势。

　　尽管与自体组织重建相比，假体重建在手术时间、供区受损、术后恢复等方面具有明显优势，但假体重建仍然存在一系列术后并发症，包括假体感染、包膜挛缩、假体破裂、假体位置不正、假体不对称、波纹征及血清肿等。其中假体感染可造成抗生素治疗时间延长、再次入院、肿瘤治疗延迟等不良后果，甚至造成重建失败。因此，了解假体感染的因素、治疗方法以及预防措施对降低假体感染率具有重要的临床价值与意义。

　　假体植入术后感染的发生率差异较大，据文献报道，乳房切除术后假体重建的感染率为 5.8% ~ 28%，而单纯假体隆乳术的感染率仅为 0.1% ~ 1.5%。乳房切除术、腋窝淋巴结清扫术、化疗或放疗后接受假体重建手术的女性发生感染的风险明显增加，比以美容为目的接受单纯假体隆乳手术的女性高 10 倍。大多数感染发生在术后初期，但多年后也可能出现感染。根据假体术后感染的时间，可分为急性期（术后 6 周内）、亚急性期（术后 6 周至 6 个月）和晚期（术后 6 个月以上）。乳房假体感染通常呈双峰型：一个高峰出现在急性期；另一个高峰出现在亚急性期及晚期。

二、假体感染的评估

（一）微生物评估

手术中进入乳房深层组织的内源性革兰氏阳性菌（如凝固酶阴性葡萄球菌、镰刀杆菌、金黄色葡萄球菌和链球菌）污染了乳房假体，是大多数早期感染的原因。革兰氏阴性杆菌（尤其是铜绿假单胞菌）是继金黄色葡萄球菌之后导致假体感染的第二大原因。由假体、生理盐水或皮肤标记液（如非结核分枝杆菌、卷曲杆菌、假单胞菌等革兰氏阴性菌和厌氧菌）引起的污染，或由假体血源性播散而导致感染的情况则很少见。

假体感染的发病机制包括细菌利用细胞壁蛋白黏附到其他细胞和假体表面并分泌一种细胞外聚合物，这种物质在细菌微菌落和细胞外环境之间形成一道屏障，最终形成成熟的生物膜，其特点是大菌落周围有通道，可以分配营养物质和信号分子。嵌入生物膜中的细菌尽管在体外具有敏感性，但往往对抗菌药物具有抗药性，因此必须移除异物才能根除感染。假体周围缺乏微循环，中性粒细胞功能受损，进一步增加了感染的可能性。

（二）风险评估

1. 术前因素　通常指患者潜在的临床合并症，包括体重指数（BMI）升高、糖尿病、吸烟、绝经后状态、肾功能衰竭、活动性皮肤病、既往乳房手术、类固醇治疗、淋巴结切除、术前化疗、胸壁放疗、C 罩杯以上、反复植入假体以及美国外科协会高评分等。

2. 术中因素　包括手术时长、手术技术和手术环境、淋巴结清扫、失血量较多、植入物或生理盐水污染以及手术引流等。

3. 术后因素　包括血清葡萄糖升高、血清肿或血肿形成等。

三、临床表现

1. 急性期感染　早期感染通常发生在术后 6 周内，与局部和系统感染症状有关，如发热、乳房疼痛、红斑、切口处或引流出脓性液体。极少数情况下，金黄色葡萄球菌或链球菌导致的早期植入感染会并发中毒性休克综合征，在植入后数小时或数日内出现。中毒性休克综合征通常表现为败血症症状（如发热、皮疹、恶心、呕吐、腹泻、高血压和多器官功能衰竭），而手术部位没有感染迹象。因此，在植入假体后不久就诊断出预发败血症的患者需要高度怀疑，及时取出假体对患者的存活至关重要。

2. 亚急性期感染　由凝固酶阴性球形链球菌和皮肤杆菌属等不活跃细菌引起的亚急性感染会在植入假体 6 周至 6 个月后出现相应病灶症状，如手术部位不愈合、切口引流、开裂或假体挤出。如果患者出现急性或亚急性症状，并伴有常规细菌培养阴性的血清性或脓性引流液，则要考虑非结核分枝杆菌感染。

3. 晚期感染　是由于革兰氏阳性或革兰氏阴性菌在植入物中的血源性播散引起的，临床表现为切口开裂、引流、蜂窝织炎或假体周围脓肿。感染和生物膜的形成在包膜挛缩（乳房假体常见的晚期并发症）中的作用尚未得到证实。

四、诊断与鉴别诊断

假体感染主要依靠临床诊断，以局部和全身感染症状为依据。近期接受植入手术并出现中毒性休克综合征的患者应考虑假体感染。有发热、低血压或败血症等全身感染症状的患者应进行血培养，以评估是否合并菌血症。与红色乳房综合征、蜂窝织炎和浅表手术部位感染的鉴别对于治疗也很重要。由于皮肤菌群的污染，对手术部位的引流液进行表层拭擦并无益处。对于怀疑有假体周围积液的病例，建议进行超声成像和引导抽液，抽出的液体应送去进行标准的需氧菌和厌氧菌、真菌和霉菌培养。任何剥离的组织和取出的假体都应进行组织病理学检查，并送培养（图 12-3）。

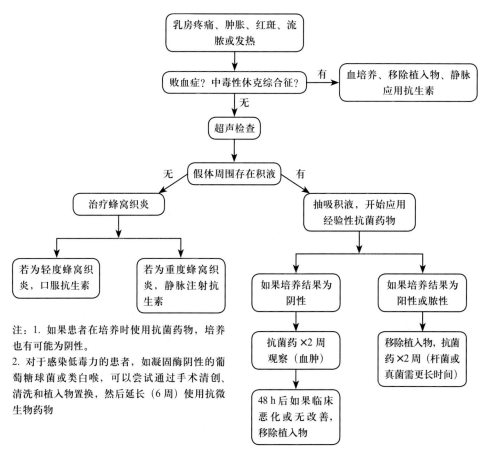

图 12-3　乳房植入物感染的诊断与处理

使用 ADM 进行植入手术的患者需要考虑的一个重要鉴别诊断是红色乳房综合征。这是一种自限性、无痛性疾病，出现在手术后的头几周，脱细胞真皮上方的乳房会出现无痛性褪色红斑。这种原因不明的综合征可能与脱细胞真皮有关。红斑通常会在几周或几个月内消退，无须治疗，也不会伴有发热、疼痛或白细胞计数增多等蜂窝织炎的其他症状。虽然目前对红色乳房综合征还未完全了解，但人们普遍认为它并非由感染引起。一些理论认为，它可能是由于依赖性红斑、淋巴流动间断、全身组织胺释放，或由于移植材料血管生长导致皮肤血管网扩张而引起的上覆皮肤充血所致。ADM 植入术后的红色乳房综合征通常容易与乳房蜂窝织炎或感染相混淆，但它具有自限性，可在数周至数月内自行消退。

五、管理与治疗

（一）抗生素治疗及局部处理

处理乳房假体感染时，通常需要立即启动经验性抗生素治疗。经验性抗生素治疗方案应包括耐甲氧西林金黄色葡萄球菌、凝固酶阴性葡萄球菌和革兰氏阴性菌。仅限于轻度蜂窝织炎的浅表手术部位感染，没有假体周围积液或引流和全身症状，可口服抗生素治疗 10 ~ 14 d，并密切监测。有全身感染症状的患者首选静脉治疗，如万古霉素或他巴坦。如果症状在 1 ~ 2 d 内迅速改善，可改用合适的口服替代药物，如克林霉素、三甲双基 - 磺胺噁唑、利奈唑胺或环丙沙星。在可能的情况下，应进行微生物培养，根据药敏试验结果选用敏感的抗菌药物。在亚急性病例或没有全身中毒症状的手术部位感染中，经验性口服抗生素 48 h 以等待培养数据是合适的。如果临床症状恶化或没有反应，则需要住院接受进一步评估和静脉使用抗生素治疗。局部处理包括生理盐水或抗生素灌洗，但疗效尚不明确，可作为全身抗生素治疗的辅助。

（二）假体取出

对于全身感染、经验性抗生素治疗无效或病情恶化以及非典型分枝杆菌和真菌感染者，为了达到治愈目的，通常需要取出假体。假体取出术后，细菌感染的治疗时间为 10 ~ 14 d，真菌感染的治疗时间为 8 ~ 12 周，抗生素药物选择以手术培养为指导。抗生素治疗结束后，如果症状没有复发，可以考虑再次植入。一些专家建议推迟到抗生素治疗结束后 4 ~ 6 个月或更长时间再进行种植。不建议采用清创、保留假体或"一阶段置换"的方法治疗假体感染。

六、预防

遵守基于循证医学证据的预防手术部位感染指南是预防植入过程中手术部位感染的关键。尤其是对有感染风险因素（如糖尿病、肥胖、吸烟、其他部位并存感染、已知的微生物定植以及免疫功能低下）的患者，有效的预防措施可以降低术后假体感染率。预防感染的措施通常分为术前预防、术中手术环境及设备预防和外科操作预防。术前预防包括预防性使用抗生素、手术部位充分消毒；术中手术环境及设备预防包括手术室层流洁净技术、减少手术室间人员流动及佩戴双层手套；外科操作预防措施包括控制手术时间（不超过 3 h）、尽早拔除引流装置、使用生理盐水或抗生素冲洗假体和囊腔。

七、病例

1. 简要病史　某 41 岁女性，因"右侧乳房乳腺癌假体植入术后 4 个月，右侧乳房红、肿、胀痛 2 d"入院。

2. 影像学检查　彩超显示右侧乳房假体植入术后，假体外可见无回声液性暗区，位于上象限，暗区前缘距皮肤 10 mm，暗区最大深度约为 8 mm，暗区内未见高回声分隔。

3. 实验室检查

（1）血常规：白细胞计数及中性粒细胞比例正常。

（2）右侧乳腺积液穿刺引流液经 48 h 细菌培养：耐甲氧西林凝固酶阴性葡萄球菌（MRSCN）。

4. 患者照片　见图 12-4。

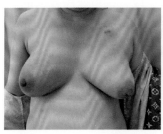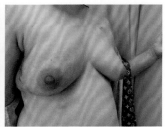

图 12-4　患者照片

第三节　假体外露

一、概述

使用硅胶假体是乳腺癌术后患者进行乳房重建最常见的方式。假体重建可修复患者的身心创伤，提高生活质量，以无供血区损伤、手术操作便捷、不良反应可控等特点备受青睐，为乳腺癌术后患者提供了选择。2020 年美国整形外科协会进行了137 808 例乳房重建术，其中 72% 患者的乳房植入了假体。2017 年中国抗癌协会乳腺外科专业委员会统计全国 110 家医院中，乳腺癌患者术后重建中假体植入比例占 66.75%。乳房重建相关严重并发症随之显露出来，主要有包膜挛缩、感染、扩张器或者假体破裂和假体外露、植入物取出或者重建失败等。其中感染和假体外露是乳房重建后最常见和最相关的并发症，是早期乳房重建失败的最重要原因，其感染率和外露率分别为1%～35.4%和0.25%～8.3%。假体外露主要由耐甲氧西林金黄色葡萄球菌（MASS）、表皮葡萄球菌和革兰氏阴性杆菌感染引起，同时受化疗、放疗、肿瘤大小、肥胖、老年、吸烟、腋窝淋巴结清扫和患者的基础疾病等因素影响。

二、临床表现

假体外露局部感染征象（红斑、水肿、蜂窝织炎、局部发热），伴有或不伴有化脓性分泌物，并伴有全身炎症反应（发热、白细胞计数增多或低血压）。严重者覆盖组织缺乏活力，导致功能丧失。

三、诊断

主要通过切口分泌物培养及坏死组织培养来确定哪种细菌感染情况，通过血液分析及临床表现确定感染程度，超声可以观察到假体周围积液或积脓。通过乳腺MRI、胸部CT来确定与假体之间的关系，假体表面的皮肤或组织的薄弱程度或者假体直接暴露的面积。

四、评估与治疗

1. 假体外露的评估因素

（1）对假体外露状态的评估内容：覆盖假体皮肤的完好程度；有暴露风险的假体，如皮肤溃疡或坏死，但假体仍被组织覆盖或覆盖假体的皮肤或者组织较为薄弱；完全暴露的假体。

（2）对假体周围感染程度的评估流程：先判断既往是否有放射治疗史，再明确感染的程度：①轻度感染，只有局部皮肤轻微红肿；②严重感染：假体周围皮肤发红、水肿、蜂窝织炎、局部发热、伴或不伴化脓、全身炎症反应等（图12-5）。

（3）皮瓣坏死：覆盖组织缺乏活力，导致功能丧失，正常血运皮瓣距离假体周围较远，可进行假体取出和延迟重建。

2. 假体外露治疗流程　首先判断假体外露状态，皮肤是否完好，是否有外露风险，如果患者既往进行了放射治疗，进行去除假体，用腹横肌或者背阔肌肌皮瓣进行乳房皮肤修复。对于既往未进行放射治疗的患者，应评估患者感染程度，若是轻度感染或者小溃疡，需要取出假体，更换相同型号的假体或者更小的假体，并进行清创、包囊游离、缝合皮肤切口，Ⅰ期乳房重建。若是感染严重或者大面积坏死，则去除假体，清除坏死皮肤病灶，肌皮瓣重构乳房皮肤，积极抗感染治疗，放置乳房扩张器，等待感染控制后，延迟4～6个月进行乳房重建（图12-6）。

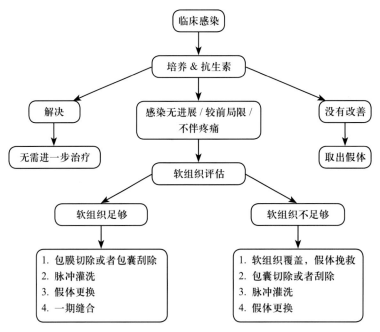

图 12-5 即刻乳房重建术后假体感染的评估及处理流程

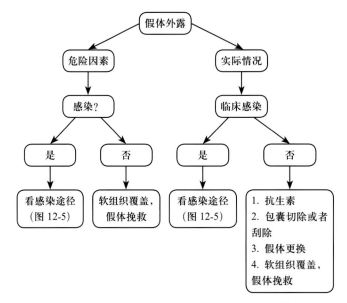

图 12-6 即刻乳房重建术后假体外露的处理流程

对口服抗生素敏感的局部假体感染、持续感染（在 7 d 以上）、部分暴露伴或不伴感染。感染的严重程度是决定是否试图挽救的一个重要因素。口服抗生素（阿莫西林 + 克拉维酸和甲氧苄啶 + 磺胺甲噁唑 / 克林霉素）7 d。在持续感染或部分假体外露的情况下，静脉注射抗生素（哌拉西林 + 他唑巴坦 / 氨苄西林 + 舒巴坦和万古霉素 / 替考普兰）至少 10 d，并立即进行手术。

五、手术步骤

1. 收集切口培养物　术中对假体腔内或者假体表面切口的分泌物或者坏死组织进行收集和药敏培养。如果切口感染程度较轻，术前经过抗感染治疗后得到控制的患者，则行薄膜游离环切，假体外露皮肤切口皮瓣修补。如假体周围感染严重，抗感染治疗效果欠佳，需行假体移除，对假体外露切口分泌物或坏死组织进行培养，清除坏死组织，术后积极抗感染治疗，4 ~ 6个月后再行乳房重建术。

2. 取出假体　从暴露切口处取出假体（图12-7），对假体外露表面切口进行清创处理，清理、修剪乳房假体外露表面创口，用4-0普林丝线缝合切口。

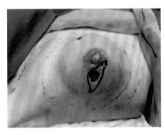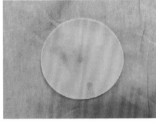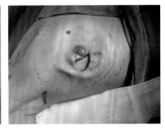

图 12-7　取出假体

3. 建腔　取原前哨淋巴结活检切口，梭形切开，去除瘢痕组织，分离皮下组织。置入切口保护套，套上多通道单孔腔镜穿刺器，充入 CO_2，形成气腔。寻找胸大肌外侧缘，向下分离纤维结缔组织至胸大小肌间隙，打开胸大小肌间隙（图12-8）。

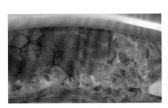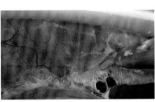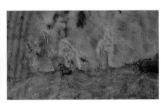

图 12-8　胸大小肌间隙

4. 扩腔　为了避免对感染切口及切口皮肤过大的牵拉和损伤，通过腔镜游离原假体包膜腔，将包膜环形切开，扩大假体腔容积，减少乳房皮肤张力，创造乳房皮肤切口愈合环境（图12-9）。

5. 脉冲灌洗　假体外露手术中取出假体后，需对假体包膜腔进行冲洗，去除包膜腔内的感染灶，一般用生理盐水3000 ml进行冲洗，冲洗结束后应用聚维酮碘对假体腔浸泡10 min，以生理盐水清洗聚维酮碘。

6. 重建　放置与原假体体积相当或相对更小的扩张器，4 ~ 6个月后进行乳房假体重建，用4-0单股线缝合腋窝皮肤切口。

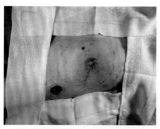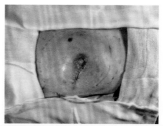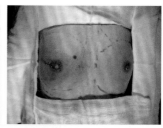

图 12-9　置入扩张器后，切口张力不大，美容效果基本满意

六、假体外露手术策略

1. 假体挽救的 4 种方式　在全身麻醉下，植入物被移除。切口清创和环囊切开术后进行大量灌洗，封闭切口，置入引流管和植入新的假体。

（1）更换与原来相同大小的假体后一期缝合。

（2）更换较小的假体后一期缝合。

（3）胸腹组织推进和植入相同大小的假体。

（4）背阔肌皮瓣和植入相同大小或更小的假体。

2. 假体取出，即刻自体组织重建

（1）乳房下皱襞肋间穿支皮瓣：感染程度轻，覆盖假体表面局部组织血运良好者，可取乳房下皱襞肋间穿支皮瓣进行假体表面皮肤移植，一期缝合。

（2）带蒂腹直肌肌瓣（TRAM）：感染症状轻，假体皮瓣薄弱，可将腹直肌肌皮瓣游离，向上覆盖假体外露部位，一期缝合。

（3）背阔肌皮瓣重建乳房：运用背阔肌的肌肉将假体包裹，形成新的假体腔，同时为乳房皮肤提供着床点，此法重建时间短、安全、有效、减少假体皮肤坏死的风险。

（4）腹壁下动脉穿支皮瓣（DIEP）：为假体乳腺癌术后自体重建的首选方法，可取腹壁下动脉皮瓣与胸壁内动脉皮瓣进行吻合，覆盖假体周围或者脂肪组织上，进行假体重建。

3. 假体取出，延迟重建　假体周围感染严重，需取出假体后，继续抗感染治疗 3 个月后放置扩张器，4 ~ 6 个月后延迟重建。

七、围手术期管理

（1）术前应用抗生素治疗 1 周以上，待感染控制后进一步手术。

（2）术后放置负压引流，注意观察引流管是否通畅，观察引流管中引流液的量和颜色。

（3）术后继续抗感染治疗，时间 1 周以上。

（4）观察切口敷料干燥、弹性绷带的松紧度，避免暴力使假体或扩张器移位。

（5）观察乳房皮肤，特别是乳头乳晕区血运，避免缺血坏死。

（6）加强营养，进食高蛋白食物，减少高脂饮食，注意切口愈合情况。

八、病例

1. 简要病史　某患者，女性，32 岁。主诉：右侧乳腺癌术后，伴乳房红、肿、焦痂 4 个月余。患者因右侧乳腺黏液腺癌于 2023 年 3 月 10 日于外院行右侧乳房保留乳晕乳头全乳腺体切除 + 乳房假体植入 I 期重建 + 右侧前哨淋巴结活检术。术后病理提示：右侧乳腺黏液腺癌（pT2N0M0），未见脉管癌栓，前哨淋巴结、乳头后方未见癌。免疫组化提示：ER（90%+）、PR（90%+）、HER2（1+），Ki-67（5%），p63，AR（90%+）。术后见右侧乳房红、肿、结痂、有渗液，考虑假体外露。

2. 术前乳房照片　见图 12-10。

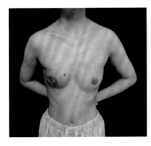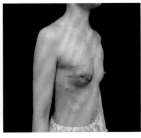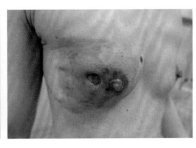

图 12-10　术前照片

3. 术前 MRI　左侧乳腺呈混合型，腺体不均匀分布于乳头后方，中间夹杂少许透亮脂肪影；右侧乳腺见假体植入状态，假体周围软组织呈斑片状 T2FS 高信号，DWI 为高信号，增强扫描可见明显不均匀强化。左侧乳房内另见点片状等 T1、长 T2 信号影，增强后呈轻度强化，动态增强曲线呈线型上升型，边界尚清。双乳头未见内陷，皮肤未见增厚。双侧腋窝可见小淋巴结影，短径均小于 5 mm，边界尚清，可见强化（图 12-11）。

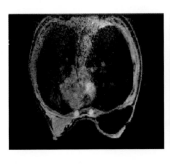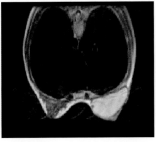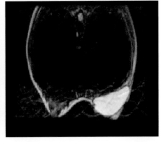

图 12-11　术前 MRI

结论：①右侧乳房假体植入状态，假体周围软组织肿胀，暂考虑炎性改变可能（右侧乳房 BI-RADS 3 类），请结合临床。②双侧腋窝小淋巴结考虑反应增生可能。③左侧乳腺增生（左侧乳房 BI-RADS 2 类）。

4. 术后照片　见图 12-12 ~ 图 12-14。

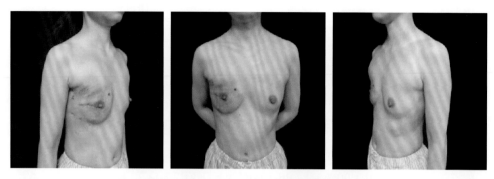

图 12-12　术后 1 周，切口轻度红肿

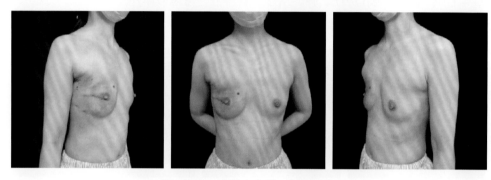

图 12-13　术后 1 个月，切口愈合

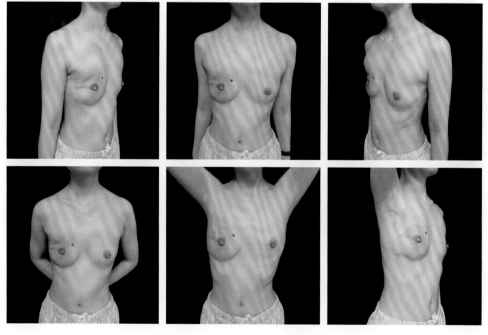

图 12-14　术后 3 个月，瘢痕淡化

第四节 假体移位

一、概述

假体移位是假体隆乳术后或假体重建术后常见的并发症之一，严重影响乳房的美观。假体移位分为向下、向上、侧方以及中心移位，其中假体向下移位最常见，患者会出现双侧乳头、乳晕在水平线上不对称，导致一高一低。

假体移位的因素是多方面的：早期假体移位主要由假体形状及大小不合适、腔隙大小不当及位置偏移、加压包扎不当、上肢过早抬举活动等原因引起；后期假体移位主要是由包膜挛缩、包膜内积液等原因引起。除此之外，有报道称或许跟手术入路相关，相比于乳晕旁或乳房下皱襞入路，经腋窝入路隆乳或重建手术，分离腔隙更大、路径长，且整个乳房上极被剥离较多，导致假体容易上移。也有研究表明，光面圆形假体因与周围组织附着力较差，较毛面假体更容易移位，过早开始按摩或者趴床可能导致光面假体移位率增加。

因此，加强假体植入术后的护理尤为重要。术后穿戴塑形内衣或绷带可有效预防假体移位，相比之下，塑形内衣还具有舒适性强，内收聚拢，提供均匀压力等优势，因此假体重建或隆乳术后首选塑形内衣。同时结合早期内不做乳房按摩或者趴床等措施对预防光面假体移位也有积极作用，并且 3 ～ 4 周内禁止双上臂过度抬举及提重物，防止假体上移。

近年来，学者们发现脱细胞真皮基质（ADM）似乎可有效地治疗隆胸后的包膜挛缩，同时保持较低的并发症发生率。自 Salzberg 首次描述和 Breuing 随后发表使用人类脱细胞真皮作为传统假体乳房重建的辅助手段以来，人们对这项技术的兴趣激增。ADM 在假体乳房重建中具有许多益处，除了减少包膜挛缩外，还包括更好地控制解剖位置，增加乳房下褶皱的清晰度，更小的创伤，改善整体特别是下极的美学效果等。自 20 世纪 80 年代以来，已经进行了各种使用 ADM 的试验来预防或纠正植入物相关的乳房畸形，包括底部向外畸形、乳房植入物错位和波纹畸形。许多研究提到了 ADM 可以将乳房下皱襞调整到合适的位置，使用 ADM strap 作为内部吊带，可以最大限度地减少乳房植入物错位。针对光滑植入物容易横向移位和下位移位的问题，Hyun 等利用 ADM 作为内置束带以减少植入物移位，对于种植体移位风险较大的患者，ADM 束带联合包膜成形术可能是防止光滑种植体移位的有效方法。

发生假体移位后，通常使用囊膜切开术和（或）囊膜缝合术来调整乳房囊袋的大小和位置。外侧囊膜缝合术经常在乳房外侧边界产生不自然的弯曲，并可能导致上臂运动不适。因此，需要通过术后护理来防止上外侧移位。

二、适应证

1. 假体移位。
2. 双侧不对称超过 1.5 cm。
3. 假体移位伴疼痛。

三、禁忌证

1. 早期的解剖型假体旋转。
2. 严重心肺功能不全等因素。

四、术前设计

术前站立位测量，利用水平仪进行定位和设计，按照对侧乳房轮廓调整移位侧乳房的范围，并用标记笔进行勾画，根据假体位于胸肌前或是胸肌后考虑胸肌收缩导致的影响。图 12-15 为左侧假体向内上侧移位，应用水平仪确定乳房下皱襞最低位，并根据乳房弧度进行勾画，外侧的设计范围也是参考右侧进行勾画的。

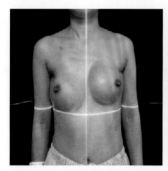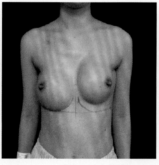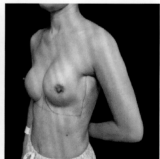

图 12-15　假体移位术前设计

五、手术步骤

（1）患者取平卧位，重新描绘体表标记线，采用气管插管麻醉，患者上肢外展80°~ 90°，消毒并包手。

（2）取腋窝原手术切口，切开皮肤，梭形切除原切口瘢痕，分离皮下组织，寻找胸大肌前缘，向后分离寻找胸大肌后缘，以胸大小肌间血管为标记，分离胸大小肌间隙。建立腔镜空腔，置入单孔多通道穿刺器，连接智能恒压装置，充入 CO_2 气体，压力为 8 mmHg，用带吸引电钩进行分离。可见假体外侧的假包膜，使用腔镜剪刀切开包膜，分离钳保护假体，并小心取出假体（图 12-16）。

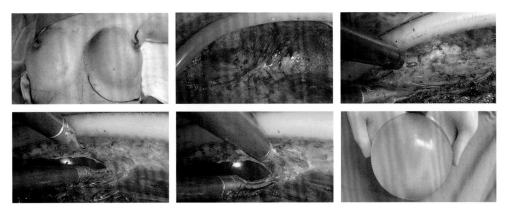

图 12-16　经腋窝切口取出假体

（3）分离并扩展假体腔：按照术前标记切开包膜腔底部，分离至下方、外侧体表标记处。由于单纯的横向分离容易导致假体卡压，或出现双泡征，术中需要放射状切开包膜，使得包膜腔获得多方位的扩大（图 12-17）。

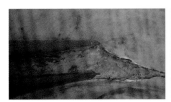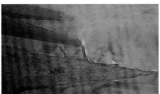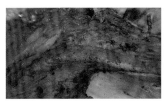

图 12-17　扩大包膜腔

（4）冲洗假体腔，植入假体并关闭空腔：采用透光实验确认新假体腔范围，利用腔镜自带光源照射假体腔内部，从皮肤表面确认构建假体的新范围，还可以关闭手术间灯光，以获得更好的透光结果。用 2000 ml 温蒸馏水冲洗，新假体腔置管引流，重新植入假体于新假体腔位置。在外侧交界线处缝合数针以闭合上部分腔穴，注意避开血管。引流管接负压吸引，调整患者为坐位，再次确认假体位置及活动度。逐层关闭筋膜、皮下及皮内组织。

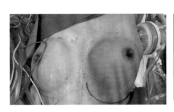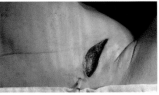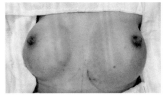

图 12-18　透光实验确认假体腔并植入假体

六、术后护理

无论使用何种假体，均不建议在术后 1 个月之内做按摩或者趴床动作或者进行过多的上肢负重，1 个月后可做聚拢乳房的动作，以逐渐减小软组织张力，使手感更加柔软，3 个月后方可按摩或者趴床，并根据选用的假体材料教给患者出院后的按摩方法：圆形假体，掌心相对，置于乳房内外侧，将乳房尽量向内、向外两个方向推挤，保持10 秒，推动距离 2 cm；解剖型假体，俯卧于床或瑜伽垫上，胸下垫软枕，依靠身体力量向下推动乳房。

术后穿戴塑形内衣或绷带可有效地预防假体移位，相比之下，塑形内衣还具有舒适性强，内收聚拢，提供均匀压力等优势，故建议假体重建或隆乳术后首选塑形内衣。除此之外，保持心理健康和良好的生活质量也是影响术后恢复的重要因素，护理干预可有效地减少或预防术后并发症以及确保美容整形手术的效果。护理人员应主动与患者进行沟通交流，注重对术后患者的心理指导，讲解术后的护理知识及其重要性，使其了解术后的相关护理。还需完善隆乳术后长期随访制度，鼓励患者定期复查，早期随访时间建议为术后 1 个月、3 个月、6 个月、1 年，1 年后随访时间因人而异，一般按照肿瘤的随访时间进行跟踪。

七、病例

（一）病例一

某 36 岁女性，双乳浸润性导管癌。新辅助化疗后行单孔腔镜双侧乳房皮下切除即刻假体重建，术后 1 周拔除引流管，假体位置良好，两侧对称。术后患者习惯左侧卧位，并将左侧乳房外侧垫高，1 年后出现左侧假体向内上移位，不伴疼痛等不适（图12-19）。

经过评估和测量，考虑右侧假体过低，左侧假体向内上移位，建议双侧进行假体调整。患者拒绝调整右侧假体。予单孔腔镜左侧假体移位调整，术后 1 周拔除引流管，可见两侧乳房基本对称，乳头基本对称，术后使用内衣固定半年（图 12-20）。

（二）病例二

某 42 岁女性，右侧乳房浸润性导管癌。术前设计时发现患者右侧乳房下皱襞低于左侧乳房，右侧乳房大于左侧乳房（图 12-21）。行单孔腔镜乳房皮下切除一期假体重建，植入 250 ml 中高凸光面假体。术后 1 年，患者自觉右侧乳房过大，且假体向下移位（图 12-22）。

与患者沟通讨论，建议进行右侧乳房下皱襞重建，并植入较小假体，以纠正两侧乳房不对称。术前设计新乳房下皱襞位置，并注射亚甲蓝标记（图 12-23）。

使用单孔腔镜取出假体，烧灼假体包膜腔周围，将光滑包膜变为粗糙包膜，腔内缝合重建乳房下皱襞（图 12-24）。

取出假体，植入 175 ml 中高凸光面假体，调整后乳房大小及位置基本对称，患者满意（图 12-25）。

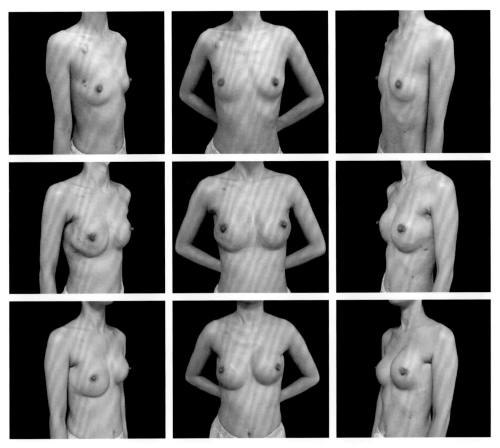

图 12-19　乳房重建术前，术后 1 周，术后 1 年

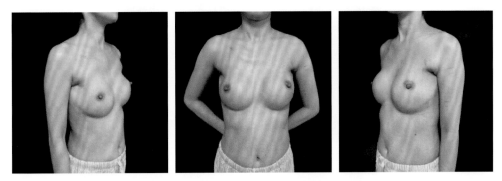

图 12-20　术后 1 周，两侧乳房基本对称

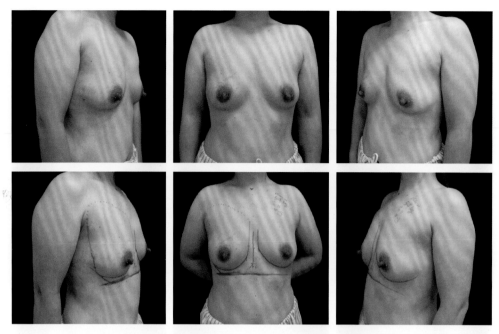

图 12-21　术前设计可见两侧不对称，右侧乳房较低、较大

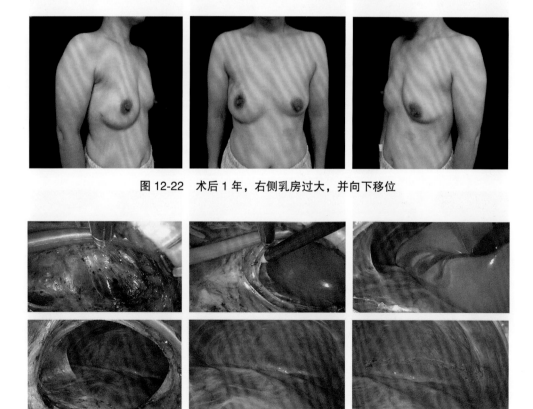

图 12-22　术后 1 年，右侧乳房过大，并向下移位

图 12-23　腔镜下取出假体，分离新乳房下皱襞亚甲蓝标记处

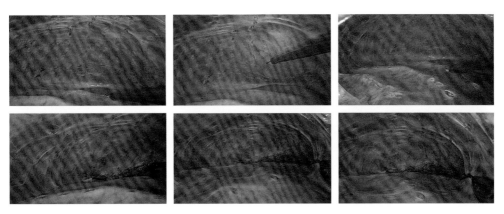

图 12-24 制作粗糙包膜并重建乳房下皱襞

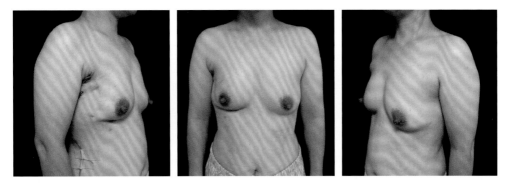

图 12-25 术后 1 周，两侧乳房基本对称

第十三章　假体破裂

第一节　假体破裂取出并腺体瓣重建

一、概要

硅胶假体已经被广泛用于隆乳术或乳房切除术后的乳房重建。据统计，2011 年英国有 1 万名女性因隆乳术或乳房切除术后进行了乳房假体植入。1962—1970 年美国大约 5 万名女性接受硅胶假体植入术。之后数量每年逐步增长，1983—1991 年，每年有 12 万 ~ 13 万人接受硅胶假体植入。据估计，截至 1992 年，全球已有超过 200 万女性接受乳房假体植入，其中 95％ 使用硅胶假体，而且半数以上的假体植入女性居住在北美。当出现假体破裂以及渗漏后，需取出假体并根据患者的具体情况进行重建。对于原本乳房较大，乳房体积尚可的患者，可以通过短瘢痕法适应性整形术对假体取出后进行修复。该方法提升了乳房美观度和紧致度。该术式对原解剖结构的破坏相对较小，术后并发症发生率低，能够在缩小乳房多余皮肤的同时避免切除乳房上部组织，在保持乳房上极丰满的前提下降低乳房的整体高度，在临床得到很好的应用。

硅胶假体经历了三代变更。第一代假体具有浓稠的凝胶和厚的包壁结构，一般经过多年后仍能保持原样。多数第一代假体是解剖型的，后表面有聚酯纤维补片结构，该结构使得假体植入术后发生包膜挛缩时乳房出现严重的畸形和假体外露。第二代假体凝胶稀薄，包壁也较薄，此类假体比第一代假体更容易破裂和渗漏。第三代假体（或更高版本）乳房植入物的低分子量硅酮含量明显低于第二代。第三代假体具有更厚实的包壳，更高的黏度凝胶，比第二代假体更加耐用，其屏障层在发生破裂时，可防止硅胶渗漏。

二、假体破裂的原因

无论是硅胶假体还是盐水假体，关于其长期安全性的问题，一直争论不休。假体破裂的原因主要包括假体外囊长期膨胀、力学性能减弱、安全带挫伤、钝性创伤、乳腺摄影成像期间的压迫。术中假体损坏的原因包括假体有缺陷、乳房外伤、假体外壳老化。随着假体植入时间的增加，其破裂的发生率随之增加。研究表明，假体植入 5 年后发生破裂的风险为 6%～12%，10 年后增加为 15%～30%。研究报道，初次增强磁共振患者 8 年内的破裂发生率估计为 12.2%，但当在最后的磁共振成像或体检中审查患者时，破裂发生率仅为 9.0%。包膜挛缩的发生率与假体老化之间存在联系，但是其严重程度与假体老化无关。超过一半的假体破裂临床检查未发现异常，需通过影像学检查发现。因此建议在假体植入后第 3 年行 MRI 筛查，之后每 2 年筛查一次。

三、假体破裂的表现

1. 临床表现　硅胶假体破裂分为囊内破裂和囊外破裂。囊内破裂的发生率为 4%～6%，植入物的完整性被破坏，但所有填充材料仍被限制在假体周围空间内。患者可能会注意到乳房的一致性或形状发生轻微变化。然而大多数情况下，囊内破裂是无症状的，仅因假体放置时间较长或拟备孕等个人因素要求取出假体时才发现包膜破裂。

假体发生囊外破裂常可触及包块，患者主诉乳房疼痛及触诊乳房质硬。多伴有严重的外伤，包括车祸、暴力损伤等。硅胶渗入真皮可能导致乳房形状变化、可吸收的肿块、腋窝腺病或上覆皮肤的炎症变化。炎症综合征，淋巴结肿大，乳房变形，往往需要大范围组织切除。囊外破裂通常在乳房 X 线检查时很明显，在超声或磁共振成像中很容易得到证实。在新一代植入物中，囊外破裂的发生率似乎较低，然而在一些翻修患者中，仍然在乳房中发现了以前植入物中残留的硅胶（图 13-1）。

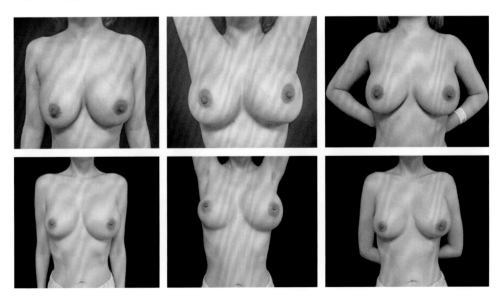

图 13-1　假体破裂后乳房增大伴疼痛

包膜外渗漏通常会导致包膜附近的颗粒瘤形成和炎症（硅胶瘤）。如果这些区域很小，可以在不影响最终美观效果的情况下切除。如果硅胶颗粒瘤较大，可延伸至皮肤，或侵犯皮肤及胸壁肌肉，可能很难完全去除。在这些情况下，建议进行组织扩大切除。建议将新植入物放置在新的腔隙中，以将其与凝胶污染区域隔离。

2. 乳房彩超检查　超声检查在筛查和评估假体完整性方面较为困难，可作为补充手段。与 MRI 中的面条征相对应，超声表现为乳腺组织与胸大肌之间见一个囊性暗区，前后径缩小，囊壁皱缩，局部连续性中断，边缘模糊，形态不规则，内部回声混杂，假体周围回声混杂，呈"暴风雪"征。若腋窝淋巴结双水平超声表现，提示硅胶性淋巴结炎。超声检查很难评估假体后部是否受损，也很难发现胸大肌后方的硅胶渗出。其检查的准确性与操作者的水平相关。

3. MRI 检查　MRI 对评价乳房假体的形态、乳房假体破裂、包膜外硅胶渗漏有很高的准确性。美国食品及药品监督管理局建议所有假体植入者至少在植入后第 3 年行MRI 检查，并且之后每 2 年进行一次筛查。乳腺 MRI 检查可发现硅胶假体破裂，分为囊内破裂及囊外破裂。囊内破裂是指假体的弹性囊壳破裂，但内容物未渗漏到纤维包膜外，表现为局部假体轮廓不清或假体周围存在反应性积液。囊外破裂指假体破裂后硅胶渗漏至纤维囊外，在 MRI 上硅胶假体的假体壁外可见局灶性高信号的游离硅颗粒影像。此外，亦常出现"条丝征""钥匙""泪滴征"等。通过术前 MRI 检查可明确乳房假体破裂，通过磁共振成像对假体的评价如下。

（1）假体植入良好

1）双侧乳腺大小一致，形态对称，表现为半球形、水滴形、圆锥形。

2）两乳头基本在同一水平，或差距小于 1.5 cm。

3）假体表面光滑，信号均匀一致，外周有均匀的线状低信号纤维带。

4）假体外围及腋窝未见类假体组织信号影。

（2）假体植入一般

1）双侧乳腺外观大小或形态有一定差别，但基本表现为半球形、水滴形、圆锥形。

2）两乳头不在同一水平，差距大于 1.5 cm，小于 3.5 cm。

3）假体完整，但其内部存在细小短线，较长的弧形皱褶呈放射状延伸到假体外周。

（3）假体植入差或假体破裂

1）低于上述评价标准。

2）假体破裂、渗漏或溢漏。

3）乳腺及腋窝触及肿块，排除肿瘤原因所致。

4）硅胶炎性肉芽肿或硅胶炎性淋巴结肿大。

平扫磁共振成像 T1 加权脂肪抑制序列、T2 加权脂肪抑制序列是评估乳房假体的常用序列，T1 加权脂肪抑制序列较 T2 加权脂肪抑制序列检查能更好、更均匀地完成脂肪抑制。动态增强扫描可定性分析乳房假体之外的病变。平扫表现为界限模糊的斑片状、絮状，增强后表现为明显对比强化。若脓肿形成，则表现为环壁强化。

乳房假体包膜内破裂所表现的"发丝征"是在假体高信号的硅胶中见低信号曲线影。这主要是由橡胶弹性壳破裂引起，是诊断包膜内假体破裂最可靠的征象。导致假体破裂误诊最重要的原因是辐射状的皱褶，尤其是非典型和复杂的皱褶，常见于完整假体包膜内折。假体纤维膜连接产生低信号的线状影，较"发丝征"的线影粗，与纤维包膜形成锐角，而包膜内假体破裂的线状影常与纤维包膜平行。"泪滴征""匙孔征""包膜下线征"出现在当弹性内壳与纤维包膜之间有少量硅胶时。包膜外假体破裂是因硅胶突破纤维包膜，硅胶作为异物长期刺激乳腺实质，引起硅胶炎性肉芽肿，常合并腋窝硅胶淋巴结肿。假体完整时硅胶漏出称为硅胶渗漏，这种情况下会出现"倒立的泪滴"征象（图 13-2）。

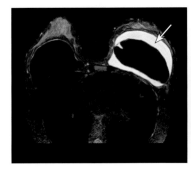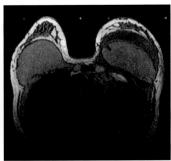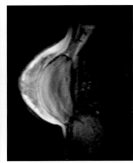

图 13-2 左侧假体可见"双腔"

内腔为硅胶信号，外腔为液体信号，内包膜部分皱缩，包膜下可见部分液体信号充填；外包膜下缘可疑局部不连续。箭头所指为左侧硅胶假体囊内破裂

四、假体破裂的处理

假体破裂是乳房假体植入手术固有的风险，硅胶假体和盐水假体都存在出现渗漏的问题，文献报道每年每只假体的渗漏率约为 2%。当随访患者 12 年时，可以看到这似乎是一种线性关系。大多数盐水假体的渗漏导致乳房完全扁平。如果盐水假体出现问题，最好 1 周内进行假体置换，否则假体外的包膜可能会收缩。包膜收缩之后，为了恢复包膜腔的大小及可扩张性，就需要行更广泛的包膜剥离术，甚至是包膜切除术。

五、术前设计和标记

评估患者的术前照片。术前标记应在患者站立位进行，右侧乳房假体破裂导致右侧乳房更大，且两侧乳房假体呈悬吊状态。预期术后的乳头位置位于乳房下皱襞在乳

房表面的投影处，新乳头的位置常与上臂中点平行。距离锁骨上窝中点 18 ～ 22 cm，通常短瘢痕法比倒 T 法低 2 cm。也可根据患者对术后乳房的要求进行调整（图 13-3）。

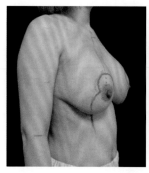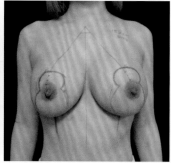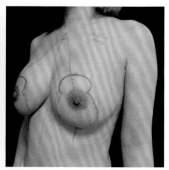

图 13-3 术前设计

术前右侧乳房更大，双侧假体过高，显示悬挂乳房外观

按照短瘢痕法缩小术进行计划，需切除乳房下象限表面组织，但该患者需取出假体，因此暂不切除下象限组织，术中再根据情况确定。垂直线下端连成 V 形，而不是 U 形，距其 V 形切口的尖部位于原乳房下皱襞上 2 ～ 3 cm 处（图 13-2）。以乳房下皱襞为底边画一个等边三角形，三角形的顶点与新乳头保持在同一条线上，并贴近真皮组织分离三角区域的腺体组织，计划将下象限组织垫于上蒂后方，一方面增加乳房容积，另一方面使乳房下皱襞上移。同时使乳头乳晕周围皮肤伸展开。

利用乳晕环模型以乳头为圆心画周长为 14 cm 的圆圈，作为新的乳晕范围。原乳晕的部分位于连接封闭三角连线的上方，因此使用上侧皮瓣蒂法。这一规则限制了乳头乳晕复合体的蒂长和避免血管损伤。

六、操作流程

1. 体位准备　患者取平卧位（图 13-4），双侧上肢外展 90°，气管插管全身麻醉后使用延长管，管子固定于一侧，常规消毒、铺巾，将患侧上肢包裹无菌巾并用无菌绷带从远心端向近心端缠绕后外展 90° 固定。

2. 蒂部去表皮　应用含 1 ml 1% 肾上腺素 +20 ml 2% 利多卡因 +500 ml 生理盐水的肿胀液沿设计好的标记线将新乳头乳晕以外需要去表皮的区域

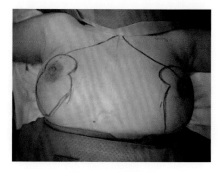

图 13-4 平卧位

进行皮下注射，以减少出血。通常我们会使用一个直径 4.5 cm 的乳头乳晕成形器在原有乳头乳晕的基础上设计新乳头乳晕，且新的乳头乳晕设计线之间的组织均行去表皮（图 13-5）处理，进而形成真皮乳腺组织瓣。去表皮后，应注意用湿敷料进行覆盖，使

真皮层保持湿润。

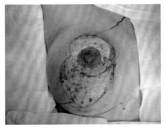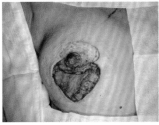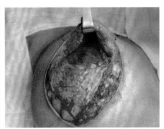

图 13-5　去表皮

3. 移除假体及乳腺组织　按照术前画线的设计切开原乳头乳晕以下的皮肤，然后使用电刀沿新乳晕区域下缘切开腺体组织至乳房后间隙，乳房后间隙见既往第一次植入假体时的假体腔，包膜柔软，留作柔韧组织用。保留乳房下象限腺体及真皮组织，形成真皮瓣，用于填补乳房缺损，垂直切开胸大肌起点，可见假体包膜，打开假体包膜（图 13-6），取出破裂假体（图 13-7），并尽量切除假体包膜，特别是增厚及发生钙化的部分包膜。

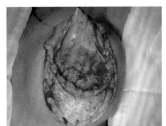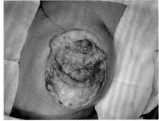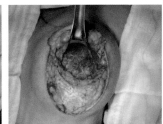

图 13-6　分离假体包膜

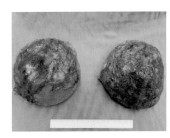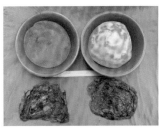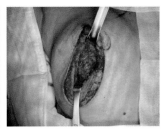

图 13-7　取出破裂假体（第三代假体，可见假体破裂，屏障层完整）

4. 内、外侧柱修整　将乳房推向内侧，垂直离断外侧乳房腺体组织，从而形成外侧的垂直柱状组织。用同样的方法将乳房推向外侧，垂直离断腺体组织形成内侧的垂直柱状组织（图 13-8）。在处理上内侧组织时一定要格外小心，注意不要损伤其组织蒂部血运，分离下三角皮肤与皮下组织，用 3-0 Vicryl 缝线将下方的真皮蒂向上牵拉，缝合至乳房乳头乳晕后方胸大肌筋膜表面，填充乳房。

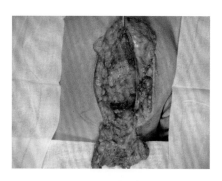

图 13-8　修整下方及内、外侧腺体

5. 关闭内、外侧柱　确认术区止血彻底后，用 3-0 Vicryl 缝线在胸大肌表面自腺体头侧皮下至乳头乳晕复合体水平进行拉拢缝合，缝合时尽量将组织收紧，进而使重新塑形后的乳房上极外形更圆润且饱满突出。剩余的上蒂组织可不固定于胸大肌底部，以保障乳房的活动度（图 13-9）。

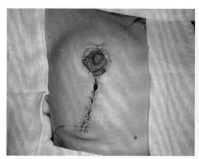
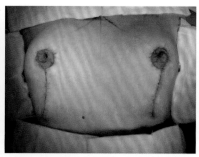

图 13-9　关闭内、外侧柱

6. 放置引流　应于每侧乳房各留置 1 根负压引流管，特别是对于实质组织大量去除的地方，皮下放置引流，减少猫耳畸形。负压引流更应放置到位，妥善固定引流管并保证引流通畅。

7. 观察两侧乳房对称度　新形成的乳晕上方可暂时固定于其 3 点、6 点、9 点、12 点方向的乳房皮肤上，并可调整乳头乳晕的方向，即皮肤褶皱度。之后先用丝线将乳头乳晕 6 点方向和左、右两侧分离后形成的三角皮瓣区进行固定。在其他部位用缝合钉进行简单对拢固定，对裂开的乳房组织进行塑形，也更方便后续进行缝合。

8. 切口缝合　缝合创面时，最关键的部位是垂直柱状组织顶端，位于乳晕 6 点方向。在外侧，用 3-0 Vicryl 线将腋前线附近的组织拉拢至乳房中线，经此塑形后可在乳房侧面形成理想的弧度。内侧及外侧的实质组织用 3-0 Vicryl 缝线缝合。皮肤则用 4-0 Monocryl 缝线缝合切口，可用四点方盒形缝合拉拢垂直切口，缩短垂直瘢痕的长度。乳头乳晕复合组织的位置调整可在患者平卧位时进行，定位无误后，其余乳头乳晕区用 CV-4 Gorotex 缝线行皮下荷包缝合，然后用 4-0 Monocryl 缝线行皮内缝合。手术结束时，观察新塑形的乳房呈现稍平的下极、圆形的上极且乳头轻度指向下方，即所谓的"倒置"乳房。

七、术后患者管理

术后患者应于短期内避免剧烈活动，但可做行简单动作。术后连续 3 d 引流量 < 20 ml/d 可拔除引流管，对于术中脂肪较多者，可适当延长引流管放置时间。拔除引流管之后，患者应 24 h 穿塑形胸衣 6 ~ 8 周（图 13-10）。鼓励患者进行徒步锻炼，术后 3 周开始进行固定单车等不需要剧烈运动上肢运动，全身运动可从术后 8 周开始进行。

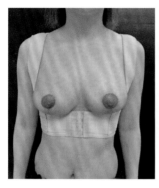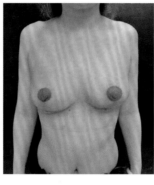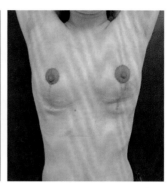

图 13-10　术后 1 个月

八、并发症

1. 血肿　术后早期和晚期均有血肿形成的可能。早期血肿的出现可能是由于切除组织而引起血管痉挛，或者术后肾上腺素失去作用后血管复张而引起出血。也有部分患者未能进行患肢的良好制动，在剧烈活动后导致早期术后出血，形成血肿。晚期血肿的形成多为严重咳嗽、呕吐造成血管周围组织和缝线的牵拉，或引流管拔除过早等其他原因。若血肿已初步形成，可拆除几针缝合线，进行挤压，将血肿挤出。若此时还有活动性出血，可行手术探查和加压包扎并制动。对于少量的或已无法抽吸的血肿，可密切随访观察，待血肿机化自行吸收或抽液处理。

2. 感染　感染的形式多种多样，特别是假体破裂术后感染的风险更高。建议术中及术后预防性使用抗生素。若已形成脓腔，则可进行穿刺抽液和局部抗生素冲洗。

3. 血清肿　是假体破裂修复术后较为常见的并发症，必须保证引流管位置恰当及引流通畅，必要时穿刺抽吸。

4. 切口裂开及愈合不良　其发生多与创缘组织张力过大、缝合不佳、感染、脂肪坏死或组织血供不足有关。明确病因后，一般行保守治疗。一旦出现组织坏死，则须彻底清创至新鲜出血创面，加强局部创面的护理。必要时行二次手术局部处理（图 13-11）。

5. 乳头乳晕缺血坏死　是罕见的并发症，乳头乳晕动脉供血不足或静脉回流不畅

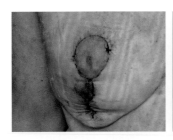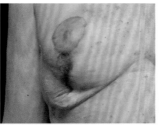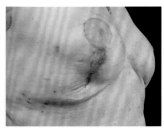

图 13-11　垂直臂，张力过大，缝合后切口不愈合，保守治疗 2 个月后基本愈合

是其主要诱因。血供障碍的征象通常会在术中或术后即刻出现。对于内侧蒂患者，在术中可明显发现，应立即拆除任何有可能影响血供的缝线并对组织血流情况进行评估。部分患者加压包扎可能加重乳头乳晕坏死的风险，若发现乳头已有缺血表现，可立即解除加压。吲哚菁绿等荧光素的术中应用有助于对组织灌流情况进行判断，但是存在过敏的风险，患者的尿液也会因此染色。

九、病例

（一）病例一

1. 简要病史　某 36 岁女性，因"假体植入术后 5 年余，左侧乳房胀痛 2 天"入院。

2. 乳房情况

（1）乳腺彩超：右侧乳腺 10 点乳头旁可见一个低回声结节，大小约为 8 mm×3 mm，形态规则，平行方位，边缘完整，内部回声均匀，未见点状强回声，BI-RADS 3 类。两侧胸大肌深面各见一个扁圆形囊性暗区，两侧乳头水平胸大肌厚度约为 2 mm（右），2.5 mm（左），边缘清楚，右侧规则，左侧皱缩，内部呈无回声区，后方回声增强。乳房假体植入术后，左侧假体破裂。

（2）乳腺 MRI：两侧乳房假体植入术后改变，右侧假体形态欠规则，包膜部分皱缩并可见"鼠尾征"，边缘连续；假体周围可见少许长 T2 信号积液。左侧假体可见"双腔"，内腔为硅胶信号，外腔为液体信号，内包膜部分皱缩，包膜下可见部分液体信号充填；外包膜下缘可疑局部不连续，邻近左胸壁可见少量长 T2 信号影。增强扫描左侧假体纤维包膜可见较明显强化（图 13-12）。

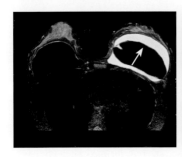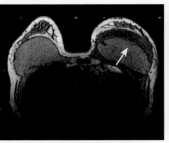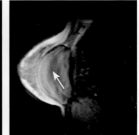

图 13-12　病例一乳腺 MRI

箭头所指为左侧硅胶假体囊内破裂

3. 患者术前、术后照片　见图 13-13 ~ 图 13-15。

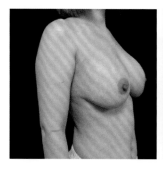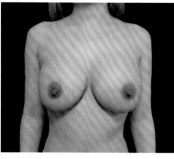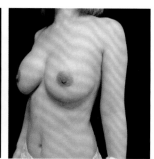

图 13-13　术前照片

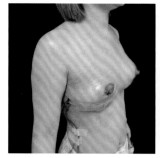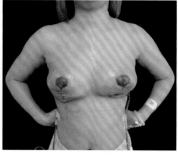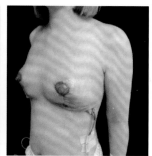

图 13-14　术后 3 d 照片

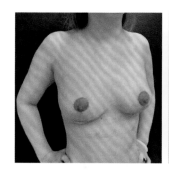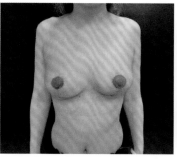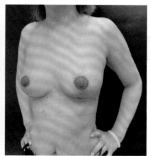

图 13-15　术后 1 个月照片

（二）病例二

1. 简要病史　某 53 岁女性，因"假体植入术后 20 年余，左侧乳房变硬并胀痛 2 个月"入院。体格检查：右侧 9 点距离乳头 2 cm 可触及肿物，大小约为 1 cm×1 cm。术前照片见图 13-16。

2. 肿物情况

（1）乳腺彩超：乳腺组织与胸大肌之间见一个扁圆形囊性暗区，边缘不清，形态欠规则，右侧囊内见条带状高回声，囊外未见明显异常回声，右侧乳腺皮下软组织内见多发强回声团。左侧囊内及囊外见多发斑片状等回声。双侧腋窝见多发强回声团，较大者直径约为 40 mm（R）、21 mm（L），边界清楚，淋巴结门未见明确显示，后伴声影，CDFI 未见明显血流信号（图 13-17）。

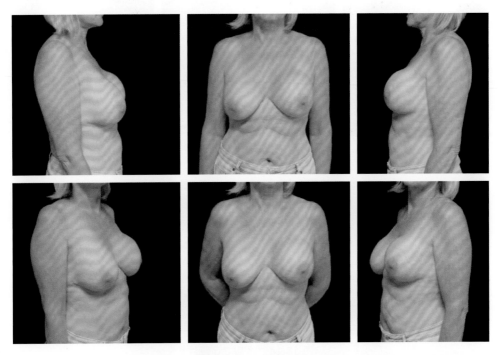

图 13-16　术前照片

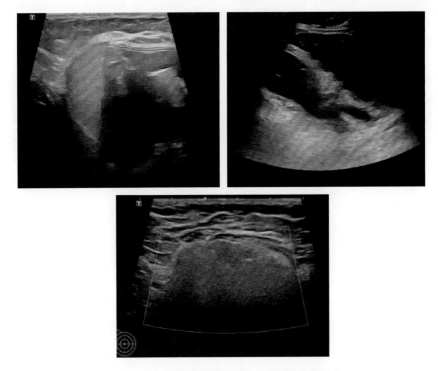

图 13-17　彩超显示假体破裂、腋窝肿大淋巴结

（2）乳腺 MRI：见图 13-18 ~ 图 13-21。

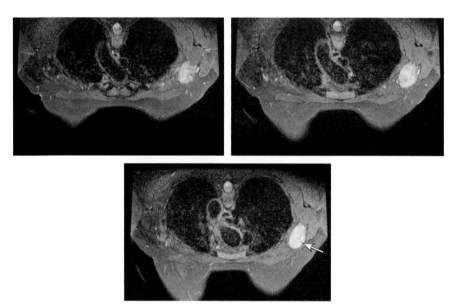

图 13-18 磁共振成像示腋窝硅胶淋巴结病

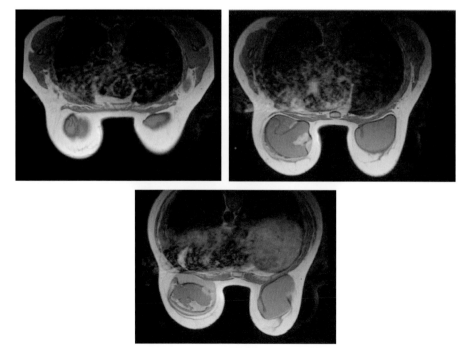

图 13-19 MRI T2 加权像

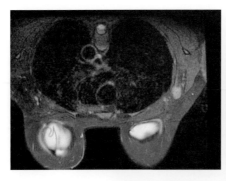
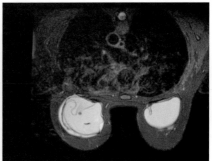
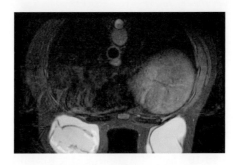

图 13-20　MRI T1 加权像

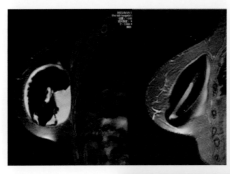
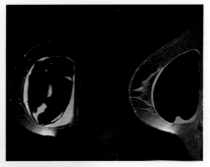
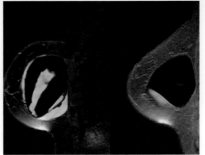

图 13-21　双侧假体破裂不同

（3）术前设计：见图 13-22。

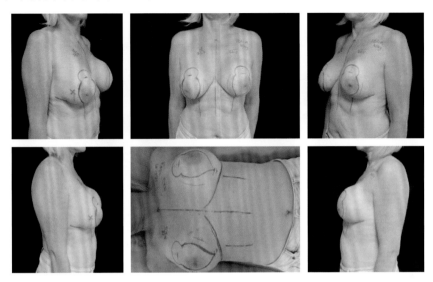

图 13-22 术前设计

（4）手术步骤：见图 13-23 ~ 图 13-28。

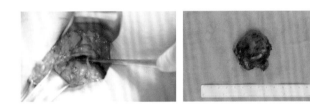

图 13-23 右侧腋窝淋巴结切除活检

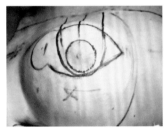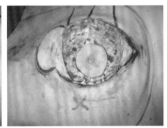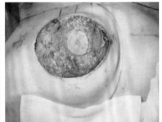

图 13-24 去表皮，保留内侧蒂

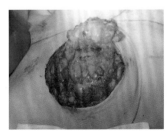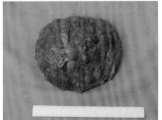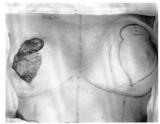

图 13-25 取出假体

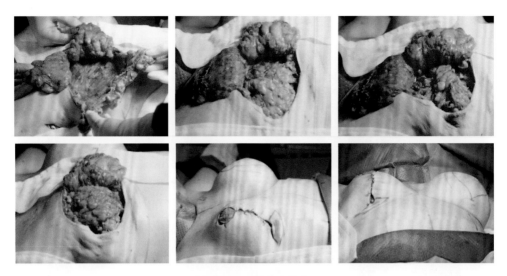

图 13-26 叠瓦式修复

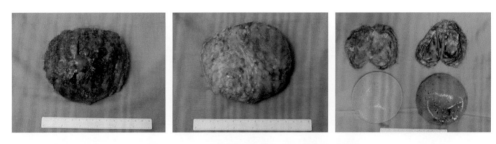

图 13-27 右侧假体渗漏，左侧假体破裂

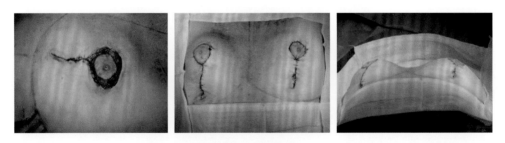

图 13-28 修复缝合

（5）假体破裂手术视频：假体外包膜打开之前，可见外包膜完整，右侧假体相对柔软，左侧假体质地硬，可变形程度低。假体外包膜完整，剪开右侧假体外包膜，可见内含假体渗漏，包膜内有少量黏稠白色硅胶液体，未见破裂。剪开左侧假体外包膜，有大量黑褐色液体溢出，硅胶假体膜明显破裂，硅胶流出。

（6）术后效果：见图 13-29 ～ 图 13-31。

假体剪开

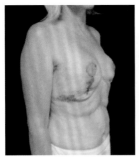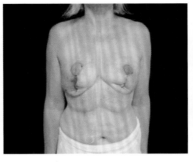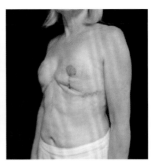

图 13-29 术后照片

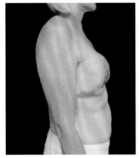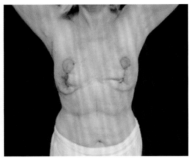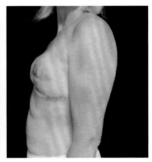

图 13-30 术后乳房下皱襞皮肤稍增多，大约 3 个月消失

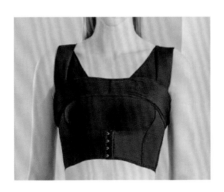

图 13-31 术后穿塑形胸衣

第二节 假体破裂取出即刻扩张器重建

一、概述

硅胶假体隆乳或乳腺癌切除术后乳房重建已被广泛应用于临床实践。因其并发症少，假体选择比较个性化，成为目前普及较广的隆乳手段。随着黏性硅胶假体的出现，如今游离凝胶囊外渗漏已成为不太常见的并发症。然而，不管假体质量或寿命如何改

善，破裂仍是一个常见现象。假体破裂常导致疼痛和乳房变形，但是大部分假体异常只能通过影像学检查发现。常见的并发症还有包膜挛缩、假体渗漏引起的肉芽肿和淋巴结肿大，需与乳腺恶性肿瘤淋巴结转移相鉴别。虽然游离硅胶的严重全身反应尚未得到证实，但清除游离硅胶，包膜切开或切除术同时行扩张器植入，二期假体置换，是解决此类问题的有效方法。

二、假体破裂对健康的潜在影响

破裂的硅胶植入物可能与局部症状有关，也可能与局部症状无关，例如乳房、腋窝或邻近区域（例如胸部和腹部的皮下组织）的可触摸肿块。有时患者会经历乳房形状或体积的变化。破裂的硅胶植入物也可能导致疼痛、刺痛、肿胀、麻木或乳房变硬。一项动物研究表明，乳糜过多也可能导致包膜变硬，并可能导致包囊挛缩。整体证据不支持破裂与结缔组织疾病或癌症之间的联系。法国曾有一名女性出现假体破裂后患有间变性大细胞淋巴瘤。然而，没有证据表明硅胶植入物破裂与间变性大细胞淋巴瘤之间有任何直接联系，因为在盐水填充植入物的患者中也有间变性大细胞淋巴瘤的报道。

长期以来，假体破裂一直被认为是乳房植入物的潜在并发症。假体破裂的发生率随着时间的推移而增加，并且大多数破裂是无症状的，不能单独通过体检发现。现代植入物采用更耐用的弹性材料制成外壳，形成凝胶渗出的屏障，并且比早期的充气装置含有更多的黏性硅胶。由于这些原因，与旧一代硅胶假体相比，新一代硅胶假体可以减少破裂的可能性。临床上必须制订详细的计划，采用严格的手术技术来防止硅胶假体损伤，按计划随访。

三、病例

本节展示一例特殊的囊外假体破裂临床病例，患者植入第二代硅胶假体，体积为220 ml，品牌不详。假体位于胸大肌后。在对右侧乳房加压时，一部分假体移动到外上象限，提示囊外假体破裂。

1. 患者一般情况　以"双侧假体植入术后 20 年，左侧乳头肿物 4 年"入院。

2. 超声检查　左侧乳头旁囊实性回声，考虑 BI-RADS 4a 类病变（图 13-32）。右侧乳腺组织与胸大肌之间见一个囊性暗区，前后径缩小，囊壁皱缩，局部连续性中断，边缘模糊，形态不规则，内部回声混杂，假体周围回声混杂，呈"暴风雪"征（图13-33）。

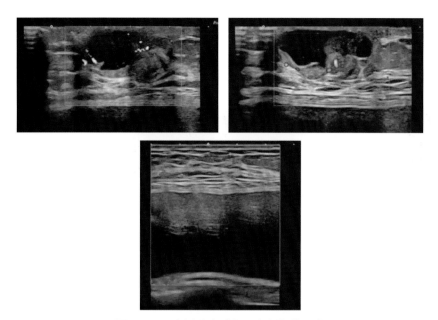

图 13-32　左侧乳房肿物，左侧假体正常

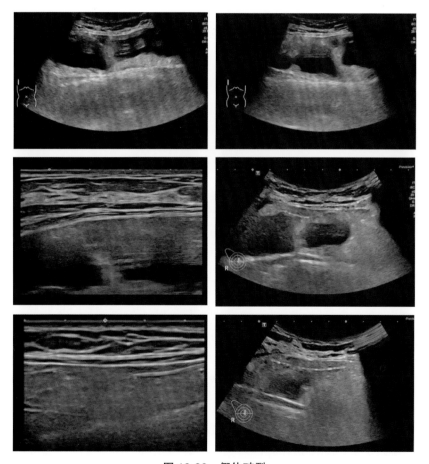

图 13-33　假体破裂

3. 磁共振成像　乳房假体包膜内破裂所表现的"发丝征"是在假体高信号的硅胶中见低信号曲线影。包膜外假体破裂是硅胶突破纤维包膜，硅胶作为异物长期刺激乳腺实质，引起硅胶炎性肉芽肿。

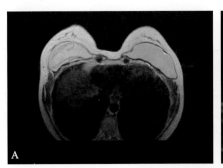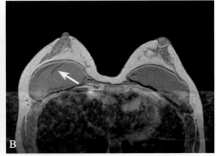

图 13-34　磁共振成像

A. T1WI，B. T2WI

右侧乳房填充物内可见条带状 T1WI 及 T2WI 低信号影，增强扫描填充物未见强化，边缘可见较明显强化。箭头所指为右侧"发丝征"

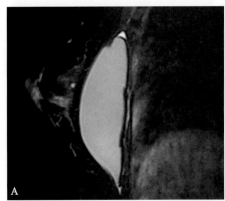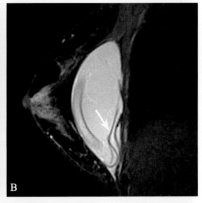

图 13-35　矢状位

A. 右侧乳房，B. 左侧乳房，箭头所指为右侧假体囊外破裂

4. 操作流程

（1）体位准备：患者取仰卧位，双侧上肢外展 90°，气管插管全身麻醉后使用延长管，管子固定于一侧，常规消毒、铺巾，将患侧上肢包裹无菌巾并用无菌绷带从远心端向近心端缠绕后外展 90° 固定。

（2）切除左侧乳房肿物：患者取平卧位，采取乳晕旁菱形切口，包含乳晕区凸起变色部分，使用眼科剪细心剪除真皮下肿物，避免弯钳牵拉损失皮肤，完整保留肿物下皮肤，保持皮下肿物的完整性（图 13-36）。

（3）左侧假体取出和包膜切除：取左侧腋窝原切口，切开皮肤，分离皮下组织至胸大小肌间隙，建立腔镜间隙，置入腔镜保护套，启动恒压气腔。保护胸内侧神经。

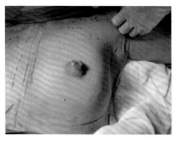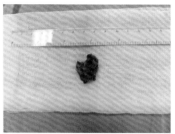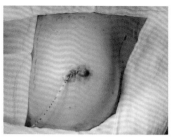

图 13-36　乳晕区顺时针 5 ~ 9 点肿物隆起，乳头歪斜，乳头下肿物

切开周围囊，内含乳头状组织；乳头后肿物切除，修剪周围组织，乳头乳晕重建，放置引流

　　腔镜下见假体包膜，分离胸大肌后方，分离头侧和足侧假体包膜（图 13-37）。切开假体包膜，取出假体，旧假体体积为 220 ml。假体周围包膜局部增厚，剔除大部分包膜，用电凝钩将肋骨表面少量包膜烧灼成粗糙面（图 13-38）。

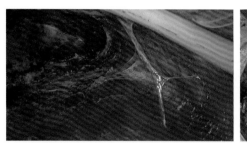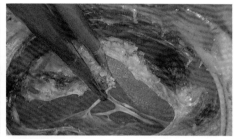

图 13-37　腔镜下见假体包膜及假体

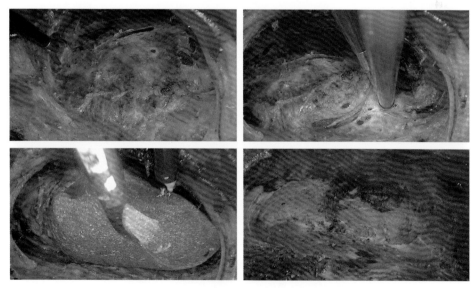

图 13-38　右侧假体取出并剥除假体包膜

　　（4）右侧假体取出和包膜切除：取右侧腋窝原切口，切开皮肤，分离皮下组织至胸大小肌间隙，建立腔镜间隙，置入腔镜保护套，启动恒压气腔。腔镜下见假体包膜，

分离胸大肌后方，可见淡黄色黏稠液体流出。继续快速分离头侧和足侧假体包膜。切开假体包膜。大量液化硅胶组织流出，用纱球将破裂的黏稠假体装入标本袋中。通过干擦、盐水及聚维酮碘灌洗的方式去除肉眼可见的硅胶碎片。假体周围包膜局部增厚，剔除包膜，用生理盐水、稀释聚维酮碘溶液反复大容量灌洗残腔，再次检查并剔除增厚的包膜，剔除纤维隔组织，用电凝钩将肋骨表面少量包膜烧灼成为粗糙面（图 13-39）。

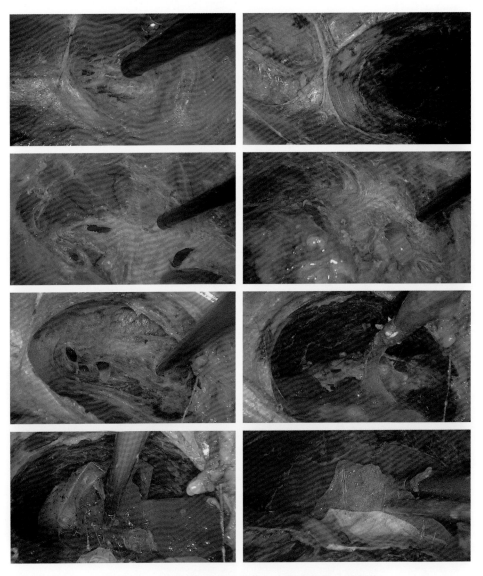

图 13-39　右侧破裂的硅胶假体，左侧完整的硅胶假体

（5）留置引流：左侧放置 1 根引流管，右侧放置 2 根引流管，特别是对于实质组织大量去除的地方，负压引流更应放置到位，妥善固定引流管并保证引流通畅。

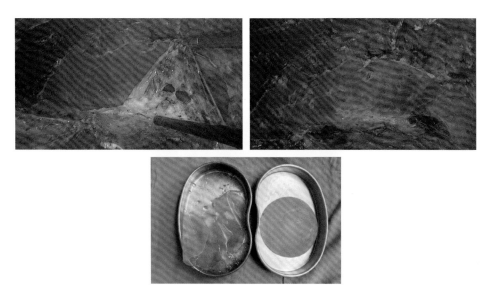

图 13-39（续）

（6）一期重建：用生理盐水反复冲洗残腔，稀释聚维酮碘溶液浸泡 10 min，左侧植入体积为 225 ml 中凸光面圆形假体。右侧植入直径为 11.3 mm 的扩张器，扩张器内注入 200 ml 生理盐水，术区加压包扎。

5. 术后患者照片　见图 13-40 ~ 图 13-43。

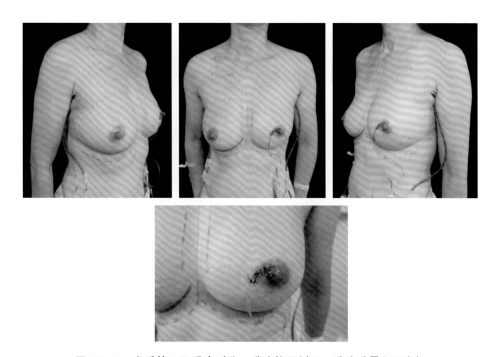

图 13-40　术后第 1 天乳房对称，乳头偏歪纠正，乳头乳晕血运良好

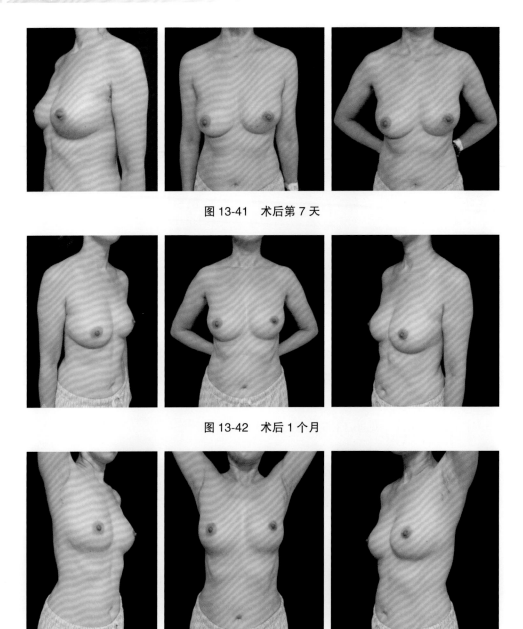

图 13-41　术后第 7 天

图 13-42　术后 1 个月

图 13-43　术后腋窝隐蔽切口

第三节　假体破裂伴硅胶肉芽肿淋巴结病

一、概述

流行病学研究显示，乳房假体不引起乳腺癌或任何其他类型的肿瘤。在极为罕见的情况下，植入物与乳房原发性非霍奇金淋巴瘤的发生有关，主要是间变性大细胞淋巴瘤（ALCL）亚型，其发生率为每年每10万名隆乳女性中0.1～0.3例。研究报道，第三代植入物5年无破裂生存率为98%，10年无破裂生存率为83%～85%。第四代植入物10年总体破裂率为13%。然而，即使植入物表面保持完整，微小的硅滴也可以迁移到身体组织中。有机硅颗粒可被运输到局部淋巴结，引发肉芽肿反应，可表现为多核巨细胞吞噬引起的淋巴结病，然而其发病率仍然是未知的。

硅胶假体出现假体囊外破裂时被称为硅胶破裂"大出血"，硅胶颗粒从假体中散布出来，经皮、导管内或筋膜途径在囊外播散到腋窝、乳房或胸壁淋巴结引起肉芽肿反应，被称为硅胶肉芽肿，发生在乳房实质、腋窝及胸壁淋巴结中，与乳腺癌转移类似。淋巴结多表现为无痛、较大、多发、质硬，淋巴结中含有硅胶颗粒瘤的称为淋巴结病，或硅瘤。

在病理学检查中，肉芽肿是机体对异物的生物反应，有机硅肉芽肿的特征是多核巨细胞和组织细胞含有泡沫状的、空的、大小不一的细胞质，代表有机硅颗粒，而基质中可能有一些空泡。这些无色颗粒对入射光的折射减弱，在偏振光下可观察到双折射异物。文献报道假体中硅胶油引起的脂肪肉芽肿显示典型的异物型肉芽肿炎症反应，以多核为主的组织周围有多个间质脂肪空泡。

二、假体破裂取出的适应证

（1）有疼痛、形态不对称症状。

（2）不排除乳腺癌。

（3）乳腺癌患者假体重建术后出现硅胶淋巴瘤病。

三、假体破裂取出的相对禁忌证

（1）无感染或疼痛等任何症状。

（2）患者拒绝手术。

四、术前准备

全身麻醉诱导后，将患者置于仰卧位，患侧靠近床缘，乳腺癌需行腋窝淋巴结操作时上肢外展90°（图13-44）。

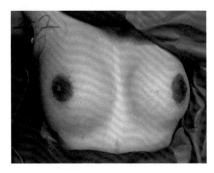

图13-44 术前照片

五、手术流程

1. 经腋窝切口淋巴结活检 取腋窝弧形切口，切开皮肤，可见成串肿大淋巴结，小心分离、保护周围组织和血管，切除肿大的淋巴结并送检（图13-45）。

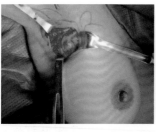
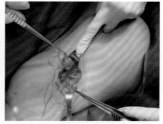
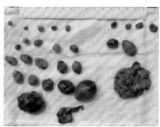

图 13-45　腋窝淋巴结

2. 取出假体　取假体植入原经乳晕切口，切开皮肤，分离皮下组织，见假体包膜，提起包膜并剪开，吸出破裂囊液，逐步显露假体，寻找破裂位置，取出假体（图 13-46）。需用聚维酮碘清洗假体腔内的硅胶。

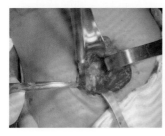
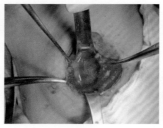
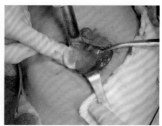

图 13-46　取出假体

3. 切除假体包膜　由于破裂的硅胶刺激，假体包膜增厚，需仔细分离并完整切除假体包膜（图 13-47）。

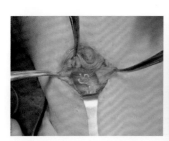
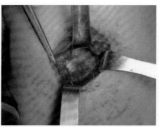
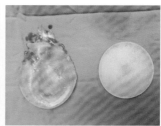

图 13-47　切除假体包膜，毛面圆形假体外壳完全解体

4. 乳房塑形　游离包膜周围腺体，叠瓦式缝合，塑造乳房凸度。

5. 引流及包扎　放置 1 根引流管，持续低负压吸引，妥善固定后皮下缝合关闭切口。乳房周围用弹性胸围或绷带加压包扎，腋窝手术部位适当加压包扎，切口换药时注意观察乳头乳晕血运，必要时使用硝酸甘油涂抹于乳头乳晕周围，促进血液循环。

六、操作难点与要点

（1）假体破裂后，假体腔污染，双侧假体取出时需先取出未破裂的假体。

（2）对已破裂的假体，需先提起包膜，去除渗液，然后去除破裂假体。因硅胶假体不溶于水，很难清洗，需用0.5%聚维酮碘浸泡和冲洗残腔。

（3）假体取出后，乳房塌陷。如患者年龄较大，局部污染严重，不建议一期重建。考虑延期重建的患者可直接关闭切口；不考虑延期重建的患者，予叠瓦式缝合腺体，塑造具有一定凸度的乳房。

假体破裂溢出

取出破裂假体

七、围手术期管理

（1）全身麻醉清醒前取平卧位，吸氧2～3 h，待血压平稳后改为半卧位，以利于引流、改善呼吸功能。

（2）术后注意观察腋窝引流情况，3 d内患侧肩关节制动，避免上臂外展。

（3）观察切口敷料干燥、弹性绷带的松紧度。

（4）观察乳房皮肤，特别是乳头乳晕区。

（5）妥善固定引流管，低负压吸引3～7 d，观察引流液体的性状及引流量，及时发现出血或引流不畅，连续3 d引流量小于30 ml/d可拔管。

（6）饮食：给予营养丰富、易消化的食物，有利于患者术后恢复。

第十四章　聚丙烯酰胺水凝胶取出修复

一、概述

注射隆乳术是一项发展中的技术，常用于乳房隆乳，但临床结果有许多有争议的报告，主要问题是渐进式脂肪再吸收、微钙化和脂肪液化。在生物材料方面，石蜡、凡士林、植物油、羊毛脂、蜂蜡、生物胶和硅胶自 20 世纪初以来一直被使用，但结果并不理想。在西方国家，几乎所有这些材料都被放弃和禁止使用，因为它们会产生相当大的异物反应，包括溃疡、炎症、硬化、红斑、肉芽肿和注射材料的转运。

聚丙烯酰胺水凝胶（hydrophilic polyacrylamide gel）又称奥美定（Amazingel）或人造脂肪，是一种无色透明类似果冻状的液态物质，主要用于体表各种软组织凹陷性缺损的填充、增大组织容量。1999 年 2 月，欧盟批准聚丙烯酰胺水凝胶用于隆乳。自 1997 年以来，中国从乌克兰进口聚丙烯酰胺水凝胶用于隆乳。

聚丙烯酰胺水凝胶作为复合材料，对人体是无毒的。但是构成聚丙烯酰胺水凝胶的单体丙烯酰胺（acrylamide）有神经毒性、生殖毒性、免疫毒性及潜在致癌性。注射亲水性聚丙烯酰胺水凝胶隆乳后会出现不同程度的并发症，包括乳房感染、血肿、炎症、乳房硬块、胸大肌炎、乳房变形及远距离移位等，也可能增加癌症发生的风险。国内报道聚丙烯酰胺水凝胶注射隆乳术并发症发生率为 1.44%（12/833）~ 18.21%（262/1432）。66.66% ~ 76.71% 的并发症患者出现硬结和聚丙烯酰胺水凝胶引起的乳房肿块，而并发症患者的感染发生率为 6.87% ~ 33.33%。国家食品药品监督管理总局于 2006 年 4 月 30 日撤销了聚丙烯酰胺水凝胶相关产品的《医疗器械注册证》，全面停止该产品的生产、经营和使用。

二、常见临床表现

1. 血肿　血肿是一种罕见的急性疾病，伴有弥漫性皮下积血、皮肤波纹以及疼痛的肿块。如果血肿较小，乳房轻度压痛和慢性充血可能持续数月，血肿区域会出现肿块或硬膜。多数由于术中盲目操作、大容量注射凝胶扩张、止血不可靠等原因造成。

2. 炎症和感染　通常表现为亚急性症状，如乳腺炎伴局部组织充血、压痛、异常肿胀、皮疹或红斑、发热，需要进行培养和药敏试验。

3. 疼痛　乳房疼痛是胸大肌炎症或肌筋膜炎症的常见症状。常见原因是手术损伤、聚丙烯酰胺水凝胶对乳房组织或肌肉的刺激、凝胶囊收缩、血肿或慢性炎症。上肢活动时疼痛加重，同时需与肿瘤、血肿和感染相鉴别。当乳房疼痛持续存在时，建议切除聚丙烯酰胺水凝胶。如果需要抽吸聚丙烯酰胺水凝胶作为治疗方式，需要强调的是，由于肌筋膜炎和肌炎的原因是复杂的，术后疼痛的乳房可能不会完全恢复。

4. 泌乳　建议妊娠期间保持乳房良好的支撑，分娩后抑制泌乳，以避免哺乳期发生乳腺炎时与植入物相邻，影响哺乳期乳腺炎的治疗。

5. 肿瘤　聚丙烯酰胺水凝胶隆乳术并发症处理后是否存在残留的乳腺实质对人体的影响，以及注射聚丙烯酰胺水凝胶后伴发的乳腺癌尚无定论。与硅胶假体不同，当聚丙烯酰胺水凝胶隆乳术后发生并发症时，注射凝胶的边界不清晰，即使进行多次手术，也很难清除残留的凝胶。可能会引起患者对乳腺实质残留聚丙烯酰胺水凝胶的担忧和焦虑，并降低乳房肿瘤早期诊断的可能性。聚丙烯酰胺水凝胶因具备抗凝作用和良好的渗透性用于人工肝脏和肾脏，此优点成为软组织植入的缺点，导致乳房组织出血倾向增加。

彩超检查可见乳腺组织多发不规则无回声或低回声区，范围在皮肤表面下或腺体内部、腺体后方，与周围回声密集的软组织交界处轮廓不规则。病理学检查可见聚丙烯酰胺水凝胶被膜周围及周围软组织可见大量巨噬细胞和多核巨细胞。慢性炎症细胞浸润乳腺，囊内毛细血管扩大，可见异物空洞。

三、乳房聚丙烯酰胺水凝胶取出修复方法

1. 乳房聚丙烯酰胺水凝胶取出　管吸术是治疗乳房聚丙烯酰胺水凝胶硬结、肿块和血肿的有效方法。在硬结附近乳房隐蔽处取 4 mm 切口，插入长套管至硬结、肿块或血肿处，注射含抗生素的生理盐水，按摩以软化肿块，用 10 ml 注射器抽吸植入的聚丙烯酰胺水凝胶血团，可在超声引导下重复多次抽吸。也有文献报道抽吸可能造成注射物移位、种植，造成组织创伤，产生新的并发症。对于聚丙烯酰胺水凝胶难以取出的患者，可采用开放吸引手术，打破纤维囊，暴露聚丙烯酰胺水凝胶，联合腔内和腔外皮肤按摩，清除聚丙烯酰胺水凝胶，并将含抗生素的生理盐水冲洗并注入腔隙进行冲洗。因为注射的聚丙烯酰胺水凝胶肿块被位于乳腺组织和（或）胸大肌不同层的许多薄纤维囊分隔开，手术室需同时切除包膜。必要时切除部分异常组织。

根据聚丙烯酰胺水凝胶在乳房中游走的不同范围、深度以及诱发的感染程度，取相应的切口（如经乳晕切口、腋窝切口、乳房下皱襞切口或胸外侧切口）进行手术，包括开放手术或腔镜手术，手术类型包括聚丙烯酰胺水凝胶吸出术、乳腺部分切除术。

2. 乳房修复　外科医师不仅要排除潜在的肿瘤并移除注射凝胶，还要修复乳房轮

廓并为患者提供心理支持，这是非常重要的。

对于强烈要求乳房轮廓重建的患者，可使用硅胶乳房假体的双平面入路进行立即重建。双平面即刻重建可防止乳房假体触及边缘，有利于调整假体与软组织的关系，获得比较满意的乳房形状。然而，即刻乳房修复的适应证非常严格：①没有乳房肿瘤和感染；②去除90%以上的聚丙烯酰胺水凝胶；③在胸肌和（或）胸大肌筋膜下间隙没有残留的聚丙烯酰胺水凝胶；④有足够的健康乳腺组织和胸肌覆盖乳房假体；⑤乳房下皱襞完整或可同时重构；⑥没有系统性疾病或心理问题。对于有多种病理改变或正常组织量不足的患者，建议进行严密的临床观察或延迟重建。

聚丙烯酰胺水凝胶注射隆乳术并发症的临床诊断及处理对策见图14-1。

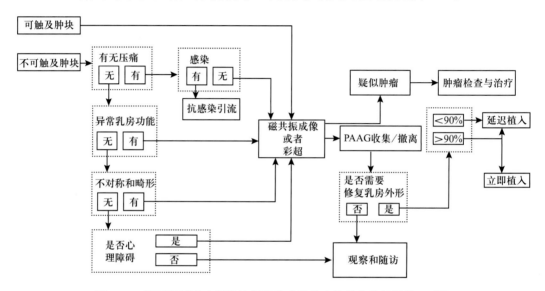

图 14-1 聚丙烯酰胺水凝胶注射隆乳术并发症的临床诊断及处理对策

第一节　腔镜乳房聚丙烯酰胺水凝胶取出并假体重建

一、术前检查

评估聚丙烯酰胺水凝胶的范围。

1. 排除恶变　术前磁共振成像检查一方面可用于评估术前聚丙烯酰胺水凝胶的范围及深度；另一方面可排除相关的感染或乳腺恶性肿瘤。

2. 明确聚丙烯酰胺水凝胶的位置　注射入乳房的聚丙烯酰胺水凝胶呈凝胶状，在体内随身体活动和肌肉收缩可以沿组织间隙渗透和蔓延，在局部形成肿块或呈结节样散布于乳房周围，甚至游走至身体其他部位。术前应进行乳腺 MRI 和胸部 CT 检查，评估聚丙烯酰胺水凝胶的范围，判断胸部肌肉内、腋窝是否存留聚丙烯酰胺水凝胶，明确是否有聚丙烯酰胺水凝胶向锁骨下、腹部皮下或背部等处游走。

二、手术流程

1. 体位　全身麻醉诱导后，将患者置于仰卧位，患侧靠近床缘，腔镜操作时患肢前臂屈曲90°，弯钳固定在头部上方。

2. 手术器械准备　手术器械主要包括直径为 10 mm、视角为 30° 的前斜视镜镜头、多通道单孔腔镜穿刺器（STARPORT）、智能排烟系统、腔镜切口保护套、电凝钩、超声刀、分离钳及电凝棒等。

3. 术前评估和标记聚丙烯酰胺水凝胶范围　见图 14-2。

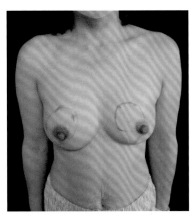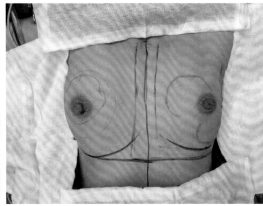

图 14-2　术前评估和标记聚丙烯酰胺水凝胶范围

4. 建立气腔　采用非溶脂法建腔和进行层面解剖。取腋窝弧形切口或根据聚丙烯酰胺水凝胶游走的位置选择胸外侧切口，长 4 ~ 5 cm，切开皮肤，分离皮下组织至胸大小肌间隙。置入一次性腔镜切口保护套，安装一次性多通道单孔腔镜穿刺器，连接智能排烟系统，建立气腔，CO_2 压力设定为 8 mmHg，气体流量选择 40 L/min。

5. 清除胸肌内聚丙烯酰胺水凝胶　术前评估聚丙烯酰胺水凝胶如侵犯腋窝、胸大肌肌层，需予清除。聚丙烯酰胺水凝胶如侵犯胸大肌起点，予清除后需行胸大肌修补术（图 14-3，图 14-4）。

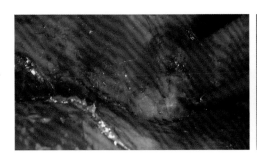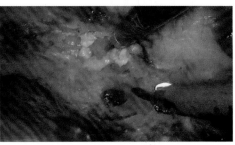

图 14-3　聚丙烯酰胺水凝胶侵犯胸大肌止点时，予部分切除胸大肌

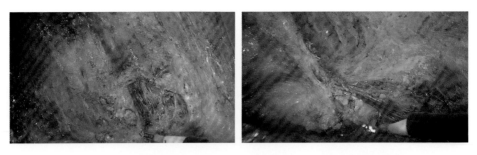

图 14-4 聚丙烯酰胺水凝胶侵犯胸大肌起点，予部分切除胸大肌

6. 清除乳房后间隙聚丙烯酰胺水凝胶 分离乳房后间隙组织，用电凝钩充分分离乳腺与胸大肌间组织至乳房边缘。对于聚丙烯酰胺水凝胶呈团块状分布的患者，在分离过程中注意保留部分聚丙烯酰胺水凝胶尚未侵犯的腺体组织（图 14-5）。对于聚丙烯酰胺水凝胶多处游走呈液态型的患者，采用吸引器进行抽吸，并用大量生理盐水冲洗，尽量肉眼清除干净，并将包膜完整切除（图 14-6）。

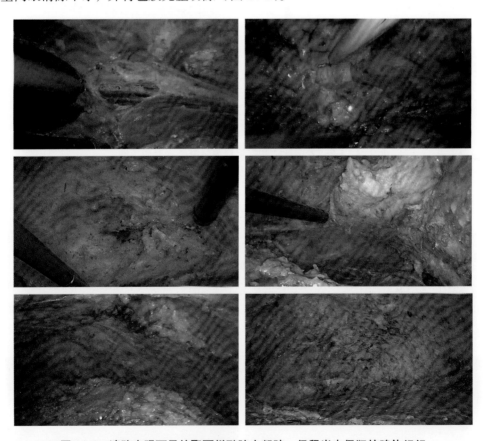

图 14-5 清除肉眼可见的聚丙烯酰胺水凝胶，保留尚未侵犯的腺体组织

7. 冲洗及止血 使用大量生理盐水充分清洗术区，严格止血。使用聚维酮碘浸泡术腔 10 min，放置负压引流管。硅胶假体放入庆大霉素生理盐水中浸泡 10 min。保留

腺体较多时，可将假体置于胸大肌前。无法保留腺体时，需用补片修补胸大肌，将假体植入补片后方。可吸收线皮下间断缝合关闭切口。

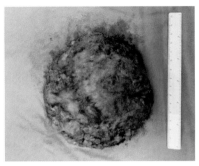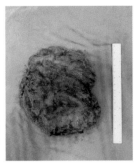

图 14-6　聚丙烯酰胺水凝胶及其包膜

三、手术操作要点和难点

（1）手术切口一般选择腋窝切口或根据聚丙烯酰胺水凝胶游走的位置选择胸外侧切口。

（2）如果聚丙烯酰胺水凝胶广泛侵犯腺体，腺体难以保留，应予全部切除。

（3）聚丙烯酰胺水凝胶包膜切除方法参考假体包膜切除的方法。

（4）如果聚丙烯酰胺水凝胶侵犯胸大肌，应行胸大肌楔形切除并修补。

（5）术中应取聚丙烯酰胺水凝胶侵犯的乳腺组织进行冰冻病理学检查，以判断组织是否存在癌变。

（6）聚丙烯酰胺水凝胶取出后，如果聚丙烯酰胺水凝胶呈团块状，乳腺组织破坏较轻，可同时做一期假体重建；如果聚丙烯酰胺水凝胶呈液态，乳腺组织破坏严重，患者出现乳房严重畸形，或存在感染可能，或存在其他不适合进行一期假体重建的因素，可先放置扩张器，待患者恢复后再行二期假体重建。也可行开放手术下的乳房缩小成型术。

四、围手术期管理

（1）术前完善相关检查，充分评估聚丙烯酰胺水凝胶的位置及范围。

（2）术中应彻底清除变性组织，使用大量生理盐水彻底冲洗，直至冲洗液清亮。

（3）术后放置负压引流管，适当加压包扎术区，连续 3 d 引流量小于 20 ml/d 可拔除引流管。

（4）术后 3 ~ 7 d 予抗生素抗感染治疗。

五、病例

（一）病例 1

1. 简要病史　某 43 岁女性，因"双乳聚丙烯酰胺水凝胶注射隆乳术后 20 余年"入院。

2. 病灶情况

（1）乳腺彩超：左内侧胸大肌层次欠清，左侧乳房可见多个混合回声灶，较大者范围约为 57 mm×20 mm（位于胸大肌与胸膜之间，9 ~ 12 点），52 mm×11 mm（位于腺体后方，5 点），22 mm×9 mm（位于腋窝），边界清楚，边缘完整，形态规则，内部回声均匀，未见钙化。右侧乳腺乳头下方可见 1 个混合回声灶，范围约为 55 mm×22 mm，边界尚清楚，边缘完整，形态规则，内部回声均匀。

（2）乳腺 X 线摄影：双侧乳房后间隙团片状异常密度灶，请结合 MRI 检查。双侧乳腺散在分布点片状及细点状钙化，考虑良性钙化可能。

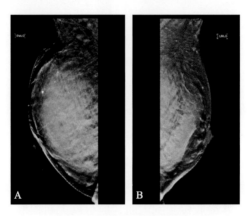

图 14-7　乳腺钼靶 MLO 位
A. 右侧乳房，B. 左侧乳房

（3）胸部 CT：双侧乳房后间隙见团片状等密度影，结合病史考虑异物（注射物）。右侧乳房内见一大小约为 55 mm×32 mm 类圆形等密度影，增强扫描未见强化。其中左侧团片状影形态欠规则，部分向前分布于左侧乳头后方及邻近乳晕皮下，部分向后延伸至左侧胸大肌后方并上下走行。

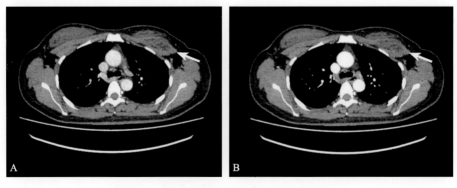

图 14-8　胸部 CT 静脉期（A）和动脉期（B）
箭头所指为聚丙烯酰胺水凝胶侵犯左侧胸大肌

（4）乳腺 MRI：双侧乳腺呈少量腺体型，腺体不均匀分布于乳头后方，中间夹杂透亮脂肪影，双侧乳腺结构稍紊乱。双侧乳房后间隙见团片状异常信号影，最大横截

面大小分别约为 77 mm×51 mm（右）、78 mm×58 mm（左），T1WI 呈低信号，T2-FS
呈高信号，右侧异常信号影中间尚见一个大小约为 43 mm×40 mm 的类圆形囊性信号
影，增强扫描上述改变各期未见明确强化，其中左侧团片状影形态欠规则，部分向前
分布于左侧乳头后方及邻近乳晕皮下，部分向后延伸至左侧胸大肌后方并上下走行，
上缘接近左腋窝水平，右侧团片状影形态较光整，均位于胸大肌前方。双侧乳房后间
隙异常信号影，结合病史考虑异物（注射物）（图 14-9）。

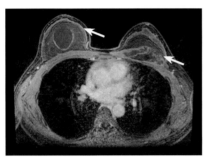 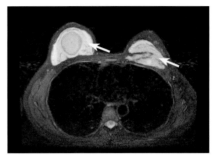

图 14-9　乳腺 MRI

箭头所指为乳房注射的聚丙烯酰胺水凝胶

3. 腋窝淋巴结情况

（1）乳腺彩超：双侧腋窝未见异常肿大淋巴结。

（2）胸部 CT：双侧腋窝见散在淋巴结，较大者短径约为 6 mm，形态尚规则，考虑
反应性淋巴结。

（3）乳腺 MRI：双侧腋窝见散在淋巴结，较大者短径约为 6 mm，形态尚规则，信
号均匀，考虑反应性淋巴结。

4. 手术视频

（1）聚丙烯酰胺水凝胶侵犯胸肌后导致手术空间狭窄，但是从下沉的角度可以判
断聚丙烯酰胺水凝胶侵犯的范围，因此选择腔镜充气逆序法切除有利于手术进行。

（2）由于胸大肌受到破坏，在聚丙烯酰胺水凝胶污染的环境中植入补片的感染风
险较高。切除聚丙烯酰胺水凝胶时，尽量保留正常的腺体用于覆盖假体。

聚丙烯酰胺水凝胶
侵犯胸肌

腔镜切除聚丙烯
酰胺水凝胶

聚丙烯酰胺水凝胶
取出并重建

5. 术后病理

（1）左侧乳房：乳腺及横纹肌组织内见较多无结构物质，未见肿瘤。

（2）右侧乳房：乳腺组织内见大量无结构物质，未见肿瘤。

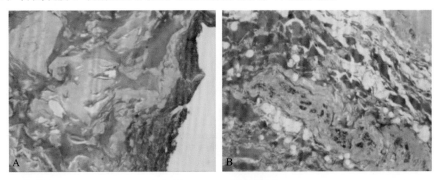

图 14-10　术后病理

A. 左侧乳房组织，B. 右侧乳房组织

6. 患者照片　见图 14-11 ~ 图 14-13。

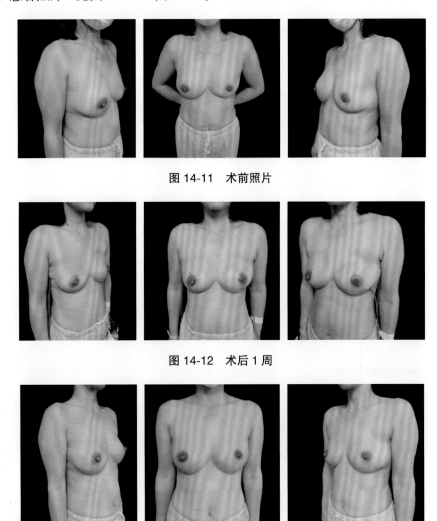

图 14-11　术前照片

图 14-12　术后 1 周

图 14-13　术后 1 个月

（二）病例2

1. 简要病史　某54岁女性，因"双乳聚丙烯酰胺水凝胶注射隆乳术后20年伴乳房畸形1年余"入院。

2. 病灶情况

（1）乳腺彩超：双侧乳腺后方可见低回声团，大小超过探头测量范围，内部回声不均匀，未见血流信号。双侧乳房皮下可见低回声团，大小约为44 mm×21 mm（右侧乳房边缘8点皮下），28 mm×16 mm（左侧乳房边缘4～5点皮下），部分与上述乳腺后方低回声团相连，内部回声不均匀，部分内见强回声团，未见血流信号。双侧腋窝未见异常光团或暗区。双侧乳腺后方、双侧乳房皮下低回声团，考虑双侧乳房注射术后改变。

（2）乳腺MRI：双侧乳腺后方间隙内见充填物影，呈T1WI低信号、T2WI高信号、边缘低信号改变，充填物区域边缘凹凸不平、局部皱缩，内部可见条带状T1WI及T2WI低信号影，增强扫描填充物未见强化，边缘可见明显强化，双侧乳腺充填物下方均可见多发不规则异常信号，局部融合，信号特点及强化方式大部分同上述病灶，右侧为著，较大层面范围约为89 mm×39 mm，部分边缘可见结节状强化灶，向下延伸至右侧侧腹壁皮下间隙。双侧乳腺腺体菲薄，未见异常信号及强化。腺体周围结构清晰，双侧皮肤未见增厚，右侧乳头略回缩。

3. 腋窝淋巴结情况

（1）乳腺彩超：双侧腋窝未见肿大淋巴结声像。

（2）乳腺MRI：双侧腋窝见少许小淋巴结，增强扫描明显强化，较大者短径约为6 mm。双侧腋窝少许小淋巴结，暂考虑反应性增生可能。

4. 影像学检查结果　见图14-14～图14-16。

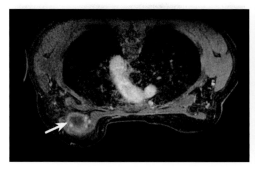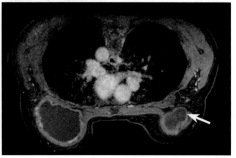

图 14-14　乳腺 MRI（一）

箭头所指为注射的聚丙烯酰胺水凝胶位于胸大肌与胸小肌之间

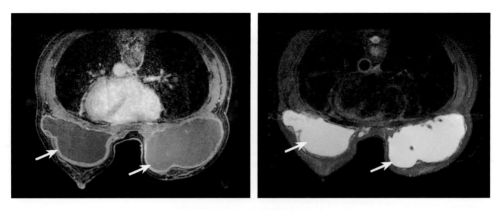

图 14-15　乳腺 MRI（二）
箭头所指为乳房注射的聚丙烯酰胺水凝胶

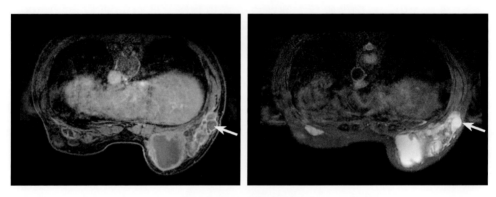

图 14-16　乳腺 MRI（三）
箭头所指为右侧侧腹壁皮下间隙的聚丙烯酰胺水凝胶

5. 手术过程　见图 14-17。

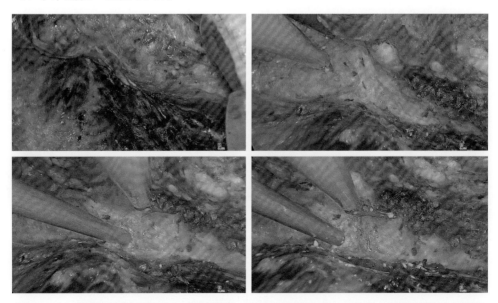

图 14-17　完整切除聚丙烯酰胺水凝胶囊袋，组织上黏附的黄色颗粒物为聚丙烯酰胺水凝胶

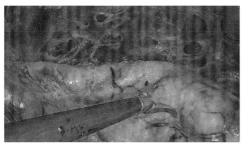
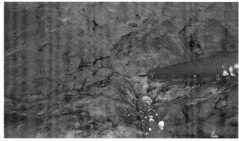
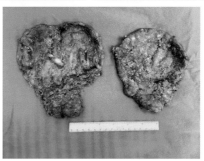

图 14-17（续）

6. 术后病理

（1）左侧乳房：乳腺组织内见大量蓝染无结构物质，并见炎症细胞浸润。

（2）右侧乳房：乳腺组织内见大量蓝染无结构物质，并见炎症细胞浸润及多核巨细胞反应（图 14-18）。

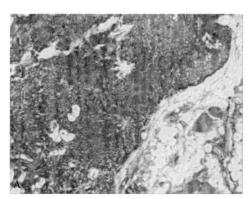
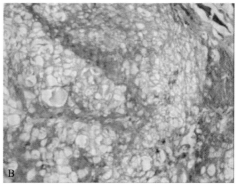

图 14-18 术后病理

A. 左侧乳房组织，B. 右侧乳房组织

7. 手术视频

乳房及腹壁聚丙烯酰胺水凝胶取出

第二节　乳房聚丙烯酰胺水凝胶取出并乳房缩小整形术

一、概述

隆乳术注射填充材料的位置应在乳房后间隙。然而现实中由于聚丙烯酰胺水凝胶注射往往是在没有彩超或其他仪器引导下操作的，因此聚丙烯酰胺水凝胶注射的位置常常不准确。此外，如果聚丙烯酰胺水凝胶注射量较大，在重力、体位、肌肉运动的影响下，其可能会渗入周围组织并在体内重新分布。文献报道，乳房内聚丙烯酰胺水凝胶会远距离迁移到外阴和耻骨联合，因此诊断不应局限于症状出现的区域。

选择去除聚丙烯酰胺水凝胶的方法时，早期注射仅限于乳房后间隙的患者，可以采用抽吸术。而聚丙烯酰胺水凝胶比较分散的患者、注射部位位于胸大肌的患者、聚丙烯酰胺水凝胶变成颗粒状和多囊性封闭团块的患者，抽吸术难以进行。此外，抽吸术在多次穿刺过程中还会损伤周围组织，聚丙烯酰胺水凝胶被抽吸后形成多个空腔，术后可能影响乳房外形。而选择在乳晕周围或乳房下皱襞进行开放手术，可将聚丙烯酰胺水凝胶的包膜从皮下组织上剥离，并将外壳切开去除注射的聚丙烯酰胺水凝胶，同时还可以修复损伤的肌肉。开放手术去除聚丙烯酰胺水凝胶后乳房外形不理想的患者，可同时行乳房整形手术。

二、手术流程

1. 术前设计　根据 MRI 检查结果，术前在乳房皮肤上标记凝胶硬化或肿块的位置、深度以及乳房下皱襞（图 14-19）。术前告知患者不可能完全去除注射凝胶，术后 6 个月需再次进行 MRI 检查。

2. 乳房短瘢痕整形切口保留内上蒂　通过乳房短瘢痕整形切口切开皮肤，保留内上蒂真皮血管，以保护乳头乳晕区域血运（图 14-20）。

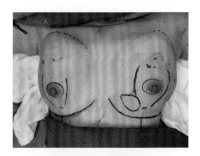

图 14-19　术前设计

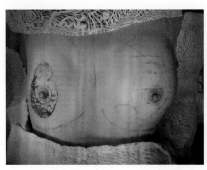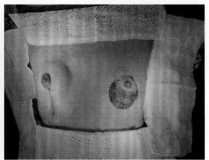

图 14-20　保留内上蒂

3. 去除聚丙烯酰胺水凝胶　在皮下组织和乳腺组织之间进行剥离，然后延伸到胸肌筋膜的下缘。暴露腺下间隙，注射的聚丙烯酰胺水凝胶经抗生素生理盐水反复冲洗后排出（图14-21）。如果聚丙烯酰胺水凝胶位于乳腺实质和（或）胸大肌，则应进行解剖以暴露聚丙烯酰胺水凝胶，并清除可见残留的聚丙烯酰胺水凝胶。肿块无明显包膜，皮下组织呈空腔状，有黄色物质从空腔中流出，引流液培养未见细菌污染。

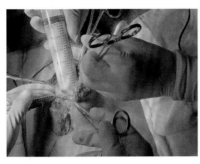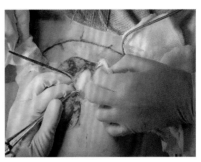

图 14-21　去除聚丙烯酰胺水凝胶

4. 切除纤维包囊　当注射的凝胶肿块变硬，经盐水稀释后无法吸出，并被纤维囊包围时，需将钟乳石样囊内组织一并切除，必要时切除退化的腺体和肌肉组织，以最大限度地改善手术切除的效果，切除的组织送病理分析。

5. 容积移位　采用肿瘤整形方式进行容积移位整形，将仅余的少量腺体用于塑造较为饱满的乳房上极（图14-22）。

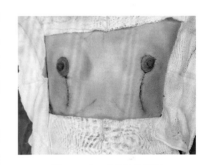

图 14-22　短瘢痕修复

三、病例

1. 简要病史　某48岁女性，因"双乳聚丙烯酰胺水凝胶注射术10余年"入院。

2. 病灶情况

（1）乳腺彩超：双侧腺体后方可见形态尚规则的暗区，边缘清楚；其中左侧6~8点方向乳腺后方胸大肌内可见一低回声暗区，范围约为43 mm×7 mm，形态尚规则，边界清楚；双侧乳腺组织厚薄不均，内部结构紊乱，回声增粗，分布欠均匀。左侧6~8点方向胸大肌内异常病变，考虑游离聚丙烯酰胺水凝胶可能；双侧乳腺多发实性结节，考虑良性病变（不排除游离聚丙烯酰胺水凝胶可能）。BI-RADS 3类。双侧腋窝未见异常肿大淋巴结。

（2）乳腺MRI：双侧乳腺后方见半球形假体信号影，边界清晰，部分边缘毛糙。左侧胸大肌间隙见同等信号物积聚，最大界面测量范围约为14 mm×35 mm（前后径 × 左右经），下象限皮下脂肪内见一结节状假体信号灶，大小约为12 mm×8 mm。双侧腋窝未见增大淋巴结（图14-23）。

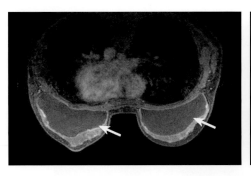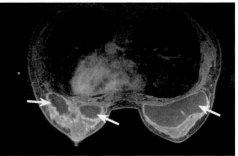

图 14-23 乳腺 MRI

箭头所指为乳房注射的奥美定

3. 术前设计 见图 14-24。

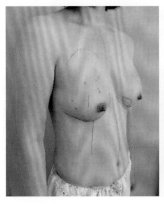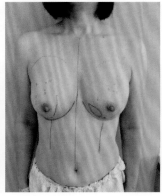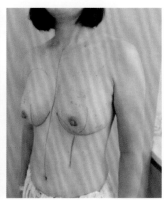

图 14-24 术前设计

4. 术后病理

（1）左侧乳房：镜下见大量异物，伴多核巨细胞反应，未见恶性证据。

（2）右侧乳房：组织内见较多异物，伴钙化形成及多核巨细胞反应（图 14-25）。

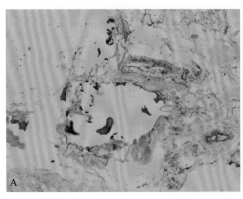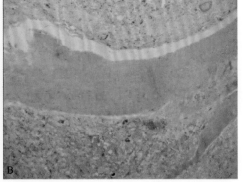

图 14-25 术后病理

A.左侧乳房组织，B.右侧乳房组织

第三节 聚丙烯酰胺水凝胶注射后并发乳腺癌

一、概述

隆乳术中植入的生物材料是否会增加乳腺癌的发生率，一直是患者和整形外科医师关注的问题。目前没有证据表明硅胶乳房假体重建患者比未隆乳患者有更高的乳腺癌发病率。硅胶植入物影响或推迟隆乳术后女性乳腺癌的诊断，甚至影响患者生存率的观点，尚未被证实。大多数临床研究并不支持乳房植入物似乎可以改变后续乳腺癌风险的观点。

聚丙烯酰胺水凝胶注射后最常见的并发症是乳房硬结形成。乳房硬结大小不等，可分布于皮下组织、腺体或肌肉。乳房硬结的形成会对早期乳房肿瘤的诊断造成干扰。聚丙烯酰胺经聚合反应形成凝胶状基体后生成聚丙烯酰胺。尽管与未聚合的丙烯酰胺相比，聚合形式的丙烯酰胺被认为是稳定的、生物相容的、无神经毒性和无致癌性，文献报道聚丙烯酰胺水凝胶注射隆乳后伴发乳腺癌现象。由于病例数量很少，聚丙烯酰胺水凝胶注射与乳腺癌之间是否存在相关性还有待进一步研究。

二、评估

虽然采用位移技术与增强摄影的乳房 X 线摄影可以提高阳性检出率，但乳房 X 线摄影仍不能准确地评估聚丙烯酰胺水凝胶注射乳房的术后状态。文献报道利用彩超和 MRI 对植入硅胶的隆乳患者的恶性肿瘤检测能力更强。对于注射聚丙烯酰胺水凝胶的乳房，超声应被视为常规的辅助筛查方法，在评估可触及的肿块方面可能比乳房 X 线摄影检查更有帮助。当可触及的肿块与凝胶聚集的肿块无法区分并怀疑肿瘤时，建议行 MRI 增强检查。

三、治疗

有聚丙烯酰胺水凝胶注射病史的乳腺癌患者通常采用改良根治性乳房切除术并移除植入物。对于 SLNB 阳性的患者，应行腋窝淋巴结清扫。也有文献报道可行保留皮肤的乳房切除术并重建乳房，但仍不建议即刻乳房重建。保乳术患者较易导致美容效果差、并发症和局部复发率增加，且保乳术后放射治疗将增加乳房纤维化和包膜收缩。因此，聚丙烯酰胺水凝胶注射病史的乳腺癌患者，全乳切除术优于保乳手术。前哨淋巴结未转移的患者，可行前哨淋巴结活检，精确的淋巴结定位可避免腋窝淋巴结清扫，手术干预及预后与其他乳腺癌患者无显著差异。

注射聚丙烯酰胺水凝胶隆乳术后的乳腺癌诊断比硅胶植入的患者更困难，因为凝胶团块干扰和延迟病变的可视化。肿瘤和腋窝淋巴结分期可能更晚，预后更差。超声和 MRI 可用于监测聚丙烯酰胺水凝胶隆乳术后女性乳腺癌的筛查，但成像技术还需要改进，以便在早期区分注射凝胶肿块和肿瘤。手术治疗建议采用乳房改良根治术加前哨淋巴结活检，必要时行腋窝淋巴结清扫，术后根据乳腺癌的分子分型、分期进行相应的综合治疗。

四、病例

1. 简要病史　某 46 岁女性，因"右侧乳房假体植入术后 20 年，右侧乳房注射人造脂肪 15 年，发现右侧乳房畸形 2 个月"入院。患者右侧乳房上部有一坚硬、轮廓不清、固定、凹凸不平的肿块（图 14-26），直径 8 cm，皮肤表面正常，温度略高。右侧腋窝可触及肿物，锁骨上、下及左侧腋窝未见区域性肿大淋巴结。

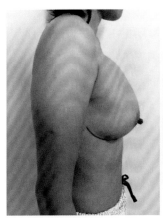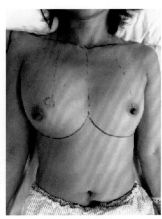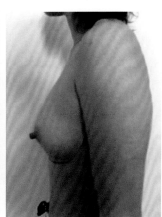

图 14-26　术前照片

2. 病灶情况

（1）乳腺彩超：双侧乳腺层次欠清晰，腺体组织回声增粗、紊乱，乳腺导管未见明显扩张，右侧乳腺腺体组织与胸大肌之间见一个扁圆形囊性暗区，边缘清楚、规则，内部呈无回声区，后方回声增强。左侧乳腺 3 ～ 4 点，距离乳头 28 mm 处可见单个低回声结节，大小为 11 mm×4 mm，边界清楚，边缘完整，形态规则，内部回声均匀，未见钙化。右侧乳头下方因皮肤凹陷，腺体组织显示不清。双侧腋窝未见异常肿大淋巴结回声。右侧乳房假体植入术后；左侧乳腺实性结节，考虑良性（BI-RADS 3 类）。

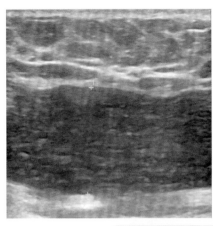
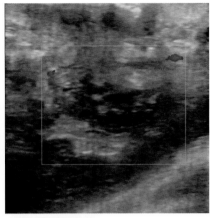
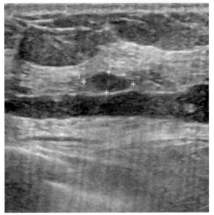

图 14-27　乳腺彩超

右侧乳腺腺体组织与胸大肌之间扁圆形囊性暗区；右侧乳头下方因皮肤凹陷，腺体组织显示不清；左侧乳腺 3～4 点见单个低回声结节，大小为 11 mm×4 mm

3. 术中照片　见图 14-28。

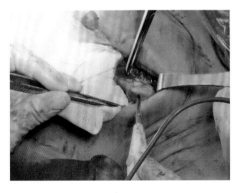
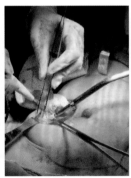
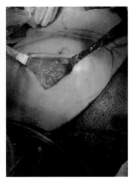

图 14-28　术中照片

术中取囊腔组织送冰冻病理学检查，结果为右侧乳腺浸润性导管癌，左侧乳腺未见癌，行右侧乳房乳腺癌改良根治术

4. 术后病理

（1）右侧乳房：（右侧乳腺）乳腺浸润性导管癌，Ⅱ级（图14-29）。脉管内未见癌栓，神经束未见癌浸润，（右侧乳头下）鳞状上皮下见癌浸润。免疫组化：ER（强，阳性率约为80%），ER-β（中等，阳性率约为30%），PR（强，阳性率约为70%），HER2（－），Ki-67约为10%（＋）。右侧腋窝淋巴结（5/11）。

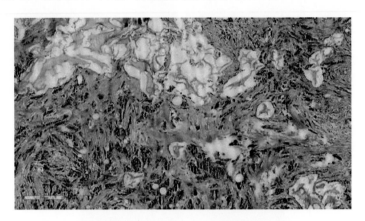

图14-29　右侧乳房术后病理，乳腺浸润性导管癌，Ⅱ级

（2）左侧乳房：（左侧乳房假体边缘组织）纤维组织内见大量组织细胞聚集，伴多核巨细胞反应，未见癌。

第十五章　乳房下垂

第一节　乳房下垂的分类和处理

一、概述

乳房下垂是指由于乳房拉伸、萎缩式去弹性引起的结缔组织网状结构的显著延长，导致乳头乳晕复合体、乳房皮肤和（或）乳房下垂。最常见的原因是时间、重力、激素改变、体重下降、绝经后乳腺退化。下垂乳房外观呈袋状而失去匀称外形，不仅影响患者的体形美观，还会引起乳房下方湿疹，乳房两侧不对称，导致腰背部受力不均，而且患者容易出现颈椎和腰背部疼痛，对女性的生活质量产生严重影响。

乳房美容目的是为女性（有时是男性）患者带来更好的生活质量，进行乳房上提术的外科医师必须了解患者改变乳房形状或轮廓的驱动力，同时应评估患者的愿望和期望。乳房上提术手术步骤不断在变化，在改善效果的同时，选择更少的瘢痕和更安全的治疗方法。

二、乳房下垂的分类

乳头乳晕复合体和乳房下皱襞（inframammary fold，IMF）是评定乳房下垂程度的主要标志。Regnault 提出采用乳头、乳房下皱襞及乳房最低点相对位置的侧面观分级法将乳房下垂分为 I ~ III 级。Regnault 分级法列于表 15-1，为手术切口的选择提供参考，随着下垂级别的增加，手术切口长度也需相应增加。Kirwan 将乳头乳晕复合体与乳房下皱襞的距离以 1 cm 为刻度分为 A ~ F 6 个级别，对术式选择更有细致指导性的侧面观分级法被称为 Laurence Kirwan 分级法（表 15-2），也基于乳头乳晕复合体与乳房下皱襞的关系确定。Hammond 提出联合乳头乳晕复合体与乳房、乳头乳晕复合体与乳房下皱襞关系进行分级，并总结出每级适用的手术方式（表 15-3）。

表 15-1 Regnault 分级法

下垂程度	分级	描述
假性下垂		乳头平 IMF、乳腺组织在 IMF 之下
轻度下垂	I	乳头平 IMF 或在 IMF 下 1 cm 内
中度下垂	II	乳头低于 IMF，但高于乳房最低点
重度下垂	III	乳头位于乳房最低点

注：IMF. 乳房下皱襞。

表 15-2 Laurence Kirwan 分级法

分级	描述	分级	描述
A	NAC 在 IMF 上 2 cm	D	NAC 在 IMF 下 1 cm
B	NAC 在 IMF 上 1 cm	E	NAC 在 IMF 下 2 cm
C	NAC 在 IMF 上	F	NAC 低于 IMF 2 cm

注：NAC. 乳头乳晕复合体；IMF. 乳房下皱襞。

表 15-3 根据乳头相对位置进行手术

乳头相对位置	乳头在乳房最突出点	乳头在乳房最突出点以下	乳头在乳房下极边缘
乳头在 IMF 以上	无须提升	双环，隆乳，降低 IMF	无临床应用
乳头在 IMF 水平	乳晕缘切口提升，隆乳，降低 IMF	乳晕缘切口提升，隆乳，降低 IMF	Hall-Findlay，隆乳，降低 IMF
乳头低于 IMF 水平	环乳晕及垂直切口提升	环乳晕及垂直切口提升	Wise Pattern 提升

注：IMF. 乳房下皱襞。

三、乳房上提术

采用乳房上提术（mastopexy）对乳房下垂进行矫正，需要使瘢痕最小化。因此出现新月形乳房上提术、Lejour 垂直悬上提术等。乳房上提术包含切除乳房多余的皮肤，重新定位和塑形乳腺组织和乳头乳晕复合体。从手术难度、潜在血管和神经损伤程度、切口愈合问题和时间、不可逆组织损伤等方面，都是完全不同的。对于年轻人的狭窄乳房，行隆乳术联合乳头乳晕移位手术；对于老年人，可采取大范围皮肤切除、皮肤剥离以及乳腺重塑和植入较大假体。乳头乳晕移位至少在 2 cm，水平方向切除皮肤至少宽 2 cm。只有垂直方向皮肤松弛量超过 2 cm 时，才行皮肤垂直切除。

四、术前评估

术前评估是了解患者的期待和术区解剖结构的机会，并帮助患者进行治疗选择，有助于获得美丽的乳房。应该询问患者是否对乳房的形状或大小感到困扰，或者两者都有。这可以帮助区分需要行乳房上提术，还是乳房上提术联合隆乳术。医师需要对患者的期待进行客观评估，以优化所寻求的结果。病史应包括以往手术史、现有的困扰和乳房健康评估，包括过去的乳腺癌病史，乳腺彩超、乳腺 X 线摄影，以及将来是否需要母乳喂养。应记录患者的体重，包括任何重大变化或手术减肥。

对于二次手术的患者，术前评估还需具体了解以前的手术情况，特别是手术记录。虽然瘢痕和检查可以提供信息，但手术记录是必需的，有助于降低乳头和切口缺血等并发症的发生风险。

五、手术方式的选择

1. 双环法　通过上提乳房、收紧皮肤完成手术，对于乳房神经与血供具有保护作用，且可以减少乳腺导管与中央蒂的损伤，保留患者的泌乳功能。但双环法主要切除了乳房的部分腺体，未将相应皮肤切除，继而导致塑形效果不够满意。采用双环法进行手术时应注意游离范围。如果游离过少，可能在拉拢缝合内、外环时形成张力，继而导致乳晕瘢痕增生；如果游离过多，则会干扰剩余乳腺组织的血液供应。双环法在术中为了保证乳晕乳头复合体血供，无法过多折叠与剥离，所以乳房塑形效果不够理想，术后易出现乳房扁平、基底宽大等问题。

手术标记可以是一个偏心的椭圆形，围绕整个乳晕的圆周，有利于提高乳头。双环法设计时因为软组织没有被调整而增加皮肤张力；月牙形设计是在乳头上方，而不是在乳晕周围进行，无法使得张力均匀。垂直短瘢痕减少瘢痕和褶皱的扩大，隐藏了乳晕 - 乳房交界处的瘢痕。然而，乳晕周围腺体切除以同心圆的模式切除皮肤，当乳头乳晕复合体插入新的更大的同心圆时，可能导致乳房变平和脱出。当外圈的冗余皮肤在插入过程中聚集时会发生皮肤褶皱，术后乳头敏感性有可能降低。张力增加可能会导致瘢痕变宽，因此主张使用永久性或带刺缝线来维持乳晕直径。

2. 垂直双蒂法　可以灵活地切除乳房下部腺体，并根据需要将下垂的乳晕、乳头向上移动，保持乳晕、乳头的血液供应。然而，有研究发现垂直双蒂法易遗留乳房倒 T 形瘢痕，造成乳腺导管损伤，继而影响泌乳功能。

3. Lejour 法　可以调节乳房下部腺体的切除量，调整乳头乳晕的位置。但 Lejour 法对于初学者往往难以掌握腺体与皮肤的切除量，需要根据术者的经验而定。出现术后缝合张力过大、瘢痕长、皮肤皱缩明显等并发症。改良 Lejour 法是一种垂直切口上蒂瓣法，可以稳固悬吊乳腺组织，保证乳房表面皮肤受力均匀，且保留腺体组织的重量不由皮肤全部承载，减少乳房下极皮肤受压导致的突起问题，更长久地保持良好的乳房形态。手术设计更为精确，保留内、外侧线之间的皮肤组织，以便缓解术后乳房垂直瘢痕，保持乳房重塑外形良好。

4. Hall-Findlay 技术　使用多种蒂，最常见的是乳头乳晕复合体的上内侧蒂或内侧蒂，包括在切除下部龙骨样组织后缝合乳房的内侧和外侧支柱，垂直臂的最低点多位于原乳房下皱襞之上，而较低的切除可能导致最终在腹部留下瘢痕。内、外侧柱的缝合为升高的乳头乳晕复合体提供支撑，并缩小乳房。该技术基于这样的假设：乳房下部的腺组织对乳房产生向下的拉力，导致乳房下垂和底部膨隆，这在基于下蒂的技术中可见。该技术通过去除注定要下降的组织，并通过外侧和内侧支柱建立结构，以维持乳房的提升。内部皮肤赘肉可以通过狗耳切除作为"J"或"T"或四方盒缝合来解决。辅以腺体下或胸肌下假体植入物，而不必担心乳头的血液供应，乳头的血液供应来自第二或第三肋间的胸廓内动脉穿支。垂直乳房切除术倾向于在手术结束时创造一个几乎倒置的乳房形状，夸张的上极丰满和倾斜的下极。乳房可能需要数月时间来恢复形状，并获得最终的美容外观。因此保持与患者的良好沟通，确保患者得到良好的随访至关重要。

5. Wise Pattern 乳房成形术　是大部分外科医师热衷并喜欢使用的技术。与垂直乳房上提术一样，在乳晕周围设计切口，并延伸到垂直臂。然而，切口是在乳房边缘的外侧和内侧进行的，并沿着乳房下皱襞向下进行。与其他技术相比，这种技术相对于乳房有最多的瘢痕。倒 T 形乳房上提术的问题之一是在 T 形交界处的皮肤愈合相对困难，特别是当植入假体时，在皮肤张力进一步增加的情况下，切口愈合不佳的风险明显增加。

六、乳房下垂时假体的选择

建议应用中凸假体，避免高凸假体，利用假体的凸度矫正下垂的乳房下极皮肤和组织，具有提升及矫正作用，但选择高凸的假体不是矫正乳房下垂最佳的选择，原因如下：当基底宽度恒定时，凸度增加则体积、重量增加，对乳房下象限软组织的压力也增加。高凸假体压力集中于乳房下极中央区域，导致了额外的腺体萎缩。假体导致的提升不是真正的提升。当假体的基底足够宽，假体在整个乳房包被组织中完美地扩张，提升现象即会出现。如果假体的基底宽度不够宽，内、外侧面包被组织扩张不充分，内、外侧松弛会导致中部包被组织下垂。直立时上部会塌陷。矫正这种畸形时必须做好中部和上部的填充，以获得与被拉伸的下极之间的美学平衡。能填充乳房下极但不能充分填充上部乳房的高凸假体将导致"袜子中的石头"现象。假体前组织向下滑离将产生双峰乳房畸形。

矫正乳腺下垂最理想的假体应有足够的基底宽度，使得内侧和外侧都能达到理想的扩张。在腔隙内控制假体的位置，以控制其在乳房内填充的分布。解剖型假体应在乳房下极最需要的位置提供前凸度，最佳的尺寸和凸度，对下垂的实质组织施加压力，将其向下滑动的可能性降到最低。毛面结构可以更好地维持假体的位置。

术中将患者调至坐位时腺体显著下垂，术者应当考虑隆乳的同时在假体表面行乳房固定术，而不是进行二次手术来矫正本可以并应在首次手术中就矫正的问题。最佳尺寸中等凸度的假体能够达到极佳的美容效果，同时也降低不可纠正的组织改变的手术风险。

第二节 乳房上提固定术联合腹壁成形术

一、概述

乳房体积正常，但乳房及乳头、乳晕位置下移，明显低于正常位置，系由于乳房皮肤及腺体内的支持结构松弛，弹性降低，乳房在重力作用下向下垂坠，失去正常向前凸起的乳房形态。妊娠或更年期激素的变化、减重以及假体植入会使乳房软组织扩张，皮肤变得薄且易拉伸，支持结构失去其固有的弹性。对于中度乳房下垂，乳头位于乳房下皱襞以下 1 ~ 3 cm，但仍在乳房下极以上，可以采用上蒂垂直短瘢痕进行乳房上提术。上蒂不需要扭转，因此对于乳房较小的患者，可以保留全厚蒂。相比而言，内侧蒂需要旋转，旋转的过程中部分腺体会增厚，选择 2 ~ 3 cm 的中厚蒂较容易将乳头乳晕转移到新的位置。

腹壁成形术通过在下腹部"比基尼区"设计手术切口，在深筋膜表面进行广泛分离，通过缝合，将皮瓣向下推进至切口处，将多余的皮肤和皮下组织予以切除，有效地解决产后遗留的腹壁皮肤松弛和腹直肌分离问题，收紧腹壁，重塑腹壁曲线，提高患者的生活质量。

二、病例

1. 患者一般情况 患者以"双乳下垂 10 年"入院，既往因乳晕增大行双环乳晕缩小术、腹壁抽脂术。查体：双侧乳晕环可见瘢痕，乳晕呈垂直长椭圆形，腹部皮肤皱褶，不均匀脂肪团（图 15-1）。

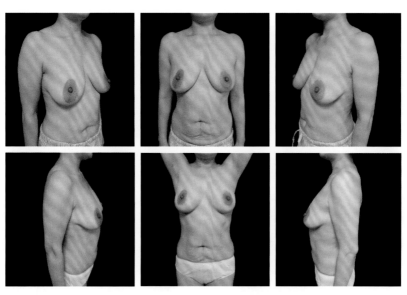

图 15-1 基线乳房、基线腹壁

2. 术前评估

（1）乳房径线测量和标记：患者胸骨切迹至乳头距离左侧为 20.5 cm，右侧为 21 cm，乳头间距离为 22 cm。乳头至乳房下皱襞距离左侧为 11 cm，右侧为 10 cm。乳头至胸骨中线距离左侧为 11 cm，右侧为 12 cm。乳头至腋中线距离左侧为 14.5 cm，右侧为 14 cm（图 15-2）。

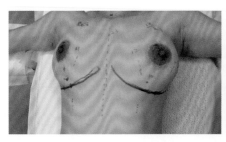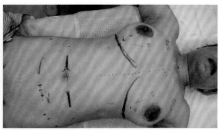

图 15-2　乳房径线测量和标记

（2）设计新乳头乳晕复合体：设计直径为 4.5 cm 的新乳晕，原乳晕周围瘢痕作为去表皮区域外环，外环顺时针 10 ~ 2 点作为上蒂真皮，外环 10 点、内环 6 点以下 5 mm、外环 2 点连接为弧形，需小心保护，用于供应乳头乳晕复合体血运。

（3）设计新的乳房下皱襞：标记乳房下皱襞线及锁骨中线，新乳头至乳房下皱襞的垂直距离约为 6 cm，在锁骨中线与乳房下皱襞交点上方 2 cm 处标记，作为新的乳房下皱襞中点，以确保切口不超越乳房下皱襞，避免穿内衣后仍可见瘢痕。根据患者的身高，新乳头至乳房下皱襞的垂直距离一般为 6 ~ 8 cm，利用模型初步设计垂直线。阴影标记乳房下皱襞上移的距离，初步设计手术中将分离和上提的腺体范围（图 15-3）。

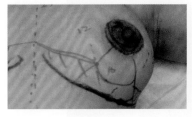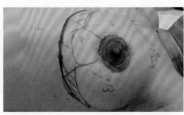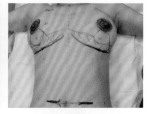

图 15-3　术前设计

3. 操作流程

（1）体位准备：患者取仰卧位，双侧上肢外展 90°，气管插管全身麻醉后使用延长管，常规消毒、铺巾，再次核对患者的术前标记，4-0 Vicryl 缝线标记垂直线上端，即外环的 5 点和 7 点。

（2）注射肾上腺素生理盐水：配制 100 ml 生理盐水、0.5 ml 肾上腺素、10 ml 利多卡因的肿胀液，用 10 ml 注射器长针头在乳晕去表皮区域内注射，10 ml 注射器 5 ml 针头在其他手术区域皮下注射，等待 2 ~ 5 min。

（3）保留内侧蒂：按照术前设计，用 11 号大圆刀去除内侧蒂范围及乳晕瘢痕表皮，切开上蒂皮瓣以外的真皮，即顺时针 2 ~ 10 点。分离皮下组织，切开腺体，直达乳房后间隙，动作宜轻柔，保留底部较宽的内侧蒂，以同样方法完成对侧内侧蒂的游离（图 15-4）。

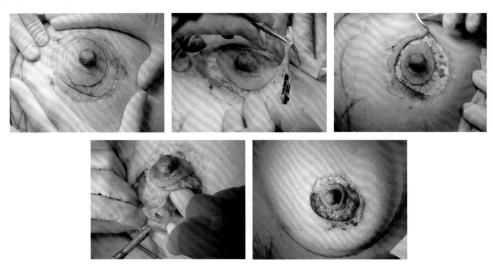

图 15-4　去表皮，保留内侧蒂

（4）坐位调整乳房：调整患者为坐位，按术前设计，将内侧、外侧垂直臂合并，用皮肤钉暂时关闭，观察双侧乳房的凸度、乳头的水平、预计新乳房下皱襞的位置及需要分离的乳房下皱襞上方的腺体（图 15-5，图 15-6）。调整目标为乳房饱满、对称，胸骨切迹与乳头距离为 18 cm，乳头与乳房下皱襞距离为 6 cm。满意后用马克笔涂色标记。

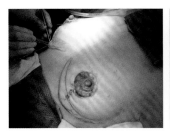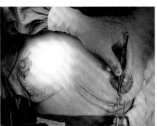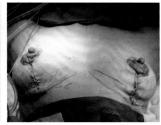

图 15-5　坐位双侧同步调整

（5）锚定乳头乳晕复合体：平卧位缝合锚定乳头乳晕复合体，用 5-0 PDS 线间断缝合皮下组织，对合乳晕区 12 点、6 点、3 点、9 点及其中点共 8 针，每一针均对称缝合（图 15-7）。

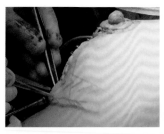
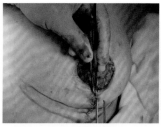
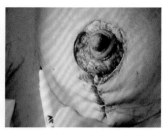

图 15-6　用皮肤钉从上至下、从内向外调整并标记垂直臂

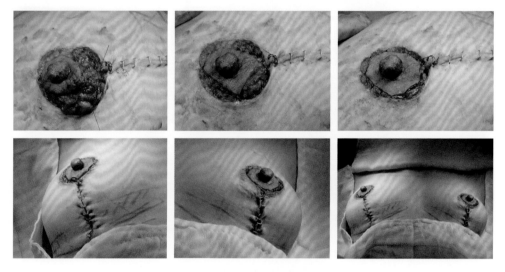

图 15-7　锚定乳头乳晕复合体

（6）龙骨样切除部分腺体：保留垂直臂顶部的第一针，拆除试缝的皮肤钉，使用画线笔描绘切除的皮肤，将皮肤、皮下组织、腺体进行龙骨样切除，以皮瓣中央处最厚处对切除组织进行调整（图 15-8）。

（7）分离并上移乳房下皱襞：分离乳房下皱襞以上 2 cm 弧形范围的皮下组织和腺体组织，按照术前设计的阴影部分进行分离，注意保留腺体瓣血运，此时腺体瓣的皮下和后间隙均被游离，必要时可切除血运不确定的腺体瓣。将保留的内、外侧腺体瓣往中线进行牵拉和缝合，两端腺体瓣在中线对合。

（8）悬吊乳头乳晕并缝合腺体：保留垂直臂顶部一针缝合，用皮钳提起内侧蒂 6 点位置，在牵拉的情况下，用 4-0 Vicryl 缝线缝合腺体。注意外翻缝合腺体浅面和深面，缝针走行顺序如下：外侧柱腺体浅面、外侧柱腺体深面、内侧柱腺体深面、内侧柱腺体浅面，每次缝合针距约为 2 cm，注意外侧柱游离腺体外侧边缘与内侧柱游离腺体内侧边缘于腺体后方进行对合。注意缝针及缝线不牵拉脂肪，避免对脂肪的损伤（图 15-9 ~ 图 15-13）。

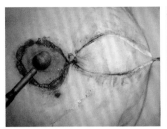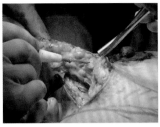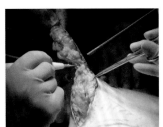

图 15-8　右侧腺体龙骨样切除

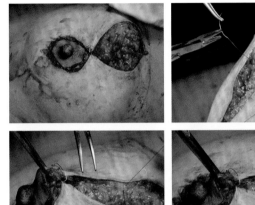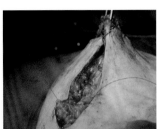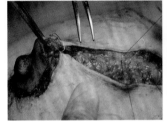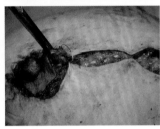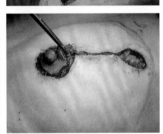

图 15-9　右侧腺体和皮下缝合

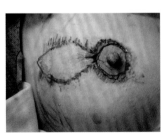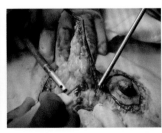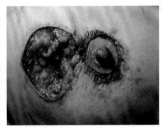

图 15-10　左侧腺体龙骨样切除，两端薄、中间厚

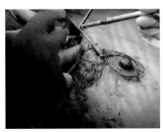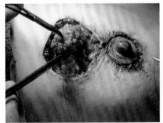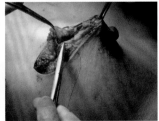

图 15-11　分离乳房下皱襞上方腺体瓣并上移

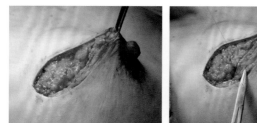
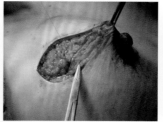
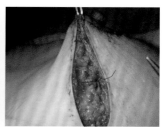

图 15-12　牵拉、上移并缝合腺体和皮下

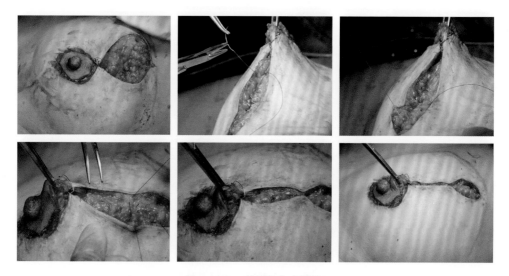

图 15-13　皮下和皮内缝合

（9）腹壁成形（图 15-14）

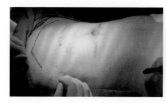
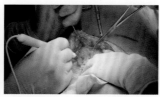
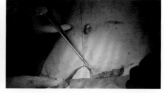

图 15-14　腹壁成形

　　1）保护脐部皮瓣：取菱形切口，边长约 1 cm，用尖刀切开皮肤，分离皮下组织至腹直肌前鞘，注意脐蒂底部尽量加宽，以保证脐部皮瓣血供良好。

　　2）分离皮瓣：取原剖宫产手术切口向双侧外上延长，切开皮肤及皮下组织，至腹直肌前鞘，向上分离至脐部，注意结扎较粗的穿支血管，保护脐部。

　　3）调整为坐位，切除腹部皮瓣：牵拉腹壁皮肤，由中线垂直切开腹壁皮瓣，缝合，测试皮肤张力及美观程度，使用皮钳牵拉腹部皮肤，标记切除腹部皮瓣的宽度及高度，切除左侧腹壁皮瓣，再切除右侧腹壁皮瓣。

4）双侧猫耳畸形修整：切开猫耳，向下牵拉，确定并标记切除的皮肤量，采用组织剪去除多余皮肤。3-0 Vicryl 缝线间断缝合 Scarpa 筋膜，减轻腹壁张力。

5）脐孔重建：原脐部切口向上延伸至合适位置，菱形切除皮肤，4-0 PDS 线按菱角进行缝合，去除脐部以下猫耳畸形，进行"棒棒糖塑形"（图 15-15）。

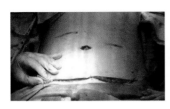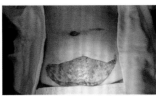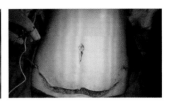

图 15-15　脐孔重建

（10）缝合皮下及皮内组织：4-0 Monocryl 缝线间断缝合垂直臂皮下组织，期间反复测量垂直臂为 6 cm，多余部分可在乳晕区进行调整。用 5-0 PDS 线荷包皮内缝合乳晕区，5-0 PDS 线连续缝合垂直臂皮内组织。4-0 Monocryl 缝线间断缝合腹壁切口皮下组织，5-0 PDS 线连续缝合腹壁切口皮内组织。用组织胶水涂抹切口，进一步减少瘢痕形成。外用敷料包扎，选择绷带适当加压包扎胸部。

术后效果及术后标本见图 15-16，图 15-17。

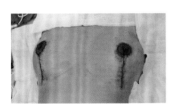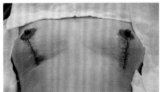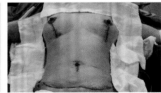

图 15-16　术后效果

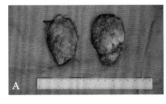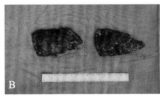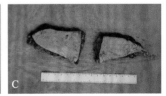

图 15-17　术后标本
A、B. 为乳房标本；C. 腹壁标本

4. 术后管理和随访　术后患者穿塑形内衣 3 周，当连续 3 d 引流量小于 20 ml/d 时拔除引流管，应用 3M 免缝胶带粘贴皮肤，减少瘢痕形成。术后 1 周、1 个月、3 个月复查，术后 3 周可正常活动，术后 1 个月可从事体力劳动。

三、术后特殊并发症：乳头抬高

乳房上提术后出现的乳头抬高是一个难以解决的问题。在给患者带来困扰和不满的同时，外科医师承受着同样的压力。乳头抬高分级如下：1 级乳头抬高被定义为下极触底，尽管乳头仍处于相对固定的位置。1 级乳头抬高的治疗包括下极重塑。2 级乳头抬高被定义为轻度上移位，伴或不伴有乳房下极的下降。2 级乳头抬高的治疗涉及多种技术，包括皮肤切除、瘢痕修复和下极切除。3 级乳头抬高被归类为严重抬高，通过皮肤切除和下极重塑不能改善。乳头抬高的严重程度可以通过在乳房下极进行皮肤操作或沿着乳房下皱襞缝合皮肤来评估，以确定是否会导致乳头位置的预期变化。利用锁骨下组织扩张来增加上极的皮肤并降低乳头位置，皮肤到乳房上极的扩张可导致切口到乳头的绝对距离增加。这项技术可以将乳头位置降低 2 ~ 6 cm。使用新月形或圆形扩张器，通过乳晕周围切口或旧瘢痕放置在锁骨下区域，避免在乳房上留下任何新的瘢痕，以最佳地扩张乳房上极皮肤，而不产生乳房不规则现象，扩张器的尺寸需要与底部乳房的宽度相匹配。在取出扩张器后，扩张的皮肤没有出现明显的皮肤退缩。Elsahy 描述了一种下极三角形切除术，椭圆的水平线被画得更远，椭圆的上直线距离乳晕的 6 点约为 5 cm。切除上述三角形和椭圆形内的皮肤可以降低乳头，去除瘢痕，收紧乳房周围的皮肤。乳房上提术后乳头抬高的问题少见却难以解决，积极采取手术治疗是一种有效的方式，但需要详细规划、严格执行，并在术中进行调整，避免再次出现乳头抬高。

第三节　乳房上提固定术联合隆乳术

一、概述

20 世纪中期人们开始将乳房的大小作为女性美丽的一个重要特征。理想的乳房需要有年轻挺拔的形态、合适的大小以及良好的皮肤弹性。对于乳房体积小、下垂且不对称的女性，乳房美容手术是最困难的。乳房体积小需要进行假体隆乳，乳房下垂需要进行乳房悬吊术，双侧乳房不对称则需要对较大乳房进行缩小整形术。因此，隆乳、乳房缩小、乳房悬吊固定术同时进行，可以减少瘢痕、增大体积、提升乳房、使乳房对称。

直到 1963 年第一代硅胶出现之后，多种术式才真正结合在一起，Hammond 对同时进行这两种手术引起的主要问题做了意味深长的总结：隆乳悬吊术是目前整形外科医师面临的最难的乳房手术，通过有限的切口位置和长度，同时调整乳房的位置、乳房下皱襞的位置、乳房的皮肤、乳头乳晕复合体的位置和乳房体积。

二、手术方式

Ⅰ度乳房下垂伴小乳房，在胸大肌后间隙植入假体隆乳；Ⅱ度乳房下垂伴小乳房，在Ⅰ度乳房下垂治疗的基础上应用深层乳腺与胸大肌表面脱套剥离及乳腺组织悬吊固定；Ⅲ度乳房下垂伴小乳房，在Ⅱ度乳房下垂治疗的基础上结合双环法切除多余皮肤、深层乳腺与胸大肌表面脱套剥离及乳腺组织悬吊固定；Ⅳ度乳房下垂伴小乳房，应用直线瘢痕法乳房悬吊结合假体隆乳。

三、短倒 T 瘢痕法隆乳和乳房悬吊固定术

对于严重乳房下垂者，选用环乳晕垂直瘢痕法，为达到上提效果，需加大两垂直臂的长度与角度，切口会延长至腹壁，不被患者所接受。倒 T 瘢痕法在环乳晕垂直瘢痕法基础上增加乳房下皱襞上的切口，将可能会延长至腹壁的瘢痕设计在乳房下皱襞上。在一定程度上将必要的切口隐藏在相对不明显的位置。倒 L 形瘢痕法也隶属该分类，但没有被广泛应用。倒 T 瘢痕法适用于乳房下垂严重伴较多皮肤冗余者。优点在于能去除大量皮肤，可充分暴露乳房实质以塑形腺体；缺点在于瘢痕过大，如切口达胸骨中线旁 1 ~ 2 cm，增生性瘢痕或瘢痕疙瘩的发生率可能会增高。

四、病例

1. 患者一般情况　患者以"双乳萎缩、下垂 10 余年"入院。
2. 超声及 MRI 检查：未见占位性病变（图 15-18）。

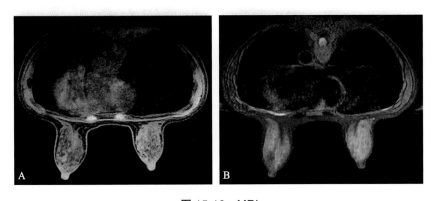

图 15-18　MRI
A. T1WI；B. T2WI

3. 术前评估　一般乳头至乳房下皱襞的垂直臂长度为 6 cm，从乳头到乳房下皱襞标记垂直臂。切口线的 1/3 应在该点的内侧，其余部分沿乳房下皱襞向外侧延伸至 4 cm，手术将瘢痕隐藏在乳房下皱襞中，且需要避免假体的重量压迫瘢痕。切口也应该避开胸骨区和胸壁内侧，避免瘢痕增生和瘢痕疙瘩。术前照片见图 15-19。

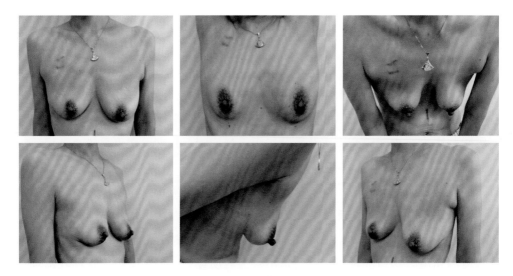

图 15-19　术前照片

4. 操作流程

（1）术前准备：术前标记乳房下皱襞对应新乳头的位置，标记假体腔上界限、内侧界限，内侧界限在正中线外 2 cm，外侧界限位于腋前线，标记乳房下皱襞及乳头至乳房下皱襞线，右侧乳房下皱襞切口长约 4 cm，左侧乳房下皱襞切口长约 5 cm。切口在乳房下皱襞，乳房下极尚可，无须下移乳房下皱襞（图 15-20）。

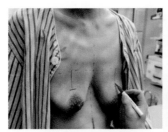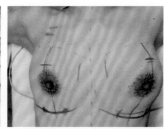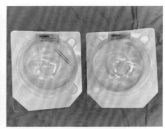

图 15-20　术前设计

（2）体位准备：患者取仰卧位，双侧上肢外展 90°，气管插管全身麻醉后使用延长管，常规消毒、铺巾，再次核对患者的术前标记。

5. 局部麻醉　应用含 1 ml 1% 肾上腺素 +20 ml 2% 利多卡因 +500 ml 生理盐水的肿胀液沿设计好的标记线，将新乳头乳晕以外需要去表皮的区域进行皮下注射肾上腺素生理盐水，以减少出血。用 22 号长针头在彩超引导下插入乳腺下胸大肌筋膜之间进行浸润麻醉，直接注射于胸大肌上方（肿胀液不会用作神经阻滞），用 22 号长针头在彩超引导下插入乳腺下胸大肌筋膜之间进行浸润麻醉（图 15-21）。

6. 分离腔隙和植入假体　切开切口，向上方剥离，穿过 Scarpa 筋膜直达胸大肌后方。使用冷光源拉钩提起胸大肌和乳房组织，继续向内侧、外侧剥离，形成与术前标

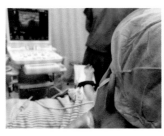
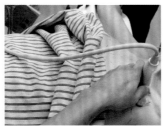
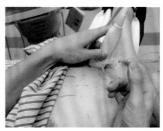

图 15-21 彩超引导下注射局部麻醉药

记相符的容纳假体的间隙后，严格止血。因为乳房的内侧有肋间动脉穿支血管和变薄的乳腺腺体，需要避免进入出血区，用生理盐水冲洗，稀释的聚维酮碘浸泡 10 min。确定无出血后植入假体，检查最终结果。应尽量避免应用剥离器进行钝性分离，同时注意避免损伤肋骨或肋软骨骨膜以减轻术后疼痛。同理，对侧分离并植入假体。将患者调整至坐位，观察平卧位和坐位的乳房对称性。可见左侧乳房明显低于右侧，左侧乳房下垂明显，且假体植入后可见双峰征（图 15-22）。

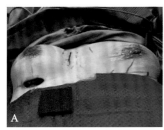
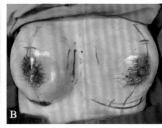
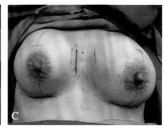

图 15-22 植入假体

A. 右侧植入假体；B. 双侧植入假体后调整为坐位；C. 左侧乳房可见双峰征

7. 调整对称性　利用短瘢痕技术提升右侧乳头至乳房最高点，即计划中乳房下皱襞投影的皮肤水平，去表皮后保留上侧血管蒂，暂时关闭切口。左侧同样采用短瘢痕技术进行设计，去表皮，切除外上象限部分组织，保留内上蒂以保证乳头乳晕区血运和神经，将乳头乳晕提升至计划水平，将垂直臂控制在 6 ~ 7 cm，双侧长度、乳头乳晕直径相同以使两侧基本对称（图 15-23）。

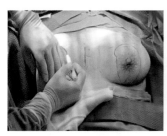
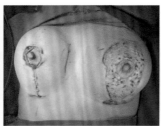
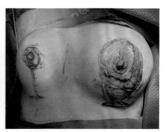

图 15-23 右侧去表皮后暂时关闭切口，左侧去表皮。左侧切除部分乳腺组织

8. 放置引流　双侧各放置 1 根引流管，特别是对于实质组织大量去除的地方，负压引流更应放置到位，妥善固定引流管并保证引流通畅（图 15-24）。

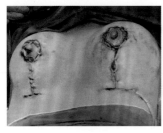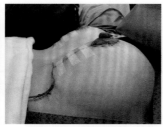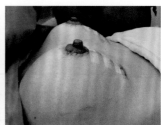

图 15-24　放置引流

9. 缝合　使用 Gore-tex CV-4 线荷包缝合乳晕区至直径 3 cm，4-0 Monocryl 缝线缝合真皮层，5-0 Vicryl 缝线缝合皮肤，分层缝合。乳房下皱襞切口使用 3-0 PDS 线缝合胸大肌筋膜闭合假体腔，用 3-0 Monocryl 缝线缝合真皮深层，使皮肤边线对合。完成后，用无菌免缝胶布关闭切口（图 15-25），外用敷料包扎，选择高强度运动文胸固定胸部。

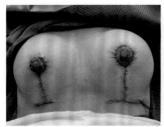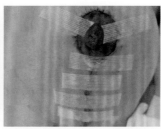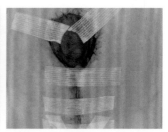

图 15-25　缝合完成，用免缝胶布固定

10. 术后效果　见图 15-26，图 15-27。

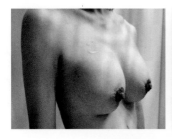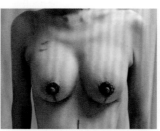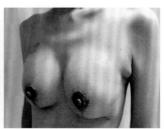

图 15-26　术后 1 周

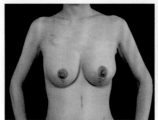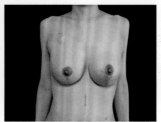

图 15-27　术后 1 年

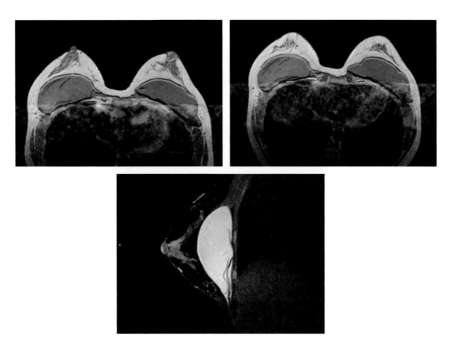

图 15-27（续）

11. 术后管理与随访 患者通常在手术结束时穿上压力文胸，以支持新抬起的乳房，减轻愈合过程中重力的影响。没有临床证据表明术后应常规使用抗生素。术后患者可能需要使用镇痛药，特别是在胸肌后平面植入假体时。通常情况下，如果乳房下皱襞上有切口，患者需要穿手术文胸或运动文胸1个月，然后再换钢圈文胸。4～6周后逐渐恢复体力活动，手术后6个月可恢复剧烈运动。

乳房美容手术并发症的数据库研究表明，乳房上提术和隆乳术的并发症发生率分别为1.15%和1.86%，乳房上提术联合隆乳术的并发症发生率明显高于单纯乳房隆乳术。肥胖、假体植入增加术后感染的风险，老年患者更容易出现血肿。缝线吐出、瘢痕过多和底部腺体突起是最常见的并发症。其中乳头乳晕周围出现吐线的情况最常见，倒T技术翻修率最高，约为50%。其他手术风险包括血肿、感染、乳头乳晕坏死、植入物可见和波纹、不对称、移位和包膜挛缩的发生率与单纯隆乳术类似，二次手术需与患者一起慎重决策。

第十六章　机器人辅助乳腺手术

第一节　概述

单孔腔镜手术近年来一直是外科专家们渴望攻克的微创难点技术之一。目前，单孔腔镜手术在各相关专科中的发展不平衡，其中妇科、胸外科开展较为广泛，而乳腺外科起步相对较晚，但正引起越来越多的关注。笔者带领团队经过多年的努力，已完成乳腺外科单孔腔镜手术近千例，适应证几乎与开放手术相同。在此基础之上，经过器械研发和技术创新，提出"双主刀""七步法"等理念，提高了乳腺外科单孔腔镜手术的安全性，降低了技术门槛。同时，笔者所在团队开办了多期单孔腔镜乳腺手术培训班，举办了多次乳房微创手术研讨会，着力推广乳腺外科单孔腔镜手术。

机器人手术凭借其术中视野更清晰、操作更灵活、解剖更精细等优势得到越来越多患者和手术医生的青睐，基于机器人平台的单孔腔镜手术随之出现并逐步被尝试应用于临床。单孔腔镜手术由于缺少手术操作的"三角"关系，术中需要使用特殊器械，因操作空间有限，镜头与其他器械之间的"碰撞、干扰"也会增加手术时间和难度。机器人手术系统通过使用"腕式"器械，扩大了运动范围，并通过运动缩放和震颤控制提高了手术操作的灵活性和精准度，改善了单孔腔镜手术的人体工程学和运动范围的能力（尤其是用于精细解剖的能力），使得单孔腔镜手术在机器人手术系统的辅助下进一步推广成为可能。利用第四代达芬奇 Xi 系统，经过对手术切口、路径、技巧等方面的探索，与普通单孔腔镜手术相比，手术精度、时间、安全性等方面都有所提高。这给予了我们极大的鼓励。本章介绍多种机器人辅助单孔手术方式，从手术适应证、手术切口和路径的选择、手术具体步骤、术后注意事项及术中技术难点和要点等方面进行叙述。鉴于编者的水平所限，也有待于手术例数积累和技术发展，更期待机器人单孔手术更广泛的临床应用。

一、机器人辅助单孔手术面临的问题与思考

机器人辅助单孔手术的出现既满足了对手术微创、美容、恢复快的需求，又克服

了传统单孔腔镜手术的技术难点，在目前检索到的文献中均体现出了可行性和安全性，但是目前仍然缺少多中心、前瞻性、大样本的随机临床研究。现阶段泌尿外科领域常用的机器人手术系统仍然存在外部系统体积过大，体外部分器械拥挤、容易碰撞，以及助手的操作空间不足等问题。机器人辅助单孔手术的高成本也一定程度上限制了其临床应用。机器人辅助单孔手术不仅要求手术医师具有扎实的临床基础，而且手术医师必须经过机器人手术系统和单孔腔镜手术的理论及实际操作的培训。第四代达芬奇Xi系统较之前的型号有了较大的改善，其加长的机器臂较第三代达芬奇Si系统更适合开展单孔腔镜手术。为了有针对性地解决器械碰撞的难题，Intuitive Surgical公司设计了专用的单孔达芬奇机器人系统（SP®系统），将3把器械和观察镜融合到一个机械臂内，每把器械和观察镜都可以进行腕式活动，器械间无需交叉操作，这种机器人可以克服单通道入路操作空间有限的困难，对单孔腔镜手术起到了推动作用。国产机器人辅助单孔手术系统的研发也步入正轨，技术革新必将推动单孔腔镜手术技术在乳腺外科领域的进一步发展。

二、达芬奇机器人手术系统

达芬奇机器人手术系统又称内镜手术器械控制系统，以麻省理工学院（原名斯坦福研究学院）研发的机器人外科手术技术为基础。Intuitive Surgical随后与IBM、麻省理工学院和Heart port公司联手对该系统进行了进一步开发。FDA已经批准将达芬奇机器人手术系统用于成人和儿童的普通外科、胸外科、泌尿外科、妇产科、头颈外科以及心脏手术。达芬奇机器人手术系统是一种高级机器人平台，其设计理念是通过微创的方法实施复杂的外科手术。Intuitive Surgical公司于1996年推出了第一代达芬奇机器人（Da Vinci IS1000）；2006年推出了第二代达芬奇机器人（Da Vinci S）；2009年推出了第三代达芬奇Si系统（Da Vinci Si），增加了双控制台、模拟控制器、术中荧光显影技术等；2014年推出第四代达芬奇Xi系统（Da Vinci Xi），在灵活度、精准度、成像清晰度等方面有了明显的提高，还开发出远程观察和指导系统。机器人手臂具有7个自由度，可540°旋转，使得原本在腔镜系统下因"筷子效应"而难以完成的某些动作可较为容易地完成，其10倍放大的三维高清视野，能让术者更早地发现细小血管，并进行预处理。

达芬奇机器人手术系统由三部分组成：外科医师控制台、床旁机械臂系统、成像系统。外科医师坐在外科医师控制台旁，通过使用两个手动控制器（主控制器）和一套脚踏板来控制器械与内镜的所有动作。主刀医师在三维观察窗上观察内镜图像，该观察窗提供患者的解剖部位和仪器的视图，以及图标和其他用户界面功能。床旁机械臂系统是达芬奇机器人手术系统的操作部件，其主要功能是为器械臂和摄像臂提供支撑。助手医师在无菌区内的床旁机械臂系统旁边工作，负责更换器械和内镜，协助主刀医师完成手术。为了确保患者安全，对于床旁机械臂系统的运动，助手医师比主刀医师具有更高优先控制权。成像系统内安装有达芬奇机器人手术系统的核心处理器以及图像处理设备，在手术过程中位于无菌区外，可由巡回护士操作，并可放置各类辅助手术设备。达芬奇机器人手术系统的内镜为高分辨率三维镜头，能为主刀医师带来患者体腔内三维立体高清影像，使主刀医师较普通腔镜手术更能把握操作距离，更能辨认解剖结构，提升了手术的精确度。达芬奇 Xi 系统 8 mm 内镜配备直（0°）端头或有角度（30°）端头。对于 30°内镜，医师控制台触摸板和图像车触摸屏无须将内镜从患者体内移除即可在向上或向下的角度定位中切换，其中向上的角度对于乳腺手术尤其重要。内镜由端头、轴、基座、壳体、线缆、接头和含系带的接头盖组成。4 个器械臂用于固定并移动内镜和器械，在乳腺单孔腔镜手术中多数需要 1、2、3 号臂，或者 2、3、4 号臂，由于空间较小，一般 3 个机械臂即可满足手术需要。远端则附接到器械 / 内镜套管。臂含有设置接头，这些接头使用户在设置期间能够将臂连接至套管。本章节手术所用的机器人即为达芬奇 Xi 系统。

三、国产腔镜手术机器人

1. 精锋医疗多孔和单孔腔镜手术机器人是国内首款获批全科室注册证的中国品牌腔镜机器人，以及机器人双控制台系统、机器人手术模拟器、3D 高清电子腹腔镜等，两名医生可以通过各自的控制台来操控同一台手术机器人。目前在全国 70 余家医院累计辅助完成手术量超过 2000 例，精锋 SP1000 作为国内上市的首款"单臂单孔"手术机器人，也受到了关注。

2. 微创机器人获准上市的手术机器人产品包括图迈四臂腔镜手术机器人、鸿鹄骨科手术机器人、R-ONE®，Mona Lisa 前列腺穿刺定位系统以及图迈远程手术控制系统。图迈®机器人由医生控制台、患者手术平台和图像平台三部分组成，是首个获国家药品监督管理局（NMPA）批准上市的国产四臂腔镜手术机器人，可用于泌尿外科、普通外科、胸外科、妇科、儿科高难度复杂微创外科手术。鸿鹄®机器人是在中国、美国、欧洲、巴西、澳大利亚 5 个国家（地区）批准上市的国产手术机器人。R-ONE®是商业化冠脉血管介入机器人。Mona Lisa 机器人是前列腺穿刺机器人。

3. 康诺思腾自主研发的 Sentire 思腾腔镜手术机器人包括多孔手术机器人、单孔手术机器人。

4. 思哲睿智能医疗开发康多机器人®系列产品，展示了国产手术机器人的产品实力和创新能力，包括康多机器人®家族系列产品 SR2000（康多机器人®家族系列产品包含 SR1000、SR1500、SR2000）、SR2000 模拟器及创新手术器械等，是国内唯一开放式多屏幕医生控制台的腔镜手术机器人。与传统的手术机器人相比，其开放式医生控制台的设计可显著提高术者舒适度，改善术者术中疲劳感，延长术者职业寿命；多模态多屏幕的设计，可为临床医生提供如术前三维重建、术中超声、术中荧光显像、远程实时交互等高性能图像导航，助力实施精准手术操作。康多机器人®SR2000模拟器是为加速机器人手术的普及，依靠先进的科学培训方法（学习曲线）打造的机器人手术模拟训练系统。

5. 术锐®机器人用于泌尿外科及妇科腹腔镜手术操作，是能够同时覆盖泌尿外科和妇科腹腔镜手术操作的多科室单孔腔镜手术机器人。随着微创外科手术技术的不断进步，以单孔机器人实现病患更微小的创伤是未来的趋势，术锐基于蛇形臂单孔机器人技术开展术式创新。手术工具采用基于对偶连续体机构的中美专利技术，负载良好，可靠性高，运动精准、灵活。3D高清电子内镜采用八方向双构节体内翻转专利设计，视野调整范围大，成像清晰、细腻、色彩还原性良好。

6. 威高集团推出了妙手四臂手术机器人、电子消化道内镜系统。手术室内悬浮驱动系统，让手术医生能够以亚毫米精度精确地控制手术器械，实现手术器械独立及协同运动控制。

第二节　机器人辅助单孔乳房假体重建

一、概述

由于胸肌后重建包括胸大小肌间假体腔建立、乳房皮下切除，因此本节以机器人辅助单孔胸肌后重建进行拆解和分析手术，其内容涵盖机器人辅助单孔皮下乳房切除，或胸肌前重建的乳房操作部分，不同的是胸肌前重建不需要建立胸肌后假体腔，而需要应用补片进行假体包裹，其中补片包裹流程参照单孔腔镜乳房胸肌前重建。

二、适应证

（1）病理确诊乳腺癌，并无远处转移。
（2）导管原位癌肿瘤大小无明确限制。
（3）患者有较高的美容需求，且心理上能接受假体重建。
（4）乳房小于或等于C杯，无明显下垂。

三、禁忌证

（1）乳腺癌侵犯皮肤或胸大肌。
（2）患者拒绝行假体重建。
（3）优选淋巴结未转移无须放疗的患者。

四、术前准备

1. 体位　全身麻醉诱导后，将患者置于仰卧位，患侧靠近床缘，垫高患侧，乳腺癌需行腋窝淋巴结操作时上肢外展 90°。

2. 手术器械　镜头、多通道单孔腔镜穿刺器、恒压排烟气腹机、马里兰、单极剪刀、分离钳、腔镜负压吸引装置、烟卷（图 16-1）。

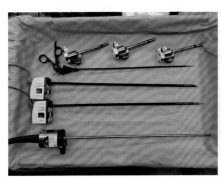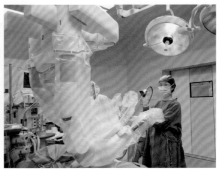

图 16-1　手术器械和机械臂准备

3. 术前设计　选择备用假体，可参考整形外科方法选择假体。

（1）术前观察乳房形态：双侧乳房的对称性、大小，有无乳房下垂，乳房上、下极比例，乳头位置、乳房下皱襞位置是否有差异，乳房内侧组织量，有无副乳，乳房皮肤的厚度、颜色与松弛度，乳房表面浅表静脉情况，有无皮纹，乳晕大小、颜色，乳头大小、颜色、角度、长度等。

（2）初步确定假体的体积、宽度、高度和凸度，胸肌后乳房假体重建优选高凸假体。

（3）准备多个假体手术中备用：准备一个与预估乳房切除体积大小相当的假体，备用体积增加 25 ml 或减少 25 ml 假体各一个。术前的测量数据仍需要结合术中乳房切除的重量，笔者所在单位一般采用标本重量 ×0.8，转换为乳房假体体积。

五、手术流程

1. 前哨淋巴结活检　右乳外上象限腺体内注射淋巴结示踪染料，按摩 5 min，等待 5 min，取胸大肌后缘沿腋窝皮肤横纹皱襞 6 cm 弧形切口，前缘不超过腋前线（图 16-2），进行前哨淋巴结活检（必要时行腋窝淋巴结清扫）。若乳房体积较大，可适当向后延长切口。

2. 分离层面　完成淋巴结活检后，采用非溶脂法进行建腔前准备，胸大小肌间隙、乳房

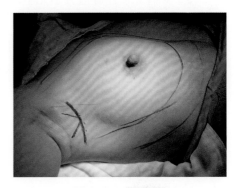

图 16-2　术前设计

后间隙、乳房前间隙分别分离 3 cm，用紫色 3-0 Vicryl 缝合胸大肌筋膜与皮肤，黑色丝线缝合乳房腺体与皮肤。提前建立 3 个层面腔隙，可明显提高手术效率，减少机器人的准备时间。在更换层面时，根据缝线颜色进行剪断和暴露（图 16-3）。

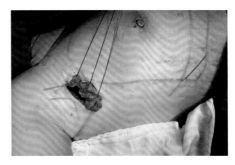

图 16-3　分离多个层面并缝合暂时固定

3. 建腔　从腋窝切口置入切口保护套，套上多通道单孔穿刺器。连接恒压装置，充入 CO_2，形成气腔。安装机械臂，平均消耗时间为 15 min。机械臂大臂距离为 5~10 cm，采用 3 个臂进行手术，1 号臂置入马里兰，2 号臂置入镜头，3 号臂置入单极剪刀。根据具体情况，多数不需要改变患者体位，上肢外展 90° 可以满足机械臂活动需要。少数情况下需要短时间将上肢抬高置于头部（图 16-4，图 16-5）。

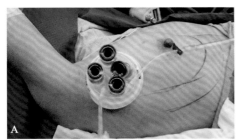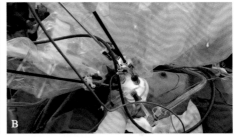

图 16-4　置入多通道单孔穿刺器（A），充气并安装机械臂（B）

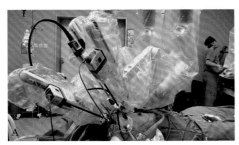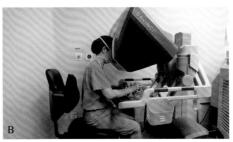

图 16-5　机械臂（A）及控制台（B）工作场景

4. 假体腔层面　使用亚甲蓝注射标记分离范围，采用单极电剪分离胸大小肌间隙的疏松结缔组织，离断胸大肌，下至乳房下皱襞以下 1.5 cm，内至胸骨旁线 1 cm，外至腋前线，上至第 4 肋上缘（图 16-6）。距离胸大肌起点 0.3~0.5 cm 处离断胸大肌，以避免穿支血管止血困难，且保留少量肌肉包裹假体下缘。使用单极电剪离断胸大肌易导致血管收缩而难以止血，注意保护第 4 肋间穿支血管，一旦损伤，可能导致出血而出现皮肤烫伤。为减少马里兰对肌肉的压迫损伤，马里兰在作为牵拉器械时始终夹住烟卷，一方面可保持湿润，增加能量兵器效果；另一方面必要时可用于止血。

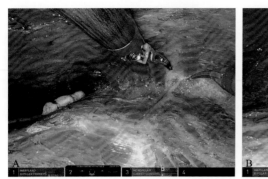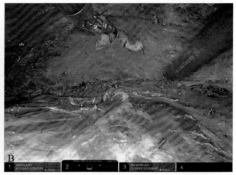

图 16-6　假体腔

A. 开始离断胸大肌起点；B. 离断胸大肌起点后向足侧分离

5. 乳房后间隙层面　剪断缝合胸大肌筋膜与皮肤的紫色 3-0 Vicryl 缝线，牵拉保护套，暴露胸大肌表面的乳房后间隙。分离乳房后间隙的疏松纤维组织，离断外侧悬韧带、内侧悬韧带、水平隔、垂直隔，直至辨认和离断乳房周围的环状韧带。肿瘤投影后方可切除胸大肌筋膜，其他部位可保留胸大肌筋膜。离断环状韧带后，可见乳房周围组织明显下沉，乳头乳晕后方腺体下沉不明显，保持帐篷顶的牵拉，形成帐篷效应（图 16-7）。

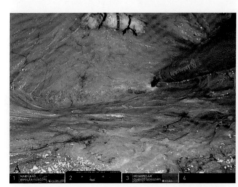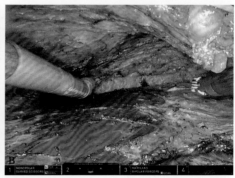

图 16-7　乳房后间隙

A. 乳房后间隙的疏松纤维组织；B. 离断环乳韧带后产生的帐篷效应

6. 乳房前间隙层面　剪断缝合乳腺腺体与皮肤的黑色丝线，牵拉保护套，暴露腺体表面的乳房前间隙。使用单极电剪分离，分离顺序依次为乳房外上、内上、外下、内下、乳头乳晕后方。游离乳房前间隙时需用马里兰保持张力，由于机器人没有力反馈，因此需要根据牵拉后组织分离的程度来判断力度。为保证安全性，需靠近分离点进行轻力度牵拉。使用单极电剪沿着浅筋膜浅层分离，避免腺体残留，且可保留浅筋膜浅层浅面的真皮下血管网和淋巴管网（图 16-8）。

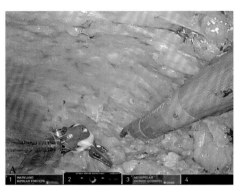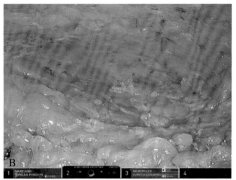

图 16-8　乳房前间隙

A. 置入开始离断胸大肌起点；B. 离断胸大肌起点后向足侧分离

7. 乳头乳晕后方的离断　用无能量单极电剪分离乳头乳晕后方组织，需保持张力并小口剪短，或采用电切模式进行，最大限度地保留乳头乳晕后方静脉环，以避免乳头乳晕缺血坏死（图 16-9）。取乳头后方组织切缘送术中冰冻病理学活检。保持手术标本完整，从切口保护套内取出，避免标本接触切口，以防切口种植转移。

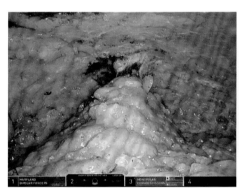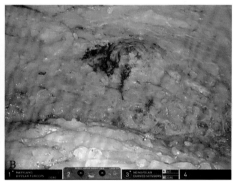

图 16-9　乳头乳晕后方

A. 悬吊乳房；B. 分离乳房前间隙，获得均匀的皮瓣

8. 冲洗和浸泡假体腔，放置引流　用 3000 ml 温蒸馏水冲洗术腔，0.45%～0.55% 聚维酮碘浸泡假体腔 10 min，再用蒸馏水冲洗聚维酮碘，于皮下腔隙放置引流，标记为乳房上和乳房下引流，皮下排气以减少皮下气肿的形成，更换手套。

9. 选择和植入假体　取出标本后进行标本称重，计算重量的 80% 作为参考体积，测量假体腔直径作为基底宽度参考，结合术前测量选择假体，使用聚维酮碘浸泡 5～10 min，蒸馏水冲洗假体，一般胸肌后重建可不需要补片。使用 S 拉钩牵拉腋窝切口及胸大肌，将假体植入胸大小肌间隙，使假体上半部分位于胸大肌后方，下半部分位于胸大肌筋膜后方。确认假体移动度，必要时采用剥离器调整假体位置。必要时在假体上缘缝合胸大小肌间隙，防止假体上移。使用 3-0 Vicryl 缝线缝合胸大肌、胸小肌外侧缘，关闭假体腔。

10. 包扎　乳房周围用弹性胸围或绷带加压包扎，主要加压于假体上缘和下缘，避免压迫乳头乳晕复合体，防止乳头乳晕缺血坏死。预防性使用抗生素 24 h。术后切口换药时注意观察乳头乳晕血运，必要时使用硝酸甘油涂抹于乳房周围，促进血液循环。

六、手术视频

（1）手术过程中需注意的重要操作，包括乳房后间隙对肋间动脉穿支的血管预处理，肋间动脉穿支出血后的止血，以及乳房前间隙浅筋膜浅层分离的层面辨认（图 16-2-8）。

（2）各个层面手术完成后进行术腔检查，对于微创外科层面的认识，包括乳房后间隙的神圣平面和乳房前间隙的神圣平面。

七、操作难点与要点

（1）离断胸大肌时需预留胸大肌起点 0.3～0.5 cm，避免肌肉回缩导致术中止血困难，机器人辅助手术止血更需要做预处理。

（2）利用机器人更清晰和放大的 3D 影像，可以更好地辨认环状韧带，精准进行乳房切除，图 16-10 显示下方和内侧的环状韧带，离断后乳房腺体明显松弛和下沉。

（3）乳房切除术中需尽可能保留肋间神经，特别是肋间神经外侧皮支和肋间神经内侧前支，可以更好地保护术后乳房皮肤的感觉（图 16-11）。

（4）机器人辅助手术中，操控台不在患者身边，对于手术范围的确定，主要依靠医师对解剖结构，特别是对韧带的辨认。起步阶段可请助手在床边按压定位，或使用细针定位，也可在术前注射亚甲蓝定位（图 16-12）。

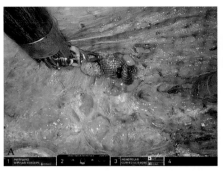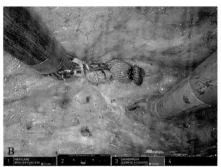

图 16-10　环状韧带

A. 下方环状韧带；B. 内侧环状韧带

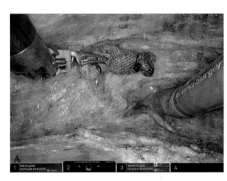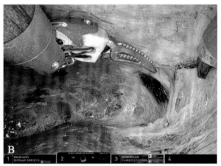

图 16-11　保护乳房神经

A. 肋间神经内侧前支；B. 肋间神经外侧皮支

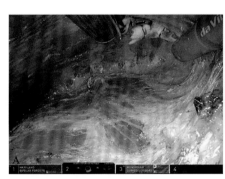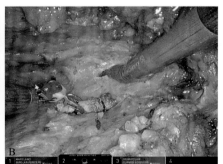

图 16-12　亚甲蓝标记

A. 假体腔外侧亚甲蓝标记点；B. 乳房后间隙外侧亚甲蓝标记点

八、围手术期管理

（1）全身麻醉清醒前使患者取平卧位，吸氧 2~3 h，血压平稳后改为半卧位，以利于引流、假体位置调整、改善呼吸功能。

（2）术后 3 d 内患侧肩关节制动，避免上臂外展。

（3）保持切口敷料干燥，观察弹性绷带的松紧度。

（4）观察乳房皮肤，注意是否存在皮下气肿，必要时使用药物缓解疼痛。观察乳头乳晕皮肤血运，及时发现感染、瘀血或缺血，必要时去除加压，或使用抗生素软膏。

（5）妥善固定引流管，低负压引流 3~7 d，如连续 3 d 引流量小于 30 ml/d 可拔管。

（6）饮食宜营养丰富、易消化，有利于患者术后恢复。

九、病例

1. 简要病史　41 岁女性，因"体检发现右乳肿物 3 周"入院。

2. 乳腺彩超　患者右侧乳腺 12 点距离乳头 3.7 cm 可见 1 个低回声病灶，大小约为 20 mm×10 mm×16 mm，形态不规则，平行方位，边缘不完整，可见成角、细分叶、毛刺等改变，其内回声不均匀，可见点状强回声，后方回声无明显改变，病灶局部浅筋膜浅层连续、深层回声连续性欠佳。CDFI：上述病变内部见较丰富血流信号。右侧腋窝腋下组见 1 个淋巴结回声，大小约为 40 mm×9 mm，边界清楚，椭圆形，皮质、髓质分界清，局部皮质不均匀增厚，较厚处约 3 mm，淋巴结门可探及。腋上组及腋中组未见明显异常淋巴结回声。CDFI：上述淋巴结内见混合性血流信号，局部增厚皮质内血流信号明显增多。右侧乳腺 12 点实性病灶，符合乳腺癌声像图，右侧腋窝腋下组淋巴结声像，转移性淋巴结待排。

3. 乳腺 X 线摄影　右侧乳房上象限可见无定型细小钙化灶，边界不清，呈团簇状分布。

4. 胸部 CT　右侧乳房 12 点可见圆形软组织结节影，大小约为 14 mm×10 mm，边缘呈浅分叶状改变，增强扫描呈明显欠均匀强化，边界欠清。双侧腋窝及内乳淋巴结未见肿大，考虑乳腺癌。肝 S8 段钙化灶，需与肝内胆管结石相鉴别；左肾囊肿；右肺上叶尖段及下叶外基底段数个实性、磨玻璃小结节，暂考虑炎性增殖灶，头颅 CT 平扫未见异常。

5. 乳腺 MRI　右侧乳房外上象限见团片状异常信号影，边缘不规则，增强后病灶较明显强化，病灶范围约为 19 mm×13 mm。

（1）右侧乳房上象限中线处见一异常信号灶，形态不规则，边缘不规则，T1WI 压脂相呈等信号，T2WI 压脂相呈稍高信号，增强后呈较明显不均匀强化（图 16-13），中心见条状无强化区，大小约为 14 mm×10 mm，动态增强曲线呈平台型及轻度流出型，DWI 明显受限，邻近乳腺实质轻度强化。左侧乳房未见异常信号影。双乳头未见内陷，皮肤未见增厚。双侧腋下未见肿大淋巴结。结论：右侧乳房内上象限异常信号肿块，符合乳腺癌，BI-RADS 6 类。

（2）MRI 判断肿瘤性质之外，还需明确胸廓内动脉穿支的位置和直径（图 16-14）。

6. 穿刺活检病理　右侧乳房浸润性导管癌。

7. 术前照片　术前拍摄患者站立位照片，可见双侧乳房下垂，右侧乳头较低。

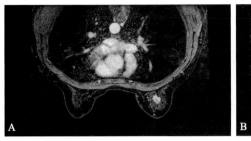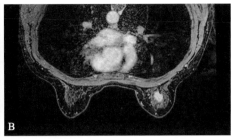

图 16-13 右侧乳房 MRI 图像

A.T2WI 压脂相呈稍高信号；B.增强后呈较明显不均匀强化

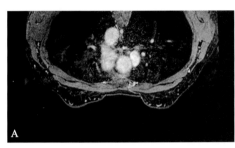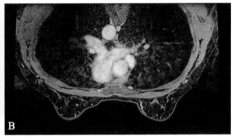

图 16-14 MRI 显示胸廓内动脉穿支

A. 第 2 肋间胸廓内动脉穿支；B. 第 3 肋间胸廓内动脉穿支

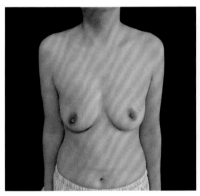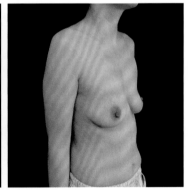

图 16-15 术前站立位照片

8. 手术视频

机器人辅助乳房皮下切除
联合胸肌后乳房假体重建

9. 术后病理 右侧乳房浸润性导管癌，Ⅱ级，浸润癌最大径 0.7 cm，脉管内未见癌栓，神经束未见癌浸润。免疫组化：HER2（3+），ER 约 20% 强（+），PR（−），E-cadherin（+），Ki-67 约 20%（+），P63（−），P120（+）。前哨淋巴结（0/4）。

10. 术后照片 术后正位照片未见手术瘢痕，侧位可见腋窝隐藏瘢痕，术后 1 周拔除引流管后，双侧乳房大小和位置基本对称，患者满意（图 16-16）。

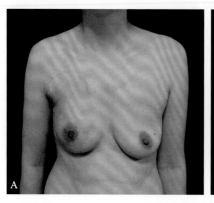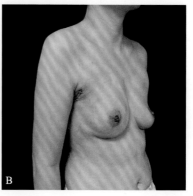

图 16-16 术后照片
A. 正位未见瘢痕；B. 侧位可见腋窝隐藏瘢痕

第三节 机器人辅助单孔腋窝淋巴结清扫

一、概述

乳腺癌机器人辅助腋窝淋巴结清扫凭借特殊的手术视野，可清晰地暴露腋窝解剖结构，最大限度地避免对腋窝血管、淋巴管和神经的损伤，减少常规腋窝淋巴结清扫手术后并发症的发生，达到了微创、保留功能和美观的效果。不同于常规腔镜手术，完成该手术的前提条件是术者应较熟练地掌握腔镜技术，同时也须熟悉腋窝区的解剖结构。手术流程遵循"自下而上、从低到高"的顺序，即先从腋窝后壁下方到上方，内侧壁的下方到上方，外侧壁的下方到上方，至腋窝中部，最后再到腋窝顶部。该术式改变了传统乳腺癌腋窝淋巴结清扫手术流程、方法和技术，以及手术视野角度。相比于单孔腔镜手术，机械臂 540° 旋转可避免"筷子效应"，放大至10 余倍，可提前发现腋窝内局部视野中的小血管、神经和淋巴管，提高手术质量和安全性。

机器人辅助单孔腋窝淋巴结清扫不同于常规机器人腔镜手术，一直被认为是腔镜操作的盲区，技术本身存在一定的难度：①器官存在膜间隙，辨认乳腺的膜间隙需要大量的手术例数积累。②乳腺腔隙较小，不易形成稳定的 CO_2 气体空间，必须借助恒压气腔系统。③解剖层次复杂，特别是多支肋间臂神经或多个分支，神经细小，易被损伤。④手术操作空间狭小。在开展机器人辅助腋窝淋巴结清扫之前，必须熟练掌握单孔腔镜腋窝淋巴结清扫技术，利用机器人可由主刀控制镜头，CO_2 的气化作用，以筋膜为基础，清晰暴露和细致解剖。除此之外，建议初学者在尸体解剖中开展腔镜淋巴结清扫，并中转开放手术进行对比和验证，在活体动物进行机器人辅助腋窝淋巴结清扫，最后开展机器人辅助腋窝淋巴结清扫手术，层层进步，可真正体会相比于腔镜，机器人的灵活和旋转带来手术视野清晰和微创的优势。

二、适应证

（1）术前穿刺确诊腋窝淋巴结转移。

（2）冰冻病理学检查结果显示前哨淋巴结转移。

三、禁忌证

（1）淋巴结未转移。

（2）患者拒绝手术。

四、术前准备

1. 体位　全身麻醉诱导后，将患者置于仰卧位，患侧靠近床缘，垫高患侧，上肢外展 90°。

2. 手术器械　镜头、多通道单孔穿刺器、恒压排烟气腹机、有孔双极、单极剪刀、分离钳、血管夹、烟卷。

3. 术前设计

（1）保乳患者切口设计：对于乳房肿瘤保乳缩小整形等患者，按照倒 T 切口设计，选择外三角的上切口作为腋窝淋巴结清扫切口（图 16-17）。

（2）重建患者切口设计：选择腋中线乳头水平胸外侧切口，大小为 5~6 cm（图 16-18）。

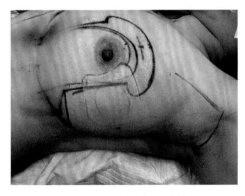

图 16-17　倒 T 切口设计

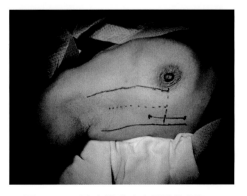

图 16-18　腋中线乳头水平胸外侧切口

五、手术流程

1. 建腔及连接达芬奇 Xi 系统　首先经胸外侧或倒 T 切口外三角部分，少量游离，以利于建腔。置入多通道单孔穿刺器（图 16-19），置入 3 个 8 mm Trocar，连接达芬奇 Xi 系统各机械臂（图 16-20）。充气，使腔内保持气压为 8 ~ 10 mmHg（1 mmHg=0.133 kPa）。

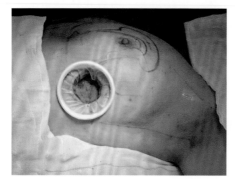 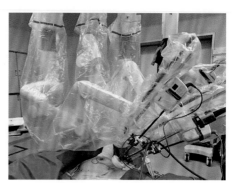

图 16-19　建腔后置入切口保护套　　　　图 16-20　连接机械臂

2. 分离腋窝底部　分离筛状筋膜，寻找、辨认及分离最低位肋间臂神经（图 16-21）。分离腋后壁，寻找胸背血管的分支，从右下向上分离（特别是下降支）、向内侧分离胸背血管的前支，直至胸背血管主干，再向外侧分离旋肩胛下血管，直至胸背静脉汇入腋静脉处（图 16-22）。

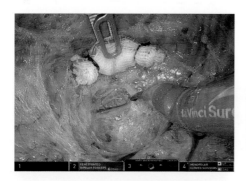 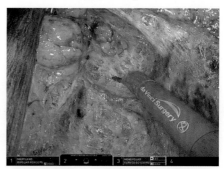

图 16-21　寻找、辨认及分离最低位　　　图 16-22　分离胸背神经和血管
　　　　　　肋间臂神经

3. 分离腋窝内侧壁　定位腋静脉，分离内侧前锯肌前方胸长神经（图 16-23），利用 CO_2 的气化作用沿膜间隙向上分离至腋静脉角（即腋窝顶部），向外分离至胸背静脉，途中保留胸外侧静脉，注意保护中、高位肋间臂神经发出点及胸背神经。可见胸小肌后方荧光染色淋巴结（图 16-24），予以完全剥离，完成内三角及第 Ⅱ 水平淋巴结清扫。

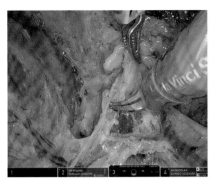
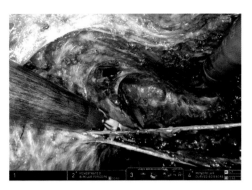

图 16-23　分离胸长神经，该患者
有 2 根胸长神经

图 16-24　胸小肌后方荧光染色淋巴结

4. 分离腋窝外侧壁　沿着肋间臂外侧、背阔肌内侧缘向上分离至肱二头肌长头及喙肱肌，可见腋静脉。向内分离至胸背动脉，注意请麻醉医师加强肌松，预防上肢弹跳损伤血管，完成外三角清扫（图 16-25）。

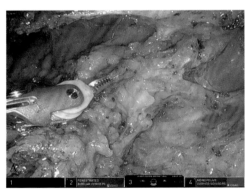
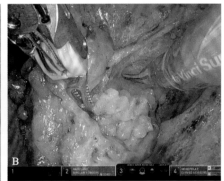

图 16-25　分离腋窝外侧壁

A.下方外侧壁；B.上方外侧壁，注意保护高位肋间臂神经及腋静脉

5. 分离腋窝前壁　分离腋静脉的过程中注意分离前臂内侧皮神经，沿腋静脉由外向内分离，可见舌形脂肪下方肿大淋巴结，予完整切除舌形脂肪，小心离断腋静脉角的静脉小属支，可见胸外侧动脉起始部。患者胸外侧动脉供应乳房血供，使用马里兰凝闭胸外侧动、静脉（图 16-26）。

6. 分离腋静脉水平肋间臂神经　由神经内侧向外侧，分离上层、下层腋窝组织，完整保留 3 根肋间臂神经，最低位肋间神经较细，在分离过程中离断。完整清扫腋窝淋巴结（图 16-27）。

7. 完成乳房整形保乳手术　按计划完成乳房整形保乳手术以及对侧乳房的对称性手术。

8. 冲洗及引流　使用 1000 ml 温蒸馏水冲洗术腔，于皮下腔隙放置引流管。分离淋巴结，一般腋窝淋巴结清扫淋巴结至少 10 个，最好 15 ~ 16 个，除非新辅助化疗的

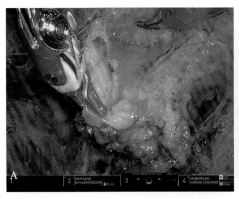
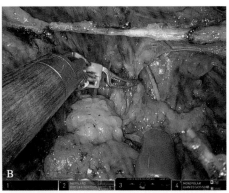

图 16-26　分离腋窝前壁

A.前臂清晰膜结构及外侧高位肋间臂神经；B.凝闭胸外侧动、静脉

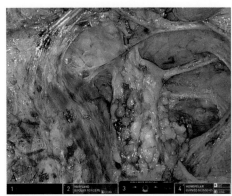
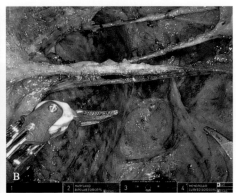

图 16-27　分离腋静脉水平肋间臂神经

A.腋静脉附近的肋间臂神经；B.腋窝多根肋间臂神经

患者，荧光染色的淋巴结单独送术后病理学检查。

9. 加压包扎　乳房周围用弹性胸围或绷带加压包扎，注意腋窝的加压包扎需用纱块进行加压。由于腋窝无切口，加压不影响切口愈合，术后患者腋窝疼痛减少。

六、手术视频

1. 机器人辅助单孔腋窝淋巴结清扫根据筋膜间隙进行，利用气体，由深入浅，由内向外进行，根据解剖情况保护神经和血管，坚持无瘤原则，不触碰和牵拉肿大的淋巴结。

前壁分离	后壁分离	内侧壁分离	外侧壁分离

2. 完成淋巴结清扫后，检查腋静脉、胸背血管、胸背神经、胸长神经、肋间臂神经是否完整。相比于腔镜，机器人辅助腋窝淋巴结清扫更加灵活，"筷子效应"更少。在清扫过程中，镜子对肋间臂神经的误伤更小。

腋窝顶部保护前臂内侧皮神经

腋窝底部筛状筋膜

清扫后保留完整肋间臂神经

七、操作难点与要点

（1）机器人辅助单孔腋窝淋巴结清扫，可借助机器人的荧光进行前哨淋巴结定位，即将 ICG 注射入乳房进行前哨淋巴结定位（图 16-28），也可将 ICG 注射于上肢前臂内侧进行非乳房引流淋巴结定位，术中根据具体情况考虑保留上肢引流的淋巴结，注意选择非肿大的上肢引流淋巴结，辨认出上肢引流的淋巴管时，可考虑即刻行淋巴结静脉吻合术，预防腋窝淋巴结清扫术后引起的上肢淋巴水肿。

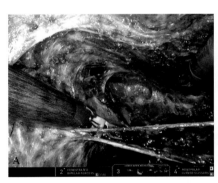
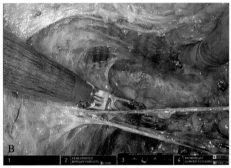

图 16-28　胸小肌后方荧光染色淋巴结
A. 荧光模式下染色的淋巴结；B. 常规模式下的淋巴结

（2）在清扫过程中，需要根据具体情况离断胸外侧血管，对于胸外侧动脉变异，只有胸外侧静脉时，可用有孔双极或马里兰进行凝闭（图 16-29A）。胸外侧动脉和静脉伴行时，采用血管夹进行双层夹闭（图 16-29B）。

八、围手术期管理

（1）全身麻醉清醒前，使患者取平卧位，吸氧 2～3 h，待血压平稳后改为半卧位，以利于引流，并改善呼吸功能。

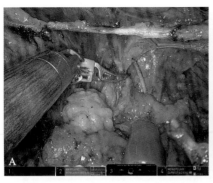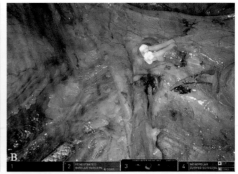

图 16-29　胸外侧血管的处理

A. 马里兰凝闭胸外侧静脉；B. 血管夹夹闭胸外侧动、静脉

（2）术后 2 d 内加压包扎，腋窝胸大肌患侧肩关节制动，避免上臂外展。

（3）保持切口敷料干燥，观察弹性绷带的松紧度。

（4）观察上肢皮肤，注意是否存在皮下气肿和淤青，必要时使用药物缓解疼痛。

（5）妥善固定引流管，低负压吸引 3～7 d，如连续 3 d 引流量小于 20 ml/d 可拔管。

（6）饮食宜营养丰富、易消化，有利于患者术后恢复。

九、病例

1. 简要病史　43 岁女性，因"发现左侧乳房肿物 4 个月"入院。

2. 乳腺彩超　左侧乳房 10 点距离乳头 3 cm 可见 1 个低回声灶，大小约为 16 mm×18 mm×12 mm，形态不规则，平行方位，边缘不完整，可见成角，内回声均匀，未见明显钙化，后方回声衰减，病灶局部浅筋膜不连续、深层回声连续。CDFI：上述病变内部见少量血流信号。左侧腋窝腋中组及腋下组见数个淋巴结回声，较大者约 23 mm×11 mm，边界清楚，类圆形，皮质、髓质分界不清，部分皮质不均匀增厚，较厚处约 2 mm，淋巴结门可探及，可见混合性血流信号。结论：左侧乳腺实性结节，考虑恶性可能（BI-RADS 4b 类），左侧腋窝多发肿大淋巴结声像，考虑转移性淋巴结可能。

3. 乳腺 X 线摄影　左侧乳房内上象限见一个不规则结节，距离乳头约 28 mm，大小约为 13 mm×14 mm，边缘毛糙，并可见少量毛刺，其内密度不均匀，中间呈稍低密度，边缘稍高密度，可见少许点样钙化，周围腺体走行稍欠光整、纠集。左侧腋下见淋巴结影。结论：左侧乳房内上象限不规则结节（BI-RADS 4c 类），右侧腋窝淋巴结（部分显示不清）。

4. 胸部 CT　左侧乳房内象限见一个大小约为 16 mm×15 mm 的稍低密度结节，增强扫描边缘呈较明显强化，内部强化不明显；左侧腋窝内见多发增大淋巴结，增强示较大者边缘强化，大者短径约 9 mm。结论：左侧乳房内象限结节灶，左侧腋窝增大淋巴结，考虑乳腺癌伴淋巴结转移（图 16-30）。

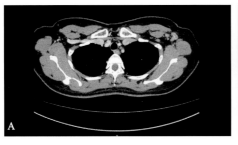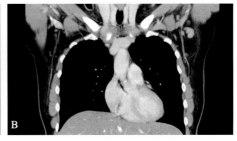

图 16-30　胸部 CT 图像

A.横断面肿大淋巴结；B.冠状面肿大淋巴结

5. MR　除判断肿瘤性质之外，还需明确胸廓内动脉穿支的位置和直径。

6. 穿刺活检病理　左侧乳房浸润性导管癌，Ⅱ级，免疫组化：HER2（3+），ER（-），PR（-），Ki-67 约 20%（+），P63（-），P120（+）。

7. 新辅助化疗　肿瘤中央及最远边界放置定位夹，ACHP 化疗联合靶向 4 次，序贯 THP 化疗联合靶向 4 次。

8. 术前照片　患者乳房较小且无下垂（图 16-31）。

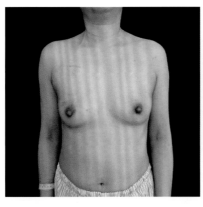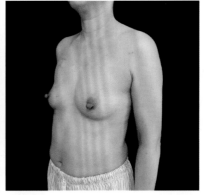

图 16-31　术前照片

9. 术前彩超　左侧乳房 10 点距离乳头 2.2 cm 可见 1 个低回声灶，大小约为 7 mm×3 mm×8 mm，形态不规则，平行方位，边缘不完整，可见成角，内回声不均匀，后方回声衰减。CDFI：上述病变内部未见明显血流信号。改良 5 分法弹性评分：3 分。左侧腋窝腋中组及腋下组见数个淋巴结回声，较大者约为 15 mm×6 mm，边界清楚，呈椭圆形，淋巴结门可探及，可见混合性血流信号。结论：左侧乳腺癌（BI-RADS 6 类），较前缩小。左侧腋窝淋巴结声像。

10. 术前 CT　原左侧乳房内上象限稍低密度结节现显示欠清，见结节状致密影。左侧腋窝内多发小淋巴结，较前明显缩小。结论：原左侧乳房内上象限结节灶现显示欠清，结合病史，考虑乳腺癌治疗后改变；原左侧腋窝小淋巴结明显缩小（图 16-32）。

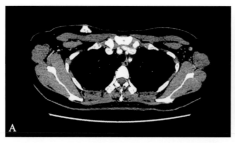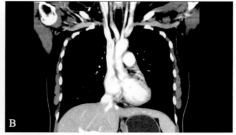

图 16-32　术前 CT 图像

A. 横断面肿大淋巴结明显缩小；B. 冠状面肿大淋巴结明显缩小

11. 手术视频

机器人辅助腋窝淋巴结清扫

12. 术后病理　左侧乳房肿物见定位夹，无肿瘤残留，MP 分级 5 级，淋巴结（0/15），考虑病理完全缓解。

13. 手术前后照片　术后腋窝无切口，胸外侧切口干燥，愈合快，术后上肢经功能锻炼恢复良好，肩关节无不适，双侧乳房大小和位置基本对称，患者满意（图 16-33）。

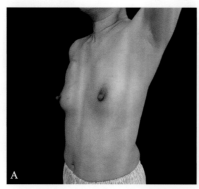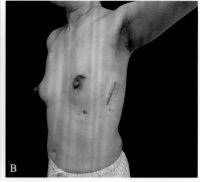

图 16-33　手术前后照片

A. 术前；B. 术后，腋窝无切口，上肢活动较好

第十七章　乳房肿瘤美学治疗的护理

第一节　乳房肿瘤美学治疗围手术期护理要点

一、术前护理

1. 术前常规准备　术前常规行各项检查及用物准备，完成相应实验室检查、影像学检查；术前 1 d 备皮（剃去同侧腋毛、清洗胸部及同侧腋下皮肤）；应用加速康复理念，术前完善营养风险评估、血栓风险评估、恶心呕吐风险评估，术前禁固体饮食 6 h，禁水 2 h、术前饮用功能饮料；保证充足的睡眠，必要时给予药物促进患者睡眠。

2. 术前训练　指导患者进行呼吸功能锻炼，如深呼吸和缩唇腹式呼吸，有效咳嗽、咳痰，以防止术后并发肺部感染；教会患者练习握拳，活动腕、肘、肩关节的方法，如图 17-1 所示，以利于患者术后尽快进行功能锻炼；指导进行胸肌松解运动（图 17-2），利于术后康复。

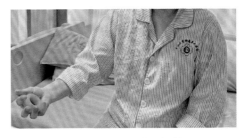

图 17-1　上肢功能锻炼

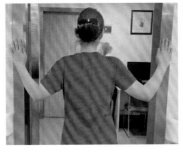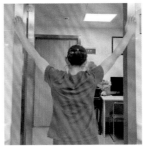

图 17-2　胸肌松解运动

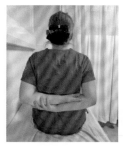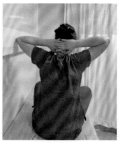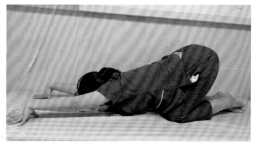

图 17-2（续）

二、摄影存档

1. 摄影流程标准化　标准化流程是一个非常重要的问题，其贯穿术前、术中、术后整个过程。摄影背景必须为不反光的底色，可选择黑色或者蓝色等，摄像的角度（正位、右斜位和左斜位、右侧位和左侧位）必须标准化。

2. 人员培训　为保证照片的同质化，对医护人员进行摄影流程培训，必要时设专人拍照。

3. 保护患者隐私　注重保护患者的隐私权，在拍摄之前必须先征求患者同意，签署知情同意书。

三、心理护理

乳腺疾病患者存在着不同程度的负性情绪，如焦虑、抑郁，应加强心理疏导。

1. 术前指导　术前向患者介绍手术医师的水平，耐心、细致地解释手术过程。

2. 健康教育　请术后痊愈的患者现身说法，使患者和家属解除思想顾虑，增强对治疗的信心。

3. 在病房创建良好的疗愈环境　研究表明，良好的疗愈环境融合建筑、色彩、光线、艺术、自然、音乐和照护等，可以有效地缓解住院患者的精神行为症状，帮助其保持生理功能，改善健康结局，缩短住院时间，降低医疗费用，提高患者及家属的满意度（图 17-3）。

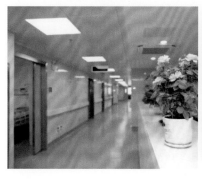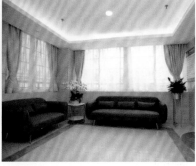

图 17-3　疗愈环境

四、术后护理

1. **体位**　术后麻醉清醒、血压平稳后取半卧位，以利于呼吸和引流。

2. **病情观察**　严密观察患者的生命体征，给予患者心电监护及低流量吸氧，测量血压、脉搏、呼吸，每30 min测一次，共测4次。患者生命体征平稳后改为每小时测1次，共测2次，术后24 h病情平稳后逐步延长测量间隔时间。

3. **疼痛管理**　采用预防性镇痛、按时镇痛的疼痛管理方案。采用数字分级评分法（NRS）进行疼痛评分，以0～10代表不同程度的疼痛，0代表不痛，1～3代表轻度疼痛，4～6代表中度疼痛，7～10代表重度疼痛，让患者说出数据并进行评估，必要时增加镇痛药使用量；指导患者咳嗽时双手向内按压保护切口；妥善固定管道，避免因管道牵拉引起疼痛。

4. **饮食指导**　术后患者麻醉清醒后指导其少量饮水，评估患者无呛咳、恶心及呕吐后给予半流质饮食并逐渐过渡到普食。给予高热量、高蛋白质、富含维生素的食物，不宜进食辛辣食物；戒烟、酒，避免服用含雌激素的食物及药物。

5. **预防术后恶心呕吐（postoperative nausea and vomiting，PONV）**　女性、年龄<50岁、晕动病或术后恶心呕吐史、非吸烟者、吸入麻醉、麻醉时间较长（>1 h）等是PONV的风险因素，术后常规给予帕洛诺司琼注射液静脉注射以预防PONV。

6. **预防下肢深静脉血栓形成**　患者术中制动和术后长时间卧床均会导致静脉血流减慢；麻醉及手术创伤激活外源性凝血系统、乳腺恶性肿瘤均可导致血液高凝状态。以上这些因素均可导致静脉血栓栓塞症发生风险增加。使用血栓评估表进行评估，根据评分给予相应的护理措施（表17-1）。

表 17-1　下肢深静脉血栓形成的预防方式

基本预防	物理预防	药物预防
避免脱水	间歇充气加压装置	抗凝血药
避免感染	梯度压力弹力袜	
早期活动	足底静脉泵	
避免下肢静脉穿刺		
戒烟、戒酒		
控制血糖、血脂		
低脂饮食		

（1）基本预防：指导患者早期活动，术后麻醉清醒后即可进行功能锻炼，如踝泵运动，以预防下肢深静脉血栓形成。术后当日在充分镇痛的基础上经护士评估血压稳

定、无头晕及头痛、肌力正常可鼓励患者下床活动，活动量循序渐进，避免活动过度而引起切口疼痛；避免下肢穿刺、预防脱水及感染、控制血糖及血脂、低脂饮食。

（2）物理预防：对于中风险患者，采取基本预防及物理预防措施，主要包括间歇充气加压装置（图 17-4）、足底静脉泵、穿着抗血栓梯度压力袜等。

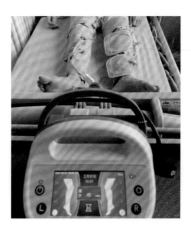

图 17-4　使用间歇充气加压装置进行预防

（3）药物预防：对于高风险患者，遵医嘱给予药物抗凝，并做好抗凝的治疗和护理。一旦患者出现腿部肿胀、疼痛等不适，应立即向医师汇报，下肢制动，监测腿围、皮温、足背动脉搏动情况，遵医嘱监测 D- 二聚体，必要时行下肢动、静脉 B 超检查。

7. 管道护理　乳腺癌术后常规放置引流管并接负压引流装置，如负压引流球或负压引流瓶。负压吸引可及时、有效地吸出残腔内的积液和积血，使皮瓣紧贴胸壁，降低皮瓣张力，防止术后感染，促进皮瓣愈合。密切观察并记录引流液的颜色、性状及引流量，如有异常，及时向医师汇报。

8. 切口护理

（1）有效包扎：切口处用无菌纱布、棉垫和弹性绷带加压包扎，松紧度适宜，以能容纳一手指、维持正常血运、不影响呼吸为宜。对患者及家属做好健康宣教，告知患者压力绷带不可随意打开，以免影响加压包扎的有效性，从而引起皮下积液。若绷带松脱，应及时重新加压包扎，若出现积血、积液，可在无菌操作下穿刺抽液，然后加压包扎。

（2）皮瓣观察：注意皮瓣的颜色及创面愈合情况，正常皮瓣的温度较健侧略低，颜色红润，与胸壁紧贴。若皮瓣血运欠佳，颜色暗红，有坏死的可能，应及时报告医师处理。

（3）观察患肢远端血液循环：手指发麻、皮肤发绀、皮温下降、动脉搏动不能扪及，提示腋窝部血管受压，肢端血液循环受损，应及时调整绷带的松紧度。

9. 患肢康复锻炼　患肢功能锻炼对于恢复患者肩关节功能、预防及减轻水肿至关重要。为了减少和避免术后残疾，鼓励和协助患者早期开始患肢功能锻炼，但必须循序渐进，以免影响切口的愈合。

（1）术后 24 h 内：避免患肢大幅度活动，保证肩关节内收，活动手指和腕部，可作伸指、握拳、屈腕等锻炼。

（2）术后 1～3 d：可用健侧上肢或他人协助患肢进行屈肘、伸臂等锻炼，逐渐过渡到肩关节的小范围前屈、后伸运动。

（3）术后 4～7 d：鼓励患者用患侧手洗脸、刷牙、进食等，并做以患侧手触摸对侧肩部及同侧耳的锻炼。

（4）术后 1 周：待皮瓣基本愈合后可进行肩部运动，根据切口愈合情况和体力适当增加运动量，如进行爬墙训练。

（5）术后 1～2 个月：患侧肩关节功能达到术前或对侧同样的状态，或患侧手臂上举绕过头顶触摸到对侧耳。

10. 患肢保护　主要适用于乳腺癌腋窝淋巴结清扫术后的患者，其目的是预防淋巴水肿。

（1）避免损伤：患侧腋窝淋巴结切除、头静脉被结扎、腋静脉栓塞、局部积液或感染等因素可导致上肢淋巴回流不畅和静脉回流障碍，从而引起患侧上肢肿胀，告知患者腋下淋巴结清扫术后患肢需终身保护，同时做好患肢皮肤护理。勿在患侧上肢抽血、注射或输液等；避免患肢过度活动和外伤；勤剪指甲，避免皮肤破损；患肢禁止冷敷、热敷，以防冻伤、烫伤；避免被蚊虫叮咬，避免紫外线照射。

（2）促进淋巴回流：术后可在患肢下方垫软枕，以抬高患肢 10°～15°，促进血液及淋巴回流，预防患肢肿胀。术后可选择健侧卧位，避免患肢受压。患肢禁止测量血压，禁止穿紧身衣，避免提取重物；避免患肢长时间下垂或静止不动。选用适合的压力手臂套促进淋巴回流；告知患者测量臂围的方法，定期监测臂围变化；若患肢出现沉重、肿胀、麻木等异常感觉，或患肢臂围增粗，应及时到专科门诊就诊。

11. 术后常见并发症的预防及护理

（1）感染：患者术后切口感染常表现为切口红、肿、热、痛，部分患者出现发热，体温通常在 38.5 ℃以下。术后感染与术前皮肤清洁准备不到位、消毒不彻底、术后切口污染、引流不通畅，以及患者自身因素（如糖尿病、全身营养状况差、自身免疫力低下）有关。应加强术前手术部位皮肤彻底清洁和消毒，术后加强监测体温，保持切口敷料干燥，换药时严格执行无菌操作，加强引流管护理，保持负压吸引，防止逆行感染，加强全身营养，增强机体免疫力，积极处理糖尿病等基础疾病。

（2）皮下出血和积血：临床表现为皮瓣下局部出现隆起、触之有波动感、局部胀痛等，原因为皮瓣和胸壁之间有一定的缝隙存在，术中止血不彻底、血管损伤、缝线脱落、术后弹性绷带加压包扎方法不当、引流不通畅、引流管拔除过早等，经治疗一般在几周内可吸收、消退，如积液过多，未及时治疗，可导致皮瓣坏死、延迟治愈时间，造成患者精神及经济上的沉重负担。术后应加强切口和引流管的护理，加强皮瓣观察。

（3）皮瓣坏死：术后密切观察患者是否出现皮瓣颜色过深（暗红、紫红、紫）或淡红、苍白，温度下降，皮肤张力过低或张力过高，充盈时间缩短或反应迟缓等情况。术后皮瓣血运不良、血供不足、组织水肿、皮瓣张力过大是引起皮瓣坏死的主要原因。

（4）上肢水肿：乳腺癌患者患侧腋窝淋巴结切除、头静脉被结扎、腋静脉栓塞、局部积液或感染等因素可导致上肢淋巴回流不畅和静脉回流障碍，从而引起患侧上肢肿胀。

五、按术式进行的特殊护理

（一）乳房重建手术

1. 假体植入物重建手术

（1）预防感染：术前彻底清洁手术部位皮肤，假体植入物术后使用抗生素预防感染，保持切口敷料干燥，换药时严格执行无菌操作，加强引流管护理，防止逆行感染，加强全身营养，增强机体免疫力。

（2）穿弹性塑形胸衣

1）扩张器植入患者在术后第 1 次注水后穿塑形胸衣，注水后 1 周需 24 h 穿，1 周后可间歇穿。塑形胸衣建议穿至最后一次注水完成后 1 个月。

2）扩张器置换为假体后 6 周内建议坚持日夜穿戴，第 7 周开始白天穿戴，至少穿戴 6 个月，之后可更换为大小合适的无钢圈内衣。弹性塑形胸衣可以避免重建乳房因重力作用下垂，导致固定缝线松脱或假体移位。

（3）活动管理：重建乳房运动。将重建乳房向上托起，不可上下反复揉搓，以免引起乳房下垂。告知患者术后 1 个月内不进行手后伸展等活动，如扩胸和提重物，避免胸大肌收缩，避免强力撞击和扎伤。术后 3 个月内平卧，不要趴着睡或侧着睡。

（4）扩张器护理

1）扩张器注水：通常在术后 2 周开始。依据组织的可耐受性和患者的自身感受，每次扩张可以注射适量容积，此后每周 1 次或每 2 周一次继续扩张，直至达到预期的容量。在置换永久性假体前至少 1 个月，可进行最后一次扩张。

2）注水后观察：重建乳房皮肤扩张后可能出现充血，此为正常现象，一般在取出扩张器后能恢复正常。疼痛是扩张过程中常见的症状，一般注射后 20 ~ 30 min 消失。每次注水后观察 10 ~ 15 min，如无不适，可嘱患者离开。

3）居家护理：保持局部皮肤清洁，不得抓挠扩张器表面皮肤，如发现局部皮肤红、肿、热、痛，提示有感染的可能，应及时到院就诊，防止切口裂开。穿宽松、柔软的衣物，勿穿着过小、过紧的衣物。

4）假体置换时机：经充分扩张后，可将扩张器置换为乳房假体。如果患者需要接受辅助化疗或放疗，就应将置换时间推迟，直至这些治疗结束。

2. 自体组织重建手术

（1）背阔肌肌皮瓣（LDMF）

1）体位管理：麻醉未清醒前取平卧位的目的是避免呕吐物误吸；麻醉清醒后采取健侧卧位30°或半坐卧位，避免供血区压迫或减少供血区出血的风险。

2）切口护理

胸部切口护理：胸部切口用弹性绷带加压包扎，松紧适宜，以能容纳一手指、维持正常血运、不影响呼吸为宜。观察切口有无渗血、渗液，定期更换切口敷料，保持敷料干燥。若患者保留乳头、乳晕，应悬空乳头，应用敷料在乳头、乳晕中央处剪空覆盖。对患者及家属做好健康宣教，告知患者压力绷带不可随意打开，以免影响加压包扎的有效性，从而引起皮下积液。若出现手指发麻、皮肤发绀、皮温下降、动脉搏动不能扪及、患肢明显肿胀等情况，可能是包扎过紧压迫腋部血管，影响肢体远端血液供应及淋巴回流，应告知医师调整弹性绷带的松紧度。观察切口有无红、肿、热、痛等症状，并监测患者体温，如出现异常，应立即向医师汇报，给予对症处理。行乳腺癌重建术的患者可在术后24～48 h遵医嘱使用抗生素预防感染。如切口完全恢复，可拆除弹性绷带，穿着松紧适度的胸衣，以防重建乳房下垂变形。指导患者对重建乳房进行按摩，沿切口由外向内、由下向上行指腹环形按摩，促进乳房血液循环。

背部切口护理：术后早期胸背动、静脉是皮瓣唯一的血供来源，胸带加压包扎时应注意避免压迫胸背动、静脉，为悬空供区，可将患侧臀部和肩背部垫高。

3）皮瓣观察

观察时机：术后24～72 h是皮瓣出现循环危象的高发期，应重点观察。术后24 h内每小时观察1次，24～72 h每2 h观察一次。

皮瓣颜色：分为苍白、淡红、红润、暗红、紫红、紫6个等级，正常皮瓣血运为皮瓣颜色红润，皮温良好，毛细血管搏动征阳性，弹性好，无肿胀。

皮瓣血运：皮瓣血运障碍分两类。一类是静脉回流障碍，表现为皮瓣呈青紫色、肿胀明显；另一类是动脉供血不足，表现为皮瓣呈苍白色，皮温降低，毛细血管反应差。以无菌棉签轻压皮瓣皮肤，使之苍白，然后迅速移开棉签，正常者皮肤颜色1～2 s转为红润。如果充盈时间缩短，提示静脉回流不畅；如果反应迟缓，时间超过5 s，则提示动脉栓塞的可能。

皮瓣温度：移植皮瓣24～48 h内温度略高于正常1～1.5 ℃，48 h后皮温正常或略低，如皮温低于正常皮肤2～3 ℃，提示可能存在血液循环障碍，皮瓣存活率低。

皮瓣张力：触摸皮瓣，皮瓣张力偏低，皮瓣瘪陷、皮肤皱纹加深，提示动脉供血不足；若皮瓣张力较高，皮肤皱纹变浅或消失，则提示静脉回流不畅。

4）预防肺部感染：麻醉方式为气管插管麻醉，患者术后卧床时间较长，导致呼吸道分泌物增多，加之术后切口疼痛，影响呼吸和咳嗽，容易造成肺部感染。术后应加强指导患者进行呼吸功能锻炼及雾化吸入。

（2）带蒂横行腹直肌肌皮瓣（TRAM）

1）体位管理：术后麻醉清醒后采取中凹卧位（床头及床尾各抬高45°），以减轻腹部张力，有利于静脉回流，从而减轻局部肿胀。鼓励患者术后借助助步器下床活动，禁止直立行走，以免腹部切口过度牵拉，影响愈合。

2）切口护理

胸部切口护理：预防皮下积血、积液，TRAM乳房重建术后胸部可伴有局部积液和血肿，护理人员应密切观察患者切口有无渗血、渗液，同时进行有效包扎，预防皮下积血、积液；术后加强胸部引流管护理，保持引流管通畅且呈负压状态，有效减少术后积血、积液的发生。预防脂肪液化：脂肪液化一般发生于术后5~7d，切口处可见较多渗液或在引流液中发现油脂样液体，一般患者无其他自觉症状，即可判断为脂肪液化。加强切口引流，以促进液化后的脂肪尽快排出，予切口换药，避免影响皮瓣切口愈合。

腹部切口护理：使用腹带加压包扎。下腹部手术区用腹带加压包扎，以减轻腹部切口张力，同时可以预防腹部切口皮下积血、积液。腹部切口加压包扎持续3个月，TRAM的血管蒂在剑突旁，腹带使用不得超过膈肌下缘，须保持该处宽松，防止受压，密切观察该处皮下有无血肿形成。预防腹壁切口疝发生：TRAM重建术后腹壁变薄弱，咳嗽、便秘等增加腹部压力的情况可导致腹壁切口疝的发生。术后给予雾化吸入，预防肺部感染，避免剧烈咳嗽，咳嗽时用手按住腹部；鼓励患者多饮水，多吃蔬菜、水果等食物，必要时口服轻泻药，保持排便通畅；术后3个月至半年使用腹带加压包扎，运动或活动时注意避免撞击腹部，术后3个月内不参加重体力劳动。

（3）腹壁下深血管穿支皮瓣（DIEP）

1）皮瓣观察：在TRAM观察的基础上，采用触诊方法检查动脉搏动情况，也可用多普勒超声血流探测仪测定动脉血流情况。正常情况下，用多普勒超声血流探测仪可听到动脉搏动有力，声音清晰且规则，静脉搏动声音较动脉低沉，若出现搏动减弱、声音减弱、不清晰、不规则，提示血液循环障碍。

2）预防血管危象：血管危象是指受区行吻合术的血管发生循环障碍，直接影响移植组织的成活。80%~90%发生在术后3d内，其中发生在术后24h内者占60%。血管危象按病理可分为血管痉挛性和血管栓塞性两类。按部位可分为静脉危象和动脉危象。

静脉危象：发生率高于动脉危象，常发生于手术后24~72h。表现为皮瓣颜色由红润转为青紫色，肿胀程度加重，毛细血管充盈时间变短甚至消失，表面出现水疱，水疱由小变大或增多。

动脉危象：常比静脉危象发生得更早，主要表现为皮瓣颜色苍白或灰白，皮肤皱纹加深，皮肤温度下降、变冷，张力降低，毛细血管充盈时间延长，搏动减弱或消失。

处理措施：一旦发现异常，必须在 3 h 内进行抢救，采用 12 号针头探测有无出血及出血颜色，如无出血或出血颜色为暗紫色，表示动、静脉淤血可能。禁止加压包扎，术后监测移植皮瓣的颜色、温度、肿胀程度、毛细血管充盈度等，并用多普勒超声检查观察重塑血管的灌注情况，预防并及时处理血管危象。

3）静脉输液管理：DIEP 乳房重建术后补液过慢会导致游离皮瓣灌注不足；补液过快，则会引起机体体液潴留，导致皮瓣水肿甚至充血性心功能不全。理想的补液管理应具备维持合理血容量、防止皮瓣水肿并确保心功能正常以及优化皮瓣血流灌注的特点。

3. 乳房重建手术并发症的预防及护理

（1）感染：患者术后感染分为切口感染和肺部感染。切口感染常表现为切口红、肿、热、痛，乳房假体重建术后感染可能与假体消毒不严格、患者机体抵抗力下降、慢性排异反应有关。若患者出现术后高热，需与上呼吸道感染鉴别，对症处理。乳房重建手术患者术后需要使用抗生素预防感染。胸大肌以外的感染不必取出假体，胸大肌下腔隙的感染必须取出假体，并充分冲洗腔隙和引流。术后积极预防肺部感染，教会患者有效咳嗽的方法，遵医嘱予雾化吸入，以降低肺部感染及肺不张的发生。加强解释和沟通工作，消除患者的紧张情绪，使患者能够积极配合治疗。

（2）皮下出血与积液：临床表现为皮瓣下局部隆起、触之有波动感、局部胀痛等，经治疗一般在几周内可吸收、消退，如积液过多，如不及时治疗可导致皮瓣坏死、切口感染等。术后应加强切口和引流管的护理，加强对皮瓣的观察。

（3）皮瓣坏死：术后应密切观察患者是否出现皮瓣颜色过深（暗红、紫红、紫）或淡红、苍白，温度下降，皮肤张力过低或张力过高，充盈时间缩短或反应迟缓等情况。术后皮瓣血运不良、血供不足、组织水肿、皮瓣张力过大是引起皮瓣坏死的主要原因。

（4）腹壁切口疝：最常见的症状是腹部手术切口处有包块凸出，用力时凸出，平卧休息后缩小或消失，触诊可扪及切口下方缺损。腹壁切口疝主要发生于腹直肌肌皮瓣乳房重建术患者，主要与腹直肌缺损、肌力减弱、筋膜松弛、术后切口感染及愈合不良、患者 BMI 高、腹内压增高（咳嗽、顽固性便秘、负重）等有关。

（二）乳腺癌腔镜手术（乳腺癌腔镜皮下切除术、乳腺癌腔镜皮下切除并 一期假体重建术）

1. 体位　术后 2 d 内取半卧位，限制上肢活动（如上举、外展），起床时应有护士或家属协助从背部托起，以防止假体移位。

2. 乳头、乳晕观察　术后避免乳头、乳晕缺血坏死，使用弹性绷带加压包扎，避开乳头乳晕区，乳头四周用纱布垫起保护，能有效地减少缺血。每日检查乳头乳晕状况及敷料有无移位，如术后 24 h 内出现水肿、发黑或者部分发黑、局部渗液等，应告知医师，及时换药，可使用聚维酮碘湿敷及红外线治疗，假体植入患者应避免红外线治疗；予涂抹硝酸甘油，促进乳头乳晕复合体血液循环。

3. 乳腺癌腔镜手术并发症的预防与护理

（1）皮下瘀血和积液：是腔镜全乳腺皮下切除术最常见的并发症，发生原因除患者自身凝血功能障碍外，多为术中、术后处理不当，包括术中止血不彻底、弹性绷带包扎时间不够、包扎松脱等。预防和护理措施包括：选用合适的弹性绷带加压包扎，每日打开绷带观察皮肤情况，按压皮肤以观察是否有皮下瘀血或积液，保持负压吸引及引流管通畅，若为胸肌前乳房假体重建患者，负压吸引不易过大，过大的负压会影响术后乳房的形态。少量积液可经细针穿刺抽吸后自行吸收，多量积液经细针抽吸无效者需小口放置引流管引流再加压包扎。

（2）乳头、乳晕坏死：术后加压包扎，避开乳头乳晕区，乳头四周用纱布垫起保护，能有效地减少缺血。每日评估乳头乳晕状况及敷料是否移位（图 17-5）。若颜色苍白，可使用硝酸甘油软膏外涂，改善血流灌注，促进乳头乳晕复合体血液循环。若颜色呈青紫色、肿胀明显，提示静脉回流障碍，可使用七叶皂苷钠改善静脉回流情况。单纯腔镜乳房皮下切除及胸肌后假体重建患者，乳头乳晕复合体血液循环还有一部分来自胸肌，硝酸甘油软膏外涂每 6 ~ 8 小时一次，腔镜皮下切除并一期假体重建术患者乳头乳晕复合体紧贴假体，没有来自胸肌的血供，硝酸甘油软膏外涂每 4 小时一次。术后应密切观察患者水、电解质情况，密切监测白蛋白等实验室检查指标，加强营养摄入，及时补充白蛋白，记录出入量，以减轻患者水肿情况，改善患者乳头乳晕复合体的血运及促进切口愈合。

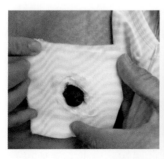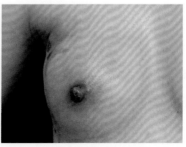

图 17-5　乳头乳晕评估

（3）皮瓣坏死：注意皮瓣的颜色及创面愈合情况。正常皮瓣的温度较健侧略低，颜色红润，若皮瓣颜色苍白，皮温降低，提示动脉供血不足，可使用硝酸甘油软膏外涂，改善血流灌注。皮瓣颜色呈青紫色、肿胀明显，提示静脉回流障碍，可使用七叶皂苷钠改善静脉回流情况。

（4）皮肤烫伤：术中电灼伤和热损伤可导致皮肤烫伤，术后烫伤部位用纱布浸泡凉生理盐水后湿敷降温，生理盐水温度不宜低于 8 ℃，湿敷 5 ~ 20 min，不宜超过 30 min。烫伤水疱的处理取决于水疱是否破裂。水疱皮完整时，建议保留，可以用干燥纱布包扎，预防触碰，如水疱皮已撕脱，用无菌纱布、油性敷料（凡士林）包扎，及时更换敷料，注意无菌操作，预防感染。

（5）皮下气肿：充气法腔镜手术采用 CO_2 充气建立操作空间，压力过大可能造成手术区域以外皮下气肿，严重时将导致颈部甚至纵隔气肿压迫静脉。预防和护理措施包括密切观察生命体征，做好患者的心理护理，防止焦虑、恐惧，术后 24 h 可给予 2 L/min 氧气持续吸入。皮下气肿轻者无须做任何处理，可自行吸收；皮下气肿严重者有明显皮下捻发感，可采取多针头穿刺放气或直接用注射器向外抽气，保护好穿刺放气点皮肤，注意无菌操作，防止感染。

（6）高碳酸血症：与气压、创面、手术时间呈正相关，持续 CO_2 充气后创面吸收 CO_2 增多。预防和护理措施包括术后保持患者气道通畅，密切观察生命体征，特别是呼吸情况，给予吸氧，鼓励患者进行有效咳嗽、咳痰，及时清理呼吸道分泌物。

（7）出血：术后观察切口敷料及引流液情况，如为少量出血，仅切口敷料或引流管内有少量鲜血，一般经更换切口敷料、重新加压包扎即可止血。如出血量大，每小时超过 100 ml，应及时告知医师，寻找出血位置，加压包扎，每 15 min 评估一次，如无活动性出血则无须再次手术止血。若短期内出现胸闷、脉速、烦躁、面色苍白、上肢湿冷、呼吸急促、血压下降等内出血和休克表现，应立即报告医师，加快输液、输血速度，并迅速做好术前准备，再次手术止血。

（8）感染：术后急性期感染通常发生在术后 2 周内，切口出现红、肿、热、痛等表现，体温在 38.5 ℃以下。慢性感染可在术后 3 ~ 6 个月出现，可能与假体消毒不严、机体抵抗力差、慢性排异反应有关。预防和护理措施包括术前彻底清洁手术部位皮肤，假体植入物术后使用抗生素预防感染，保持切口敷料干燥，换药时严格执行无菌操作，加强引流管护理，防止逆行感染，加强全身营养，增强机体免疫力。

（9）假体外露：乳房皮瓣坏死、切口愈合不良、假体植入物选择不当导致张力过大等可导致假体外露。假体外露重在预防。发生假体外露后，应尽早取出假体，有强烈重建意愿者，在条件准备充分的情况下，可考虑重新植入假体或自体组织重建。

（10）乳房假体移位：植入在胸大肌后的假体，由于张力较高，容易导致假体上移。常见移位部位在乳房上极、外侧，乳房下极、内上方较少见，导致两侧乳房位置不对称，影响美观。预防和护理措施包括：乳房上方使用弹性绷带加压包扎，以防止假体上移。告知患者不要因为不适松开绷带，以防止假体移位。如发现假体移位或不对称，及时通知医师重新定位后再包扎固定。术后 2 d 取半卧位限制上肢活动，如上举、外展活动，起床时应由护士或家属协助从背部托起，以防止假体移位。术后 6 周内建议坚持日夜穿戴塑形胸衣（图 17-6），第 7 周开始白天穿戴，至少穿戴 6 个月，之后可更换为大小合适的无钢圈内衣。

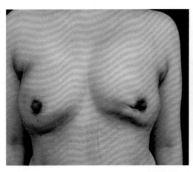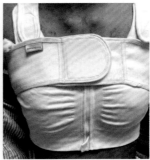

图 17-6　穿戴塑形胸衣

（11）乳房假体包膜挛缩：假体植入后，成纤维细胞会沿着假体形成包膜，部分患者会发生包膜增厚、变硬，这是由于成纤维细胞萎缩或消失，即出现了包膜挛缩。如发生假体包膜挛缩，可出现不同程度的乳房硬化，甚至出现乳房外形异常和疼痛。Speal 改良的 Baker 包膜挛缩分级见表 17-2。预防和护理措施包括术中尽量减少异物残留，充分止血，术后按摩乳房、趴床预防包膜挛缩。按摩应于术后 2 周开始，每日 2 次，每次 10 ~ 20 min，维持 1 年，1 年后改为不定时按摩；趴床选择硬板床（图 17-7）或者瑜伽垫，趴下时，将枕头放在腹部靠近乳房下缘，放置枕头的目的是弥补乳房与腹部的落差。术后加强观察患者乳房外形，倾听患者主诉，对已经形成的纤维包膜，只有通过再次手术进行松解。做好患者的心理护理，鼓励和安慰患者，避免由此引起的焦虑和恐惧。

表 17-2　Speal 改良的 Baker 包膜挛缩分级

乳房硬化程度	乳房硬化体征
Ⅰ 级	乳房柔软，外观正常，包膜有弹性
Ⅱ 级	乳房轻度变硬，可扪及乳房假体，外观正常
Ⅲ 级	乳房中度变硬，很容易扪及乳房假体，外表可看出因挛缩引起的变形
Ⅳ 级	乳房严重变硬，疼痛明显，假体扭曲

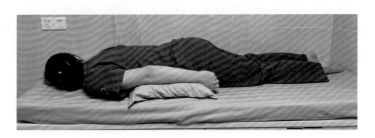

图 17-7　趴床

（12）假体破裂、渗漏：假体破裂、渗漏后外观塌陷，因对组织有刺激性，产生组织反应，患者会有乳房肿胀、不适、皮肤红肿等症状。护士应仔细观察局部皮肤，倾听患者的主诉，如有上述情况发生，应及时报告医师处理。

第二节　腔镜乳房手术的护理

一、男性乳腺发育腔镜下皮下切除术

（一）术前护理

1. 心理护理　发育的乳腺对男性患者造成了显著的心理困扰，患者常表现为羞涩、缺乏自信、抑郁。在做各种暴露胸部的检查、治疗时应该尊重患者的隐私，使用屏风遮挡，鼓励患者说出自己的感受，倾听患者的需要，为患者创建一个舒适的环境，可以将其分配在单人房间或有类似疾病患者的房间。腔镜下男性乳腺发育切除术是一种新兴的手术方式，患者往往会产生恐惧、焦虑等心理反应。术前给患者做详细的宣教，告知患者手术方法、术后恢复情况以及可能出现的并发症，消除患者的顾虑，增强其信心，使其积极配合手术和康复训练。

2. 其他术前护理措施　参见本章第一节一、术前护理。

（二）术后护理

1. 术后常规护理　术后体位、切口护理、疼痛护理、引流管护理、饮食护理、预防感染和减轻患者的恐惧是最佳护理的关键，具体护理措施参见本章第一节四、术后护理。

2. 运动护理　该手术创伤程度与乳腺癌腔镜皮下切除术相似，因此与乳腺癌手术后的功能运动相似，需要进行患侧上肢康复锻炼，具体护理措施参见本章第一节四、术后护理9.患肢康复锻炼部分。术后1周可指导患者进行扩胸运动，以促进胸部外形的恢复。术后患者穿弹力背心1个月（图17-8），以促进皮肤收缩，防止皮肤松弛，并辅助胸部塑形。

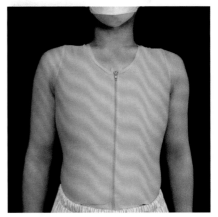

图 17-8　术后穿弹力背心

（三）并发症处理

男性乳腺发育腔镜下皮下切除术常见的并发症有皮下积液、乳头乳晕坏死、皮下气肿、感染、皮瓣坏死等。具体护理措施参见本章第一节乳房肿瘤美学治疗围手术期护理要点。

二、乳房良性肿瘤腔镜区段切除术

（一）术前护理

参见本章第一节一、术前护理。

（二）术后护理

1. 病情观察　严密观察生命体征变化，观察切口敷料渗血、渗液情况，有无皮肤瘀血、血肿情况。

2. 体位　术后麻醉清醒、血压平稳后取半卧位，以利于呼吸。

3. 饮食　术后患者麻醉清醒后指导少量饮水，评估患者无呛咳、恶心及呕吐后，给予半流质饮食并逐渐过渡到普食。指导患者进食高蛋白、高热量、富含维生素及易消化的食物，以促进组织修复与生长；避免高脂、高糖、辛辣饮食，慎用含雌激素类的保健品、美容化妆品、丰乳产品，戒烟、酒。

4. 休息与活动　术后患者清醒，指导患者床上运动，如生命体征平稳、无头晕不适，术后当日可指导患者下床活动。术后 1 个月避免剧烈运动，特别是患侧手臂受力的运动，如打羽毛球、乒乓球。

5. 切口护理

（1）术后 2 d 内手术部位用弹性绷带加压包扎，包扎松紧度以能容纳 2 根手指，维持正常血运，且不影响呼吸为宜。告知患者不能自行松解绷带，瘙痒时不能将手指伸入敷料下搔抓，若绷带松脱，应及时重新加压包扎。术后第 3 ~ 14 天穿戴高强度运动内衣，避免术后出血和血肿，注意观察乳房是否出现局部皮肤瘀血，一般可自行吸收。

（2）观察患侧上肢远端血液循环。若手指发麻、皮肤发绀、皮温下降、动脉搏动不能扪及，提示腋窝部血管受压，肢端血液循环受损，应及时调整绷带的松紧度。

6. 引流管护理　保持引流管固定良好，避免其受压、扭曲，保持引流瓶负压状态。观察引流液的颜色、性状及量，倾倒引流液时，避免引流液逆流而引起逆行感染，连续 3 d 引流量少于 20 ml/d，且色淡质稀时可拔管。

（三）术后并发症的护理

皮下气肿、感染等术后并发症护理具体措施参见本章第一节乳房肿瘤美学治疗围手术期护理要点。

后　记

《乳房肿瘤美学治疗》一书终于编撰完稿，我有一种如释重负的感觉。完成了这些临床实践和理论的梳理总结，我又将踏上一个新的起点。

这些年，我为什么将大量的精力倾注在乳腺肿瘤的美学治疗领域？

这是因为，肿瘤带来的那些惊慌失措、一心求生，术后的巨大伤痛、阴影，给人的印象太深刻了。

实际上，切除并不会比保乳带来更大的获益，无论是复发率还是生存时间都没有差别，这在临床上早有定论。如今的医学水平，有办法在保证疗效的同时帮助患者留住，甚至重建乳房这一重要器官。

可是很多人并不理解——不仅是家属，连女性患者自己都无暇去"消化"这件事。她们只会觉得：我的命都快没了，你还跟我聊喜欢什么样形状的乳房？

如何在治病保命的同时，寻找一种重建的希望，帮助这些不幸患病的女性留住尊严，留住美丽和自信，帮助她们重新爱上自己？作为一名乳腺外科医生，任重而道远。

确诊乳腺癌的那一刻，很多人的第一反应是"保命要紧"，这是求生的本能。目前手术仍然是乳腺癌最主要的治疗方式。保乳治疗还是切除乳房，或是做乳房的皮下切除，再植入假体，是患者需要面临的选择。传统的根治术会使患者失去患侧乳房，保乳术后同样会出现乳房不对称，手术部位留下瘢痕影响外观等问题。

直至现在，在很多基层地区跟患者和家属谈治疗方案，永远都是"切除"最容易达成一致。人们都想一切了之，觉得切除了这个器官就能永绝后患。聊保乳，太艰难了。

实际上，临床大量数据表明，乳腺癌的保乳治疗和完全切除后的复发率、转移率和生存时间并没有明显差异。大量的研究甚至发现，保乳的患者能获得更长的生存时间，因为开放切除术本身创伤就很大，恢复慢、并发症更多，而随着微创技术的发展，保乳也更为安全，患者术后生活质量更高。

谈保乳都十分费劲，更不要谈重建了。罹患恶性肿瘤并不需要牺牲生活质量来获取治疗效果，要让患者理解这一点并不容易。

随着人们对疾病认知的加深，保乳治疗的接受程度在日益提升，尤其是年轻患者，更渴望保住乳房的外观。但依然有一些希望保乳的患者无法如愿——如果病灶范围广泛，千疮百孔，不留一寸完土，以往也只能一切了之。其中包括很多极早期发现的广泛乳腺导管原位癌患者，虽然肿瘤本身通过手术切除能够得以根治，但治疗留下的身心创伤却将跟随她们的一生。

乳房毕竟是女性的重要身体器官。乳房全切除的患者在做出切除决定的那一刻，哪怕已经进行了大量的心理建设，最终也无法完全预判到未来这个器官的缺失会给自己的身心造成什么样的影响。

我见过太多这样的患者了。身体上的缺失、生活上的不协调，乃至家庭、夫妻关系产生的变化，切除术完全颠覆了她们的生活。很多二三十岁未婚育的年轻女性患者，有的情绪抑郁，有的终身不婚育，更有极端的因为无法接受缺陷而拒绝手术，导致早期疾病延误治疗，病情进展、肿瘤细胞转移。一场疾病，一个决定，彻底改变了她们的人生轨迹。我总是在想，怎样才能帮助这些花样年华的女孩子找到理想的重建方案，并让她们接受新的治疗理念。怎样让她们知道，保乳或重建不只是获得更好的外观，长远来说，也有利于心理健康，有助于提升治疗效果。有了新的技术手段和新的肿瘤整形理念，在肿瘤切除的同时，可以更安全、高效地进行大范围的肿瘤切除并同步重建；让她们获得更高的生活质量、更小的心理创伤，更快地回归社会、回归正常生活，还能拥有更高的依从性去接受后续的治疗和随访……

2019年，一位外国患者问我，在切除肿瘤的同时，能不能"顺便"把乳房进行整形，让它"更完美"。彼时，通过腔镜微创技术进行乳房的美学重建还是一个全新的"赛道"。我答应了她的这个请求，第一次运用新技术为这名患者进行了乳房重建。

术后，当患者带着愉悦的心情出现在我面前时，我是十分震撼的。那一刻，我真心希望我的每一位患者都能够获益，希望这些女孩子都能够在治愈后的漫漫人生重新获得美丽和自信。自此之后，我都会不厌其烦地去说服每一位符合条件的患者接受重建手术。

腔镜真的很"趁手"，但技术要求也不低。目前我国乳腺腔镜手术普及度并不高，多数医院尚未开展。很多患病患者只有一次选择的机会，确实没有精力去了解一项新的事物。但有了第一例，就会有第二例。术前的患者会在病房遇到术后的患者，看着病友快速恢复、感觉良好，便有了尝试的意愿，手术的例数就这样慢慢地积累起来。后来更有机器人辅助乳腺癌根治和重建手术，成为乳房肿瘤美学治疗最顶端的技术。因其3D技术，540°自由变换手臂，为患者带来最微创、最有效的治疗。

作为一名医生，为患者保命当然是最基本的第一职责，但这不是唯一的。我就想让患者变得更好，变得连她们自己都没想到的好。

目前在我院乳腺科的手术中，有50%以上为微创（机器人/腔镜）手术，80%的重建为微创假体重建术。接受度最高的依然是40岁以下的女性，她们更在意自己的形象。从女性的角度来说，我希望每一位患者，不管什么年龄，都能为自己的身体做主。当我们能够爱自己、爱自己的身体，想穿什么样的漂亮衣服就穿什么样的漂亮衣服，而不用在午夜梦回的时候，被自己胸口的缺失和伤疤惊醒。

时代在变，如今虽然乳腺癌发病率高，但治疗效果非常好，治疗的目的除了保住生命外，更需要、也能做到保留乳房美学的功能，希望越来越多的患者能够认识到这一点。

对于早期乳腺癌，手术只是人生的一个插曲，我们要做的不只是穿过这一片荆棘，还要让前方的路更加美好。

参考文献

写给李海燕教授的一封信